糖尿病
饮食宜忌速查

张晔 / 解放军三〇九医院营养科前主任
主编　　中国营养学会会员

于建敏 / 解放军三〇九医院门诊部副主任
副主编　　副主任医师

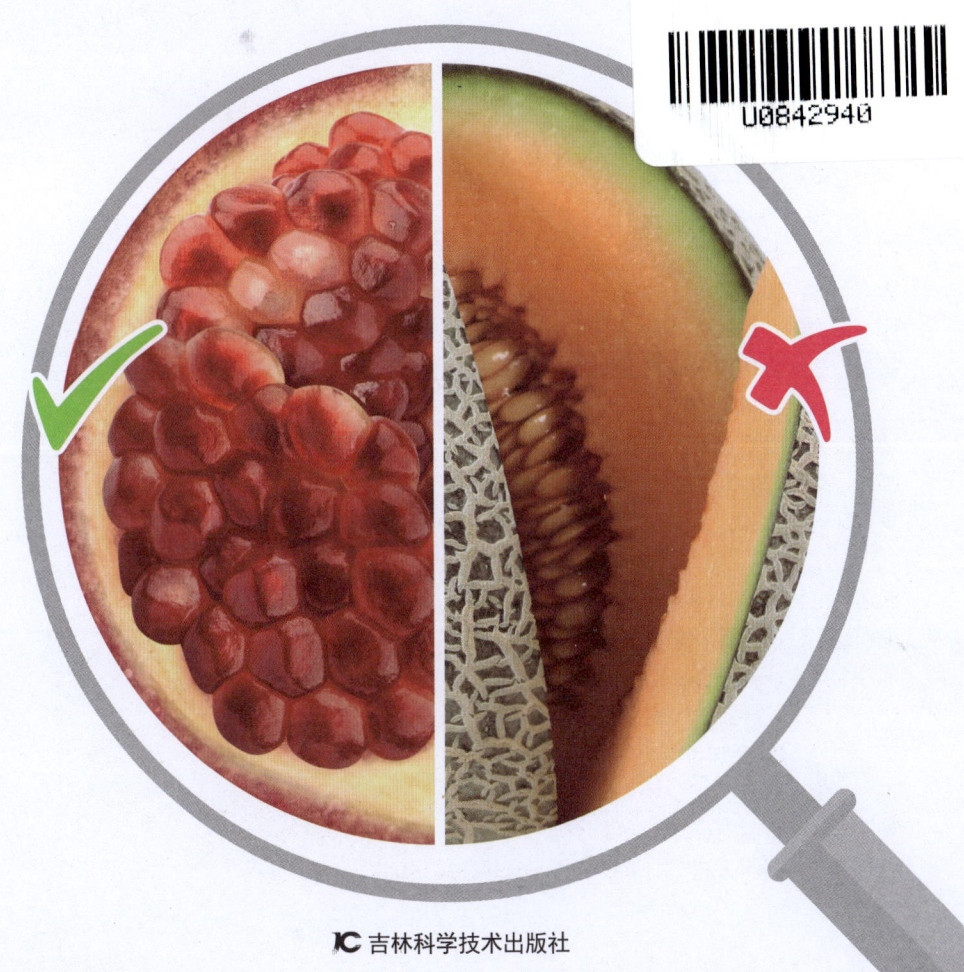

吉林科学技术出版社

图书在版编目（CIP）数据

糖尿病饮食宜忌速查 / 张晔主编. -- 长春：吉林科学技术出版社，2017.11
ISBN 978-7-5578-3412-8

Ⅰ．①糖… Ⅱ．①张… Ⅲ．①糖尿病-食物疗法 Ⅳ．① R247.1

中国版本图书馆CIP数据核字（2017）第261146号

糖尿病饮食宜忌速查
TANGNIAOBING YINSHI YI-JI SUCHA

主　　编	张　晔
副 主 编	于建敏
出 版 人	李　梁
责任编辑	孟　波　宿迪超
封面设计	杨　丹
制　　版	悦然文化
开　　本	710 mm×1000 mm　1/16
字　　数	260千字
印　　张	16
印　　数	1-8 000册
版　　次	2017年11月第1版
印　　次	2017年11月第1次印刷
出　　版	吉林科学技术出版社
发　　行	吉林科学技术出版社
地　　址	长春市人民大街4646号
邮　　编	130021

发行部电话/传真　0431-85635176　85651759　85652585
　　　　　　　　　　　　　85635177　85651628
储运部电话　0431-86059116
编辑部电话　0431-85610611
网　　址　www.jlstp.net
印　　刷　长春新华印刷集团有限公司
书　　号　ISBN 978-7-5578-3412-8
定　　价　45.00元
如有印装质量问题可寄出版社调换
版权所有　翻印必究　举报电话：0431-85635186

前言
PREFACE

糖尿病的发病率已经越来越高，不只侵犯中年人、老年人，发病人群越来越年轻化，甚至有儿童也已经成为糖尿病的"候选人"，真可谓是不改变生活方式每个人都可能得糖尿病！而饮食是生活方式中最关键的一环，也是最需要依靠自己的努力来改变的一环。

已经罹患了糖尿病的人也无须沮丧，掌握合理的饮食方式，再配合药物治疗、运动调养等，可以很好地控制病情。

饮食治疗是每一位糖尿病患者都需要践行的，对糖尿病有即时和长期改善代谢的作用，表现为改善胰岛素分泌、增加胰岛素敏感性、降低血糖水平、降低血脂、降低血压等。

针对饮食这一糖尿病治疗的基本因素，本书以宜忌的形式呈现，让糖尿病患者快速了解家常食材中哪些是"朋友"、哪些要远离，并且对于那些宜吃的食材详细介绍怎么吃更有效，以便保全食材营养，发挥最大功效。

希望本书能让您在控制血糖水平的同时，像健康人一样享受美食，吃得开心，吃得快乐！

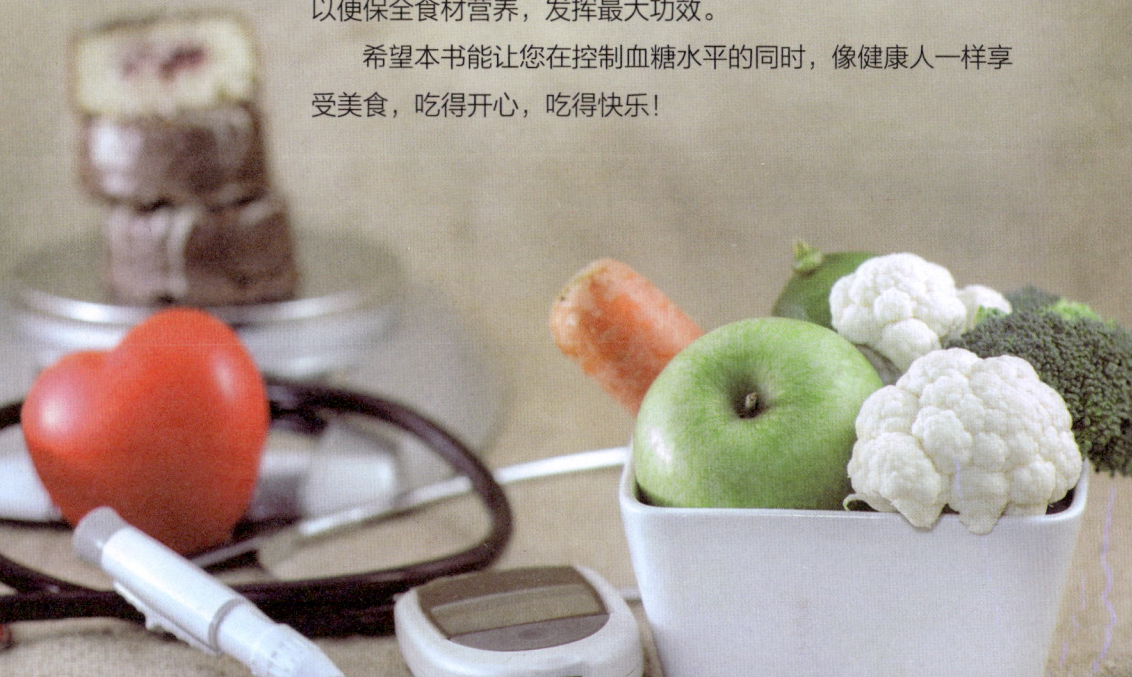

目录 CONTENTS

第一章 了解糖尿病

什么是糖尿病 12	糖尿病并发症对人体的危害 19
糖尿病的诊断标准 13	了解病因,阻断发病源头 21
什么是血糖 14	糖尿病的三级预防 23
这十大信号警告你,糖尿病可能来了 15	饮食控制是所有糖尿病治疗的基础 24
糖尿病的四大类型 17	别陷入糖尿病的十大误区 25
糖尿病终身为伴,控制不好会出现并发症 18	

第二章 糖尿病日常饮食法则

糖尿病饮食"黄金法则" 28	糖尿病饮食不必谈"糖"色变 35
糖尿病患者必知的降糖烹饪妙招 31	食品交换法丰富你的菜篮子 36
避免五件事,餐后血糖不蹿高 34	计算每日所需总热量 39

第三章 营养素宜忌

- ✓ 维生素B₁ 预防微血管病变　42
- ✓ 维生素C 增强胰岛素功能　43
- ✓ 维生素E 保护胰岛β细胞　44
- ✓ 钙 促进胰岛素的正常分泌　45
- ✓ 镁 提高胰岛素敏感性　46
- ✓ 锌 促进胰岛素原的转化　47
- ✓ 硒 微量元素中的胰岛素　48
- ✓ 膳食纤维 延缓食物消化吸收　49
- ✗ 钠 增加血糖浓度　50
- ✗ 饱和脂肪酸 导致血脂升高　50

第四章 家常食材饮食宜忌

谷物类

主食应该怎么吃　52
主食里多加点粗粮　52
豆类是制作混合主食的法宝　52
匀主食，巧加餐　53
主食干一点，血糖上升慢　53
如何煮粥、喝粥对血糖影响小　53
主食晾凉再吃更有助控血糖　54
每天吃多少主食　54

看图参考主食重量　55
- ✓ 玉米・提高胰岛素的利用率　56
- ✓ 小米・预防肾细胞代谢紊乱　57
- ✓ 薏米・提高糖尿病患者的免疫力　58
- ✓ 黑米・降低葡萄糖的吸收速度　59
- ✓ 燕麦・使餐后血糖缓慢上升　60
- ✓ 荞麦・改善葡萄糖耐量　61
- ✓ 莜麦・提高胰岛素原的转化率　62
- ✓ 绿豆・降低餐后血糖　63

✓ 黄豆·改善胰岛素敏感性 64
✓ 黑豆·改善糖耐量异常 65
✓ 红小豆·维持餐后血糖稳定 66
✗ 糯米·生糖指数高 67
✗ 油炸主食·升高血糖 67

蔬菜类

蔬菜应该怎么吃 68
每天摄入蔬菜500克，防肥胖、
　稳血糖 68
多种颜色的蔬菜换着吃 68
深绿色蔬菜占一半，控糖更有力 68
大部分蔬菜可生吃可熟吃 69
低热量蔬菜可当加餐 70
进食淀粉多的蔬菜，要减少主食量 70
营养不流失的蔬菜烹调妙招 70
看图了解蔬菜的量 71
✓ 白菜·让胰岛β细胞免受自由基
　　　侵害 72
✓ 生菜·有助于减少胰岛素的用量 73
✓ 菠菜·有利于血糖保持稳定 74
✓ 油菜·促进对葡萄糖的利用 75
✓ 苋菜·降低胰岛素的用量 76
✓ 芹菜·阻碍消化道对糖的吸收 77
✓ 韭菜·促进血液循环、降低血糖 78
✓ 绿豆芽·控制体重、降胆固醇 79
✓ 茼蒿·具有调节血糖的作用 80

✓ 蒜薹·延缓葡萄糖的吸收 81
✓ 四季豆·促进胰岛素分泌 82
✓ 空心菜·含胰岛素样成分 83
✓ 丝瓜·缓解肺燥、胃燥 84
✓ 冬瓜·降脂、防肥胖 85
✓ 苦瓜·修复胰岛β细胞 86
✓ 黄瓜·抑制糖类转化 87
✓ 南瓜·帮助胰岛β细胞合成
　　　胰岛素 88
✓ 茄子·有助于减少胰岛素的用量 89
✓ 番茄·提高胰岛素质量 90
✓ 洋葱·刺激胰岛素的合成及释放 91
✓ 莴笋·胰岛素的激活剂 92
✓ 芦笋·促进细胞对葡萄糖的利用 93
✓ 豌豆苗·维持胰岛素功能 94
✓ 菜花·促进糖原合成 95
✓ 西蓝花·减少葡萄糖吸收 96
✓ 紫甘蓝·促进胰岛素分泌 97
✓ 白萝卜·降血糖，防便秘 98
✓ 胡萝卜·清除自由基 99
✓ 西葫芦·调节糖代谢 100
✓ 木耳·改善胰岛分泌功能 101
✓ 银耳·增强胰岛素降糖活性 102
✓ 香菇·修复胰岛β细胞 103
✓ 山药·避免胰岛素分泌过剩 104
✓ 茭白·改善胰岛素的敏感性 105
✓ 魔芋·增加血液中胰岛素的含量 106

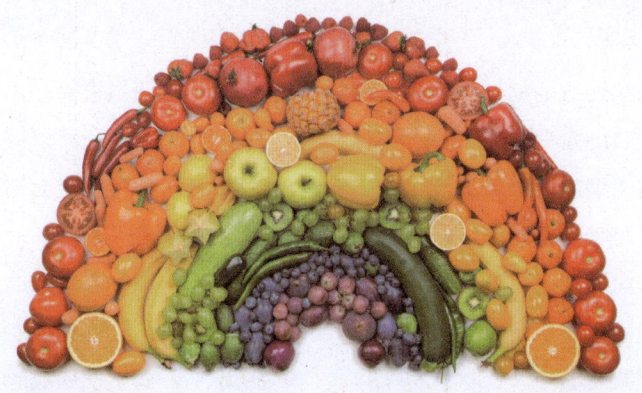

✓ 青椒·修复胰岛β细胞	107
✗ 百合·易使餐后血糖升高	108
✗ 甜菜·含糖量高	108
✗ 芋头·不利于血糖的控制	109
✗ 香椿·加重肝火	109

肉类

肉类应该怎么吃	110
红肉可提高免疫力、防贫血	110
鸡鸭禽肉低脂高蛋白，不易造成脂肪堆积	110
哪种肉都别过量，否则易致肥胖和心脑血管疾病	110
以周为单位，不同种类的肉交替吃	111
动物内脏要少吃或不吃	111
✓ 鸡肉·补虚、稳血糖	112
✓ 乌鸡·提高应激适应能力	113
✓ 鸽肉·稳定血糖水平	114
✓ 鸭肉·促进葡萄糖利用	115
✓ 鹌鹑·辅助治疗糖尿病	116
✓ 兔肉·低脂肪、控体重	117
✓ 牛肉·升高血清中胰岛素水平	118
✓ 驴肉·改善胰岛功能	119
✗ 鸡心·胆固醇含量高	120
✗ 鹅肝·易引起糖尿病并发症	120
✗ 猪肝·加重脂质代谢紊乱	121
✗ 猪蹄·高热量、高脂肪	121

水果类

水果类应该怎么吃	122
根据血糖情况决定能否吃水果	122
水果最好当加餐，两餐之间吃	122
每天能吃多少水果	122
尽量吃完整水果	123
能喝果汁吗	123
90千卡热量相当于吃多少水果	123
✓ 苹果·调节机体血糖水平	124
✓ 山楂·使血糖维持正常水平	125
✓ 石榴·稳定血糖	126
✓ 草莓·不会引起血糖的剧烈波动	127

- ✓ 李子·促进组织对葡糖糖的利用 128
- ✓ 樱桃·促进胰岛素分泌 129
- ✓ 橘子·促进组织对葡萄糖的利用 130
- ✓ 菠萝·减少对胰岛素依赖性 131
- ✓ 杨桃·维持血管健康 132
- ✓ 木瓜·增强糖尿病患者体质 133
- ✓ 无花果·抑制血糖上升 134
- ✓ 西瓜皮·改善烦渴症状 135
- ✓ 猕猴桃·有效调节糖代谢 136
- ✓ 桑葚·保护胰岛β细胞 137
- ✓ 橙子·改善糖尿病的口渴症状 138
- ✓ 柚子·增加胰岛素分泌量 139
- ✓ 柠檬·稳定餐后血糖 140
- ✓ 火龙果·促进葡萄糖分解 141
- ✓ 橄榄·预防感染 142
- ✓ 番石榴·保护胰岛β细胞 143
- ✗ 香蕉·引起血糖迅速升高 144
- ✗ 甘蔗·含糖量过高，不利于控制血糖 144
- ✗ 大枣·含糖量高且会造成胃肠不适 145
- ✗ 黑枣·迅速升高餐后血糖 145
- ✗ 柿子·不利于血糖控制 146
- ✗ 甜瓜·不适于糖尿病肠胃虚寒的患者 146
- ✗ 葡萄·迅速升高血糖 147
- ✗ 桂圆·加重糖尿病患者阴虚火旺的症状 147
- ✗ 金橘·迅速升高血糖 148
- ✗ 榴莲·迅速吸收，升高血糖 148
- ✗ 荔枝·加重胰岛素抵抗 149
- ✗ 杨梅·加重糖尿病并发胃炎患者的病情 149

水产类

水产类应该怎么吃 150

鱼类可避免血脂升高，预防心脑血管疾病 150

鱼类尽量清蒸或清炖 150

鱼身上最美味营养的几大部分 150

吃了豆制品可以少吃鱼和肉 151

- ✓ 海带·延缓血糖吸收 152
- ✓ 紫菜·增强胰岛素敏感性 153
- ✓ 裙带菜·促进胰岛素分泌 154

- ✓ 扇贝 • 防止胰岛β细胞氧化破坏 155
- ✓ 鳝鱼 • 稳定血糖 156
- ✓ 泥鳅 • 防止酮症酸中毒 157
- ✓ 鲫鱼 • 促使胰岛素正常分泌 158
- ✓ 海参 • 抑制血糖升高 159
- ✗ 墨鱼 • 促进脂肪转化为血糖 160
- ✗ 鲍鱼 • 胆固醇含量高 160
- ✗ 河虾 • 易致动脉血管粥样硬化 161
- ✗ 螃蟹 • 不利于心脑血管健康 161

其他

- ✓ 醋 • 促进糖尿病患者体内糖类的排出 162
- ✓ 黄酱 • 减轻胰岛素抵抗 163
- ✓ 香油 • 防治糖尿病慢性并发症 164
- ✓ 葵花子油 • 避免脂肪沉积 165
- ✓ 橄榄油 • 改善代谢 166
- ✓ 大蒜 • 提高人体葡萄糖耐量 167
- ✓ 生姜 • 减少糖尿病并发症的发生 168
- ✓ 绿茶 • 有效预防和治疗糖尿病 169
- ✓ 螺旋藻 • 提高胰岛功能 170
- ✗ 白砂糖 • 不利于控制血糖水平 171
- ✗ 猪油 • 引发高血压、冠心病等并发症 171
- ✗ 黄油 • 引起动脉粥样硬化 172
- ✗ 鸡蛋黄 • 增加胆固醇 172
- ✗ 啤酒 • 易致昏迷 173
- ✗ 白酒 • 损伤肝肾 173

中药

- ✓ 枸杞 • 增加胰岛素敏感性 174
- ✓ 人参 • 促进糖代谢和脂肪代谢 175
- ✓ 西洋参 • 降糖、降脂 176
- ✓ 玉竹 • 修复胰岛β细胞 177
- ✓ 黄连 • 降低血糖 178
- ✓ 葛根 • 减轻胰岛素抵抗 179
- ✓ 桔梗 • 缓解咽干口渴 180
- ✓ 黄芪 • 双向调节血糖 181
- ✓ 淮山药 • 增加胰岛素的分泌 182
- ✓ 茯苓 • 恢复自身胰岛素功能 183
- ✓ 灵芝 • 促进胰岛素分泌 184
- ✓ 玉米须 • 促进肝糖原的合成 185
- ✓ 芡实 • 预防糖尿病性骨质疏松 186

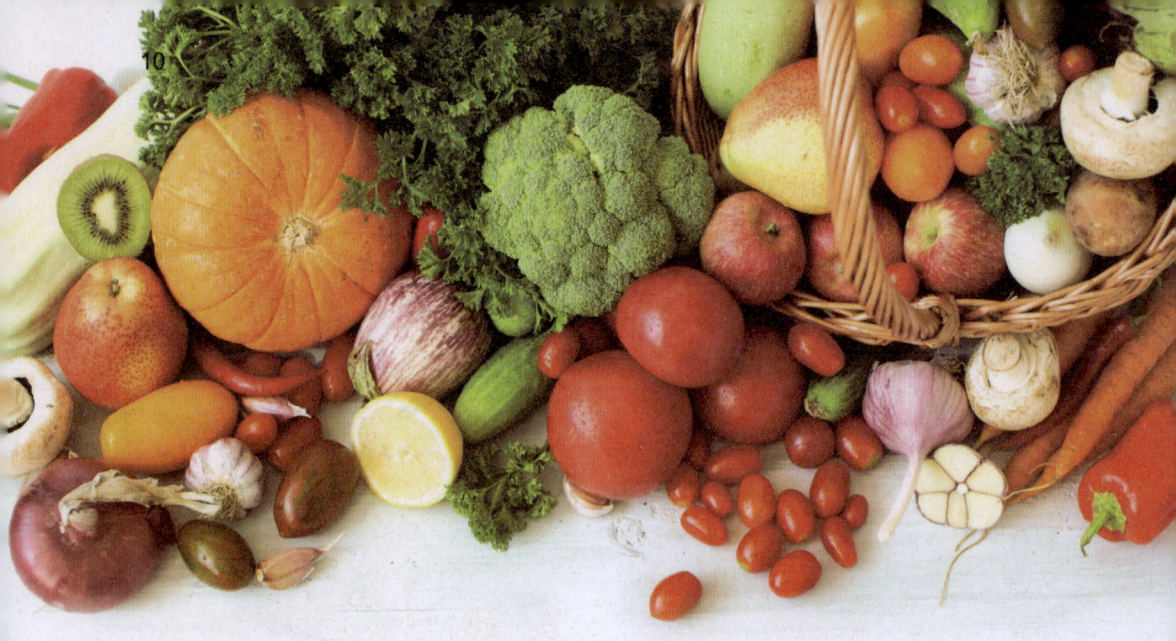

第五章 糖尿病并发症饮食宜忌

糖尿病并发高血压　　　　　188	糖尿病并发冠心病　　　　　204
糖尿病并发血脂异常　　　　192	糖尿病并发便秘　　　　　　208
糖尿病并发视网膜病变　　　196	糖尿病并发痛风　　　　　　212
糖尿病并发肾病　　　　　　200	

附录

运动疗法　　　　　　　　　216	不同能量的食谱　　　　　　222
病情自我监测　　　　　　　219	食物生糖表　　　　　　　　232

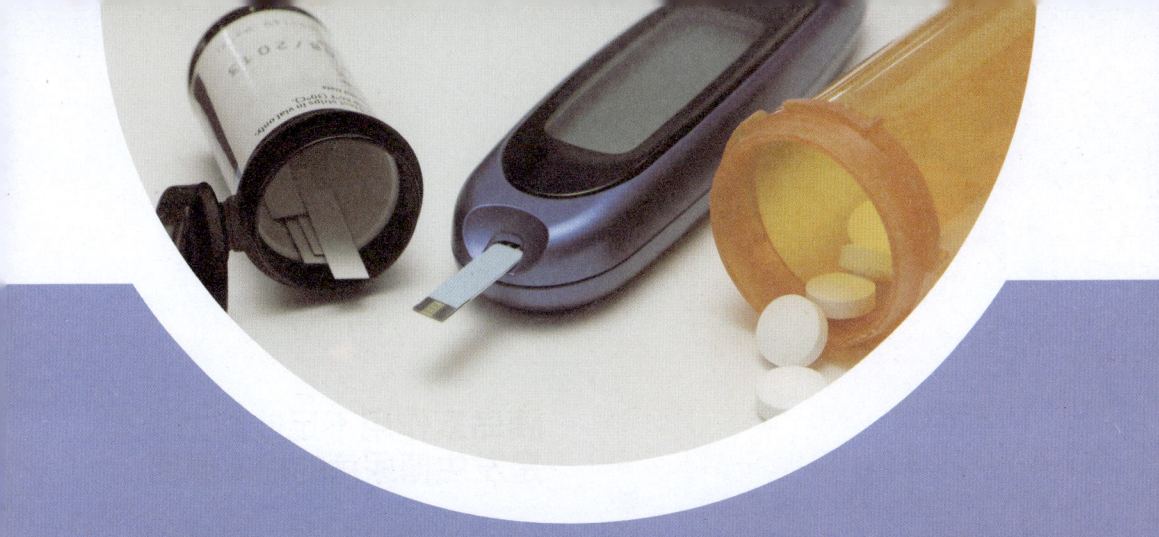

第一章
了解糖尿病

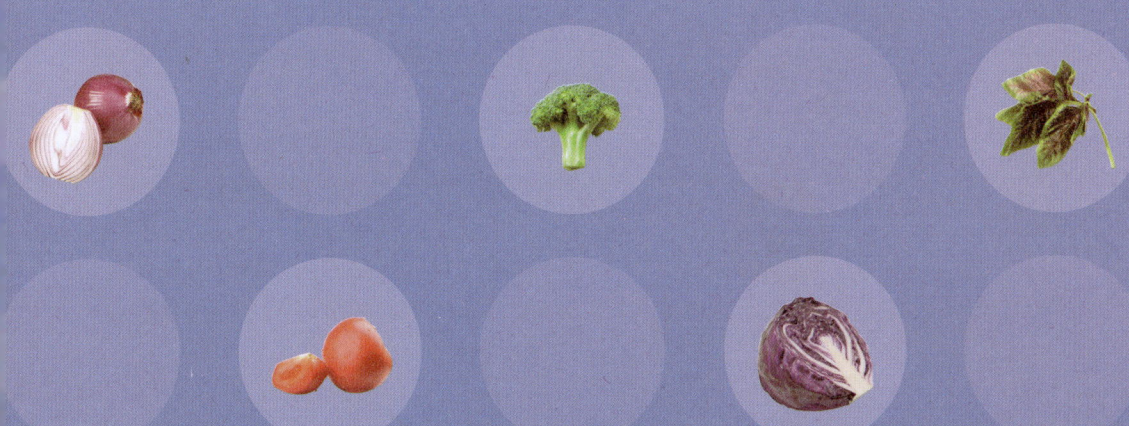

什么是糖尿病

糖尿病是一种由于血糖升高而导致尿中有糖的疾病,这是遗传因素和环境因素共同作用而导致的一种慢性病,主要分为1型糖尿病和2型糖尿病两种类型。

1型糖尿病

与免疫异常有关,发病年龄轻,大多不到30岁,多饮、多尿、多食、消瘦症状(即所说的"三多一少")明显,血糖水平高。

2型糖尿病

与代谢异常有关,常见于中老年人,肥胖者发病率高,常伴有高血压、高脂血症、动脉硬化等疾病。

胰岛素作用不足或能力变差,是发生糖尿病的根本原因

胰岛素是人体内唯一的降糖激素,如果胰岛素分泌不足,或者胰岛素作用变差(也称为"胰岛素抵抗"),会导致糖代谢紊乱和血糖升高,同时伴随脂肪、蛋白质,甚至水、盐、酸碱代谢紊乱,如果糖尿病病情控制不佳,可能会导致血管和神经病变。

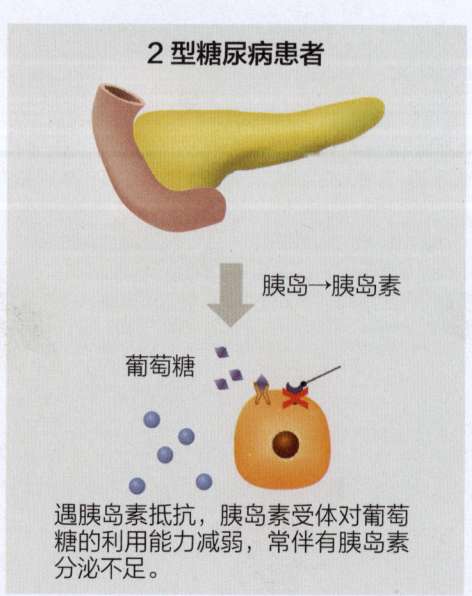

2型糖尿病患者

胰岛→胰岛素

葡萄糖

遇胰岛素抵抗,胰岛素受体对葡萄糖的利用能力减弱,常伴有胰岛素分泌不足。

多懂点糖尿病知识

多懂一些糖尿病的知识才能做到知己知彼,可以多看有关糖尿病的书籍、报刊、电视节目等,或者多听有关糖尿病的讲座和广播,从而拓展自己的知识面,增加自己对糖尿病的基本知识和相关防治方法的了解,这些知识对预防和治疗糖尿病有着不可忽略的作用。

注意引发糖尿病的各种原因,及时做好预防工作,把危害降到最低。对糖尿病的危害多懂一些,可以做到有备无患。对基本的预防方法胸有成竹,能够更有的放矢,建起预防糖尿病的坚固城墙。

糖尿病的诊断标准

糖尿病的诊断主要是通过判断血糖升高情况，因此诊断糖尿病的依据只能是静脉血糖。

糖尿病诊断首先必须查空腹血糖，它能反映自身胰岛素分泌情况。这里的"空腹血糖"是指空腹过夜后早晨的血糖，午饭前及晚饭前血糖仅可称为"餐前血糖"，并不是空腹血糖。而餐后2小时血糖的检查也不能省略，因为有的2型糖尿病患者，空腹血糖不高，餐后2小时血糖却很高，如果不查餐后2小时血糖就会造成漏诊。也可以说，单凭空腹血糖不高就排除糖尿病是不正确的。这里的"餐后2小时"是从吃的第一口饭算起的。

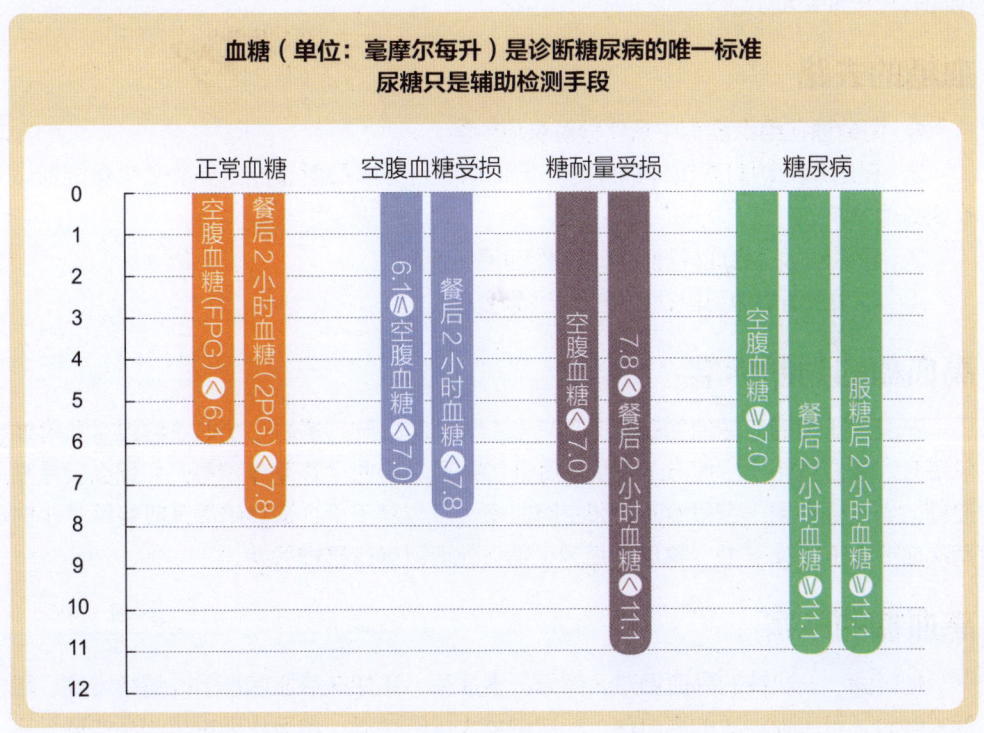

除了血糖之外，糖尿病的检查手段还有尿常规、血胰岛素、血脂、血液黏稠度等，但是只有血糖是唯一靠得住的指标。不查血糖或糖化血红蛋白（HbA1c）就诊断为糖尿病是极其错误和危险的。

什么是血糖

血糖是指血液中的葡萄糖。体内各组织细胞活动所需的能量大部分来自血糖，所以血糖必须保持一定的水平才能维持各器官和组织的需要。

血糖的主要来源

1. 食物，如：米、面、玉米、薯类、砂糖（蔗糖）、水果（果糖）、乳类（乳糖）等，经胃肠道的消化作用转变成葡萄糖，经肠道吸收进入血液成为血糖。
2. 储存于肝脏中的肝糖原和储存于肌肉中的肌糖原分解成葡萄糖进入血液中。
3. 非糖物质，即饮食中蛋白质、脂肪分解氨基酸、乳酸、甘油等通过糖异生作用而转化成葡萄糖。

血糖的去路

1. 葡萄糖在组织器官中氧化分解供应能量。
2. 在剧烈活动时或机体缺氧时，葡萄糖进行无氧酵解，产生乳酸及少量能量以补充身体急需。
3. 葡萄糖可以合成肝糖原和肌糖原储存起来。
4. 多余的葡萄糖可以在肝脏转变为脂肪等。

高血糖的判断标准

一般人正常的血糖值为空腹 3.9~6.1 毫摩尔每升，餐后 2 小时不超过 7.8 毫摩尔每升。若血糖超出空腹 6.1 毫摩尔每升和餐后 2 小时 7.8 毫摩尔每升，那么就是高血糖。当血糖高到一定程度时，即空腹血糖大于或等于 7.0 毫摩尔每升或餐后 2 小时两次血糖大于或等于 11.1 毫摩尔每升，那么就可以确诊是糖尿病。

高血糖的危害

短时间、一次性的高血糖对人体无严重损害。比如在应激状态下或情绪激动、高度紧张时，可出现短暂的高血糖；一次进食大量的糖类，也可出现短暂的高血糖；随后，血糖水平逐渐恢复正常。然而长期的高血糖会使全身各个组织器官发生病变，导致急慢性并发症的发生。如胰岛功能衰竭、肾功能受损、神经病变、眼底病变等。因此，平日一定要经常检查血糖值，以便随时监测。

这十大信号警告你,糖尿病可能来了

众所周知,糖尿病严重威胁人类健康,为了做到及早发现、及早治疗,在发现有以下十大信号时,就要引起警惕,及时到医院进行检查予以确认。

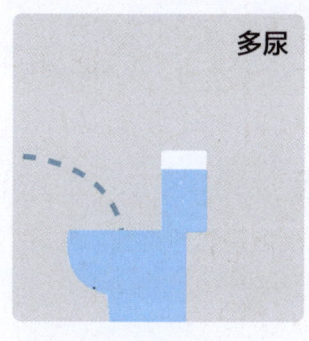
多尿

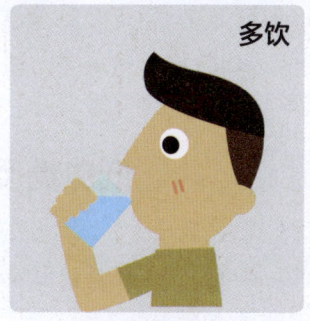
多饮

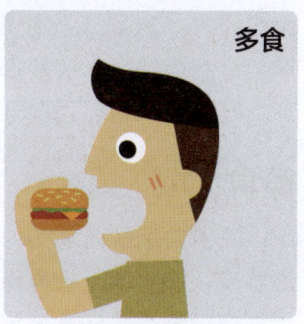
多食

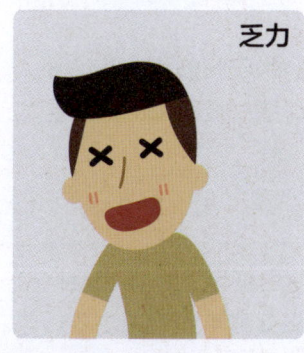
乏力

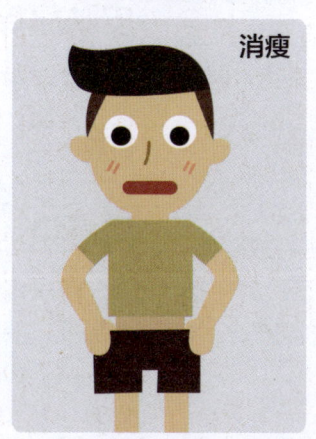
消瘦

视力下降

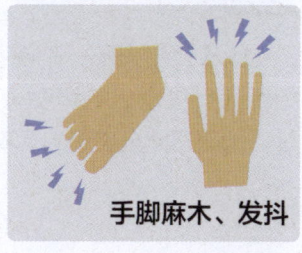
手脚麻木、发抖

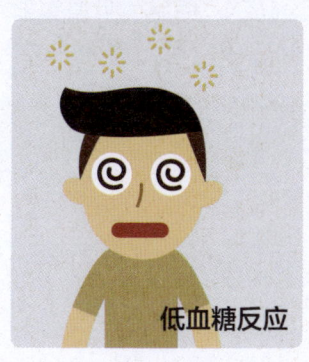
低血糖反应

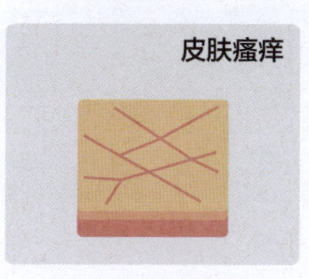
皮肤瘙痒

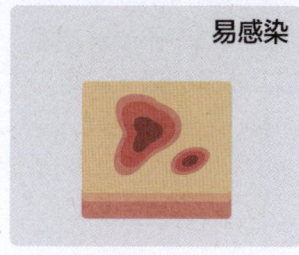
易感染

多尿

尿量增多，每昼夜尿量达3000～5000毫升，最高可超过10000毫升。排尿次数也增多，一两个小时就可能小便1次，有的病人甚至每昼夜可超过30次。血糖越高，尿糖排泄越多，尿量也就越多。

多饮

由于多尿，水分丢失过多，发生细胞内脱水，刺激口渴中枢，出现烦渴多饮，饮水量和饮水次数都增多，以此补充水分。排尿越多，饮水也越多。

多食

由于大量尿糖丢失，机体处于半饥饿状态，能量缺乏使食量增加。同时又因高血糖刺激胰岛素分泌，因而病人易产生饥饿感，食欲亢进，甚至每天吃五六顿饭，主食可吃1～1.5千克，副食也比正常人明显增多。

乏力

由于代谢紊乱，不能正常释放能量、组织细胞失水、电解质异常及负氮平衡等，因而感到全身乏力，精神萎靡。

消瘦

由于机体不能充分利用葡萄糖，使脂肪和蛋白质分解加速，消耗过多，再加上水分的丢失，病人体重减轻、形体消瘦，严重者体重可下降数十斤。

视力下降

眼睛容易疲劳，视力急剧下降。感到眼睛很容易疲劳，看不清东西，站起来时眼前发黑，眼皮下垂，视界变窄，看东西模糊不清，眼睛突然从远视变为近视或以前没有的老视等现象。

手脚麻木、发抖

出现手脚麻木、发抖，手指活动不灵及阵痛感，剧烈的神经炎性脚痛，下肢麻木，腰痛，不想走路，夜间小腿抽筋等情况。

低血糖反应

午饭前或晚饭前饥饿难忍、心悸、出汗，进食后有所好转。

皮肤瘙痒

糖尿病引起的皮肤瘙痒，往往使人难以入睡，特别是女性阴部的瘙痒更为严重。

易感染

糖尿病可使白细胞的防御和吞噬能力降低，高糖又有利于致病菌生长，常使皮肤、口腔、肺脏、尿路、阴道等器官发生感染，并反复发生，缠绵不愈，治疗效果不佳。

糖尿病的四大类型

根据世界卫生组织的标准,糖尿病分为四大类型,即:1型糖尿病、2型糖尿病、妊娠糖尿病、特殊类型糖尿病。

1型糖尿病

1型糖尿病又叫青年发病型糖尿病,这是因为它常常在35岁以前发病,占糖尿病的5%左右。患者往往起病急,"三多一少"症状比较明显,容易发生酮症酸中毒,许多患者都以酮症酸中毒为首发症状。

1型糖尿病是依赖胰岛素治疗的,也就是说患者从发病开始就需使用胰岛素治疗,并且伴随终身。

2型糖尿病

2型糖尿病也叫成人发病型糖尿病,多在35岁之后发病,占糖尿病患者的90%以上。2型糖尿病多数起病缓慢,"三多一少"症状较轻或者不典型,早期也可以没有任何不适症状,较少出现酮症酸中毒。

2型糖尿病患者体内产生胰岛素的能力并非完全丧失,可以通过某些口服药物刺激体内胰岛素的分泌。但病程较长,已出现胰岛功能衰竭的2型糖尿病患者,同样也需要补充胰岛素来控制血糖。

妊娠糖尿病

妊娠糖尿病是指女性妊娠期间发生的糖尿病,其发生率1%~3%。由于妊娠期间雌激素、孕激素等胰岛素的拮抗激素分泌增加,胰岛素绝对或相对不足所致。该病多发生在有糖尿病家族史、肥胖、高龄的孕妇中。

妊娠糖尿病患者通过饮食治疗与运动治疗即可控制血糖,少数患者经过上述方法仍无法将血糖控制好,须予以注射胰岛素。随着分娩的结束,多数妊娠糖尿病患者血糖可恢复正常,但仍有近1/4的患者若干年后会发生永久性糖尿病。

特殊类型糖尿病

特殊类型糖尿病主要包括遗传性 β 细胞缺陷、胰腺疾病、内分泌疾病,以及药物因素所致的糖尿病。特殊类型糖尿病,要在医生的指导下治疗,对明确病因的糖尿病,要注意原发病的治疗。

糖尿病终身为伴，控制不好会出现并发症

糖尿病一旦得上如影随形

糖尿病的现状是患病人数不断增多，更遗憾的是，到目前为止这还是一种终身性的疾病，无法彻底根治。所以也提醒广大糖尿病患者，任何宣扬糖尿病能根治的药方神方都是骗人的，不要轻信。

但是不要因此灰心丧气，只要控制得当，糖尿病患者同样可以享受美好人生。

比如，一些病情较轻的患者，通过调整饮食、运动、改变不良的生活习惯等，往往不用药也能将血糖控制在正常范围，不影响寿命。但这种控制和治疗是终身的，不能松懈，不能半途而废，要一直坚持。

而对于一些病情稍重的患者，可以通过饮食、运动、监测、心理调适等方法来控制血糖，并在必要的情况下配合医生使用药物，控制不得并发症。

最大的威胁是并发症

糖尿病的发生虽然可怕，却可以防治，一旦得上糖尿病则要控制不得并发症，因为糖尿病的真正可怕之处其实是并发症，致残率和死亡率很高。

糖尿病可引发的并发症有急性和慢性之分，急性并发症一般来得突然，极易威胁生命。慢性并发症一般发生隐秘，如果不注意监测，可导致残疾或早亡。

控制并发症是每个糖尿病患者必须要做的，因为它的危害比糖尿病本身严重得多，它是患者致残、致死的主要因素。

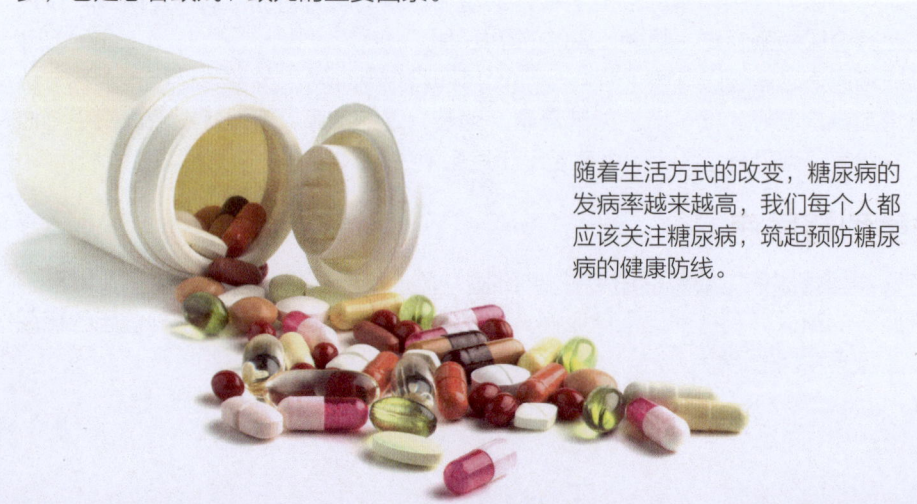

随着生活方式的改变，糖尿病的发病率越来越高，我们每个人都应该关注糖尿病，筑起预防糖尿病的健康防线。

糖尿病并发症对人体的危害

如今糖尿病慢性并发症越来越多,已经成为导致糖尿病患者致残、致死的首要因素。下面介绍一些对身体危害比较大的并发症,希望糖尿病患者平时多注意自己的身体状况,定期到医院检查,做到早发现,早治疗。

对心脑血管的危害

糖尿病致命性并发症就是心脑血管病。心脑血管病包括冠心病、脑出血和糖尿病心力衰竭、心率失常等。糖尿病患者心脑血管病并发率和病死率为非糖尿病人的3.5倍,是2型糖尿病患者最主要的死亡原因。

对肾脏的危害

由于早期糖尿病肾病没有明显的临床症状,因此,当出现相应的症状如蛋白尿、眼睑水肿、眼底病变时,病人多已到了中晚期阶段。而糖尿病肾病一旦发生,就会呈进行性的趋势恶化下去,随之而来的,还可能同时出现高血压、身体水肿、低蛋白血症等,最终发展成为糖尿病肾衰竭或尿毒症。

对周围血管的危害

糖尿病对周围血管的危害主要以肢动脉为主,糖尿病患者由于血糖升高,可引起周围血管发生病变,引发局部组织对损伤因素的敏感性降低。临床表现为下肢疼痛、溃烂,供血不足而引发肢端坏死,如果出现这种情况,可导致失用症,甚至会截肢。

对神经的危害

糖尿病神经病变最常见为周围神经病变和自主神经病变。周围神经病变主要体现在四肢末梢麻木、冰冷刺痛等;而自主神经病变主要体现在无汗、少汗或者多汗等。

对眼部的危害

糖尿病性视网膜病变可导致患眼失明。在病变发展的过程中,早期患者多无明显自觉症状,待患者感到视力下降时,往往病情已经进展到很严重的阶段,此时多数患者已经失去了最佳治疗时机。大量研究显示,防止糖尿病导致失明的最好办法就是定期检查眼底。

对足部的危害

糖尿病足俗称"老烂脚",常合并感染导致足部感觉丧失、疼痛、溃疡及肢端坏死等。最常见的后果是慢性溃疡,最严重的结果是截肢。糖尿病足的发病人群主要为糖尿病病程较长且血糖控制不良的老年患者,由于痛觉减弱或消失,往往不能及时发现病变,从而使伤口迅速扩大,造成足部溃烂,肢端红肿、变黑、坏疽等。

各种感染

糖尿病患者由于抵抗力差,容易并发呼吸道及尿路感染、肺结核、皮肤黏膜感染及牙周病等。

脑血管系统病变
脑血管病变主要包括脑动脉硬化、脑出血、脑卒中等。

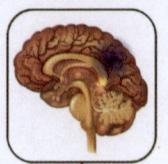

眼部病变
双眼视力下降,严重时可致失明。早期患者多无明显自觉症状,最好的防治办法是定期查眼底。

心血管系统病变
糖尿病心血管疾病的发生率很高,比如高血压、冠心病等。

神经系统病变
症状主要包括感觉障碍、运动障碍、自主神经病变、精神障碍等,60%以上的糖尿病患者有此病变。

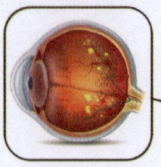

肾脏病变
糖尿病肾脏病变是常见的并发症,是造成肾衰竭的主要原因。

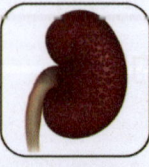

足部病变
糖尿病足是最严重和治疗费用最高的慢性并发症之一,表现为足部感觉丧失、疼痛、溃疡,严重者可致截肢。

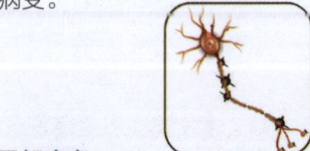

外周血管系统病变
表现为下肢血管病变,出现四肢发冷、行走时四肢胀痛的现象。

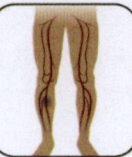

了解病因，阻断发病源头

遗传因素

糖尿病具有家族遗传易感性，一般来说 2 型糖尿病的遗传性比 1 型糖尿病更明显，母亲有 2 型糖尿病，其子女大多数患病概率高于父母双方都不是糖尿病者。父亲有糖尿病，子女患病概率增加不明显。父母均有 2 型糖尿病，子女患病的可能性明显增加，但也不是一定患糖尿病。对于大多数 2 型糖尿病患者而言，环境因素、后天因素的影响要远甚于遗传的影响。

体力活动不足

强体力劳动者并发 2 型糖尿病远低于轻体力劳动或脑力劳动者。体力活动可增加组织对胰岛素的敏感性，降低体重，减轻胰岛素抵抗，降低心脑血管并发症。

肥胖

肥胖是糖尿病发病的重要因素之一，肥胖者体内的脂肪总量增加，而脂肪细胞表面的胰岛素受体数目减少，使之对胰岛素的敏感性降低，最终引发糖尿病。

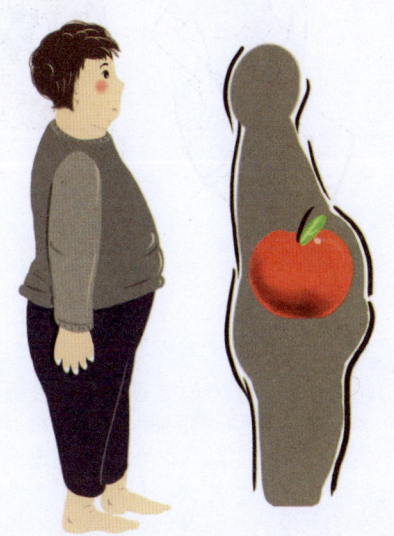

苹果型肥胖对身体危害很大，容易得糖尿病、冠心病和高血压。

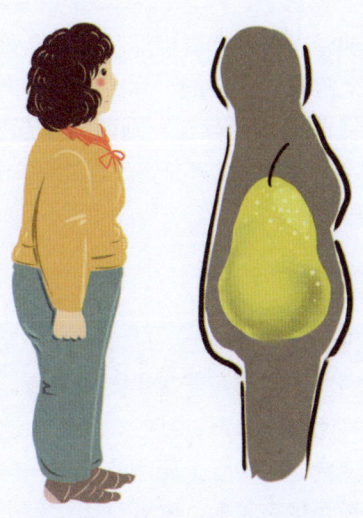

梨形肥胖患病风险比苹果型肥胖略小，但相比非肥胖者来说仍存在较大风险。

饮食结构不合理

随着生活水平的提高，人们的饮食结构都以高热量、高脂肪为主。而热量摄入过多超过消耗量，则造成体内脂肪堆积引发肥胖，造成营养过剩，致使肥胖和糖尿病队伍空前壮大。

平均寿命的延长

糖尿病是老年人的多发病、常见病。研究显示，随年龄的增加，老年人空腹和餐后血糖水平均有不同程度上升，平均每增龄10岁，空腹血糖上升0.05~0.112毫摩尔每升，餐后2小时血糖上升1.67~2.78毫摩尔每升。此外，人体衰老时，体内胰岛素作用活性下降等因素也会造成老年人比年轻人更容易患上糖尿病。

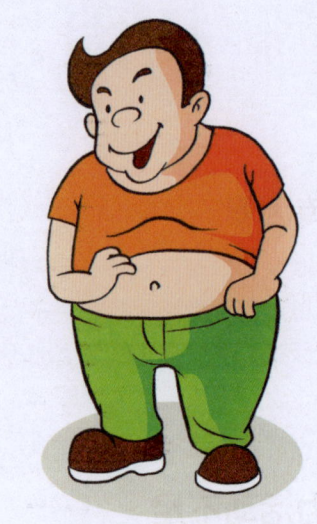

不良情绪

不良情绪也是诱发糖尿病的原因之一。人体胰岛素分泌的多少，除了受有关内分泌激素和血糖等因素的调节外，还受自主神经功能的影响。当人处于紧张、焦虑、恐惧或受惊吓等情绪中，交感神经兴奋，会直接抑制胰岛素分泌，同时促使肾上腺素分泌增加，间接抑制胰岛素分泌。如果不良情绪长期存在，则可能引起胰岛β细胞功能障碍，使胰岛素分泌不足的倾向被最终固定，进而导致糖尿病。

环境因素

在遗传的基础上，环境因素作为发病原因在糖尿病发病中占有非常重要的位置。环境因素包括空气污染、噪声、社会竞争等，这些因素诱发基因突变，随着以上原因的严重程度和持续时间的增长而越来越多，突变基因达到一定程度即发生糖尿病。

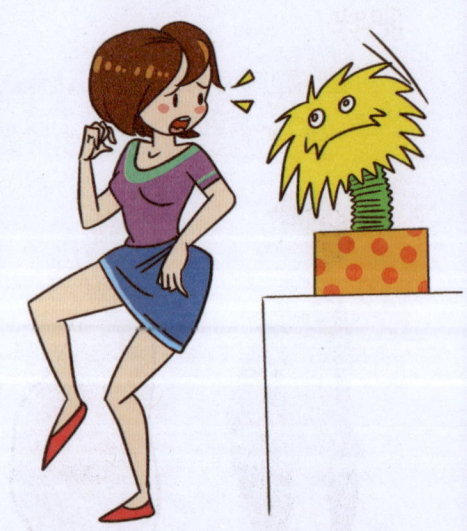

如果长期处于恐惧或紧张等不良情绪中，不仅会诱发糖尿病，还可使糖尿病病情反复和加重。

糖尿病的三级预防

"三级预防"其实就是让没得糖尿病的人不得或晚得病;让糖尿病患者不出现或晚出现并发症;让出现并发症的糖尿病患者不残疾、不早亡,提高生活质量。

一级预防

一级预防是预防糖尿病的发生。首先是健康人群要认识并了解糖尿病,改变不良的生活习惯,合理饮食、适量运动、戒烟限酒、保持心情愉悦、定期体检,一旦发现异常,及早施行干预。其次是糖尿病高危人群要重视筛查,以尽早发现蛛丝马迹。

二级预防

二级预防是让已诊断为糖尿病的患者预防并发症,即加强对糖尿病并发症的了解,掌握有关知识,积极开展非药物治疗,自我监测血糖;已经进行胰岛素治疗的人,应学会调整胰岛素用量。

2型糖尿病患者要定期进行糖尿病并发症以及相关疾病的筛查,了解有无糖尿病并发症以及因糖尿病引发的疾病或代谢紊乱,如高血压、高脂血症或心脑血管疾病等,以及时采取相应的治疗措施,从而达到全面治疗的目的。

三级预防

三级预防主要针对已经出现并发症的糖尿病患者,目的是治疗糖尿病和并发症,以防止患者出现残亡等严重的情况。

通过有效的治疗,慢性并发症的发展在早期是可能终止或逆转的。

1. 预防失明:定期进行眼底检查。
2. 预防肾衰竭:严格控制血糖和血压,适当地限制蛋白质摄入。
3. 预防严重的周围神经病变:使用药物严格、平稳地控制血糖,减轻周围神经病变的可能。
4. 预防严重的糖尿病足病变:教会糖尿病患者控制病情和足部的保护。

糖尿病患者能否结婚

糖尿病具有遗传性,那么糖尿病患者如何面对婚育问题呢?在良好的血糖控制下,糖尿病患者可以跟正常人一样生活,一般男性糖尿病患者对婚育没有太特殊的要求,而女性糖尿病患者要怀孕则宜早不宜晚,因为随着病程的延长,并发症的概率就越高,晚生风险比较大。同时,一定要在血糖控制满意的时候再怀孕,并且整个妊娠期间都要密切监测血糖,遵医嘱进行饮食、运动、胰岛素治疗等相应的处理,做到这些是完全可以顺利生下一个健康宝宝的。

饮食控制
是所有糖尿病治疗的基础

糖尿病的治疗好比是五匹马拉一套车，而其中出力最大的就是驾辕之马。在教育心理、饮食、运动、药物、病情监测这五匹马中，饮食是当之无愧的驾辕之马。

任何糖尿病患者都需要控制饮食

任何一个糖尿病患者，不论病情程度如何，在任何时候都需要进行饮食治疗，并且要终身进行。可以说，没有饮食治疗，就达不到糖尿病的满意控制。

糖尿病患者都有不同程度的胰岛素合成和分泌能力的下降，如果摄取热量过多，餐后血糖就可能升得很高，以致严重危害健康。另外，饮食不当，摄取热量过多，也可使患者的血压升高、体重增加，而这些改变对患者来说都是十分有害的。所以，每个糖尿病患者都必须把合理控制饮食作为与疾病进行斗争的必要手段，终身进行饮食治疗。

饮食治疗要达到什么效果

饮食治疗包括控制总热量、合理配餐、少食多餐、粗细搭配、清淡少盐等，目的是将体重控制在标准范围，同时控制血压、血脂，纠正代谢紊乱，减轻胰岛 β 细胞的负担。

服降糖药也要控制饮食

饮食治疗是一切治疗的基础，这句话真正的含义是任何时候都不能放松，即便在使用降糖药的情况下，同样要恪守饮食治疗。很多例子证明，服用降糖药的同时，如果不注意饮食控制，血糖依然不能得到有效控制。只有在饮食控制和运动的配合下，药物治疗才能取得更好效果。

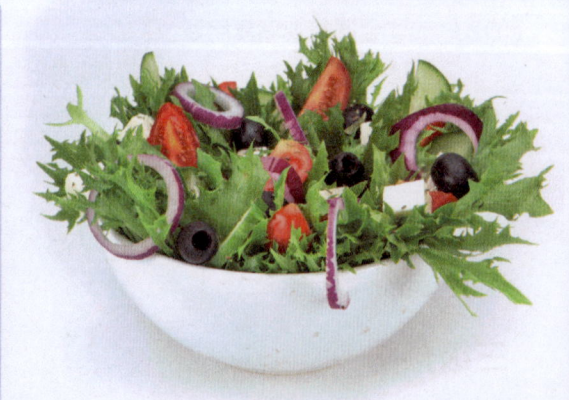

别陷入糖尿病的十大误区

很多糖尿病患者在得了糖尿病以后，积极寻找治疗的方法，面对各种预防和治疗的信息，不知如何选择，有些患者甚至走入误区，耽误病情。下面是糖尿病患者经常陷入的误区。

误区1　只要控制好血糖就没事了

血糖水平虽然是诊断糖尿病的标准，但血糖正常不一定就没有发展为糖尿病的可能。有些患者早晨空腹时血糖基本正常，但吃了东西后，血糖就会忽然升高并持续较长时间。其实，这样对机体是十分有害的。糖尿病除降糖外，还应降压、调脂和改变不良生活习惯，如戒烟等。

误区2　得了糖尿病后就要控制喝水

喝水多是体内缺水的表现，是人体的一种保护性反应。患糖尿病后控制喝水不但不能治疗糖尿病，反而会加重病情，可引起酮症酸中毒或高渗性昏迷，是非常危险的。只有少数严重肾功能障碍、尿少、水肿患者，才需要适当控制饮水。

误区3　糖尿病人不能吃水果

水果中有丰富的矿物质，对提高体内胰岛素活性有很好的帮助作用。水果除含有葡萄糖外还含有果糖，果糖代谢不需要胰岛素，而水果中的纤维素对降血糖还有益处。因此，糖尿病患者是可以吃水果的，但不能滥吃，要适量。

误区4　糖尿病患者吃得越少越好

适当地减少饮食量，是有效控制糖尿病的重要举措，但是这种限制是建立在保证能量需求的基础上的。如果不能提供获得基本热量的食物，必然会导致营养不良，患者会出现头昏眼花、疲乏无力等症状，严重者还会因肝脏、胰腺功能障碍而加重病情。

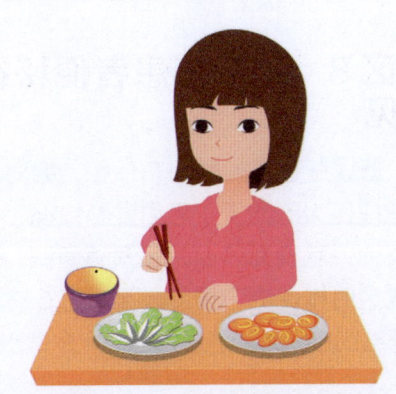

糖尿病患者要根据自己的身体状况确定每天应摄入的热量，而不是越少越好。

误区5　常打胰岛素会成瘾

胰岛素能够有效地控制血糖，保护胰岛 β 细胞的功能。而且胰岛素的应用是根据病情的需要进行的。有些胰岛素分泌已严重不足的患者，只靠饮食控制和运动治疗不能控制血糖，就需要及时注射胰岛素，降低并发症发生的概率。

误区 6　血糖一正常就停药

已经用药的糖尿病患者任意停用药物，血糖将会很快回升，特别是中晚期的患者，更要长期服药或打针治疗。只有没有服用过药物的病情非常轻的患者，才能经医生诊断后，通过改变生活习惯、控制饮食、加强运动来控制血糖。

误区 7　只吃药不复查

有些患者不注意定期复查，自己觉得一直没间断治疗，心理上有了安全感，但若出现药物继发性失效，实际上形同未治。有的病人一直吃药，结果还是出现了并发症，原因就在于此。

误区 8　糖尿病患者便秘很常见

糖尿病患者如果患有便秘，会对身体造成巨大的危害，可引发心绞痛、心肌梗死或脑梗死等。为了预防便秘，应养成定时排便的习惯，必要时可补充膳食纤维制品，适当地进行运动，多饮水。

误区 9　只有胖人才会得糖尿病

糖尿病并不是胖人的专利，有些人是因遗传因素所致，还有些人虽然消瘦，但生活习惯不好，经常吸烟、膳食不合理、活动少、饮酒、偏食、不讲究卫生、病毒感染等，同样会患糖尿病。

误区 10　糖尿病是老年性疾病，青少年一般不会发病

糖尿病分为 1 型糖尿病和 2 型糖尿病。绝大部分 1 型糖尿病患者都是从青少年时期就已经发病，口服降糖药无法良好地控制血糖，只能用胰岛素治疗。由此可见，在青少年患者中，要警惕两种发病原因的糖尿病，做到及早预防和及时诊断。

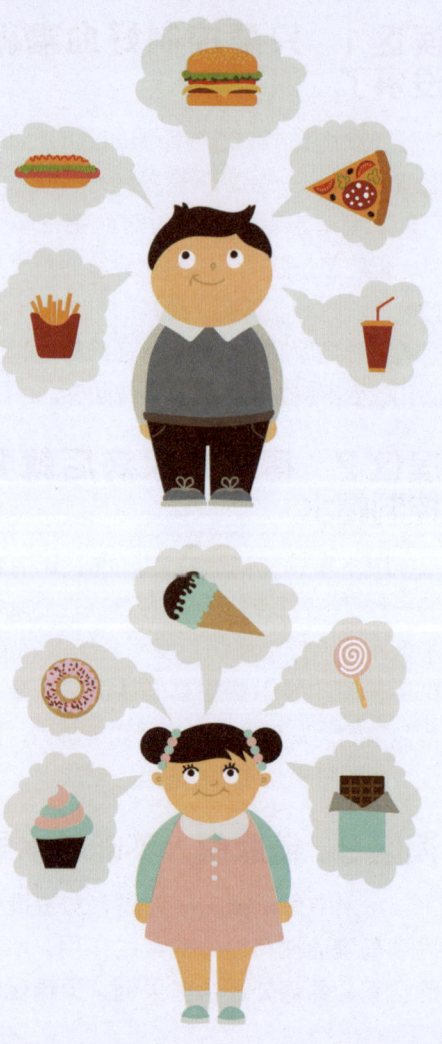

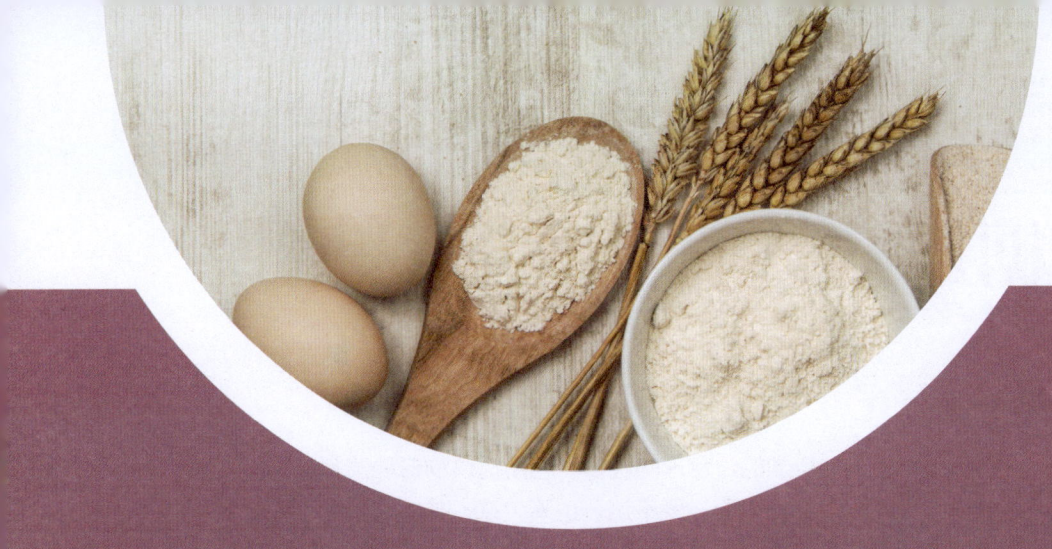

第二章
糖尿病 日常饮食法则

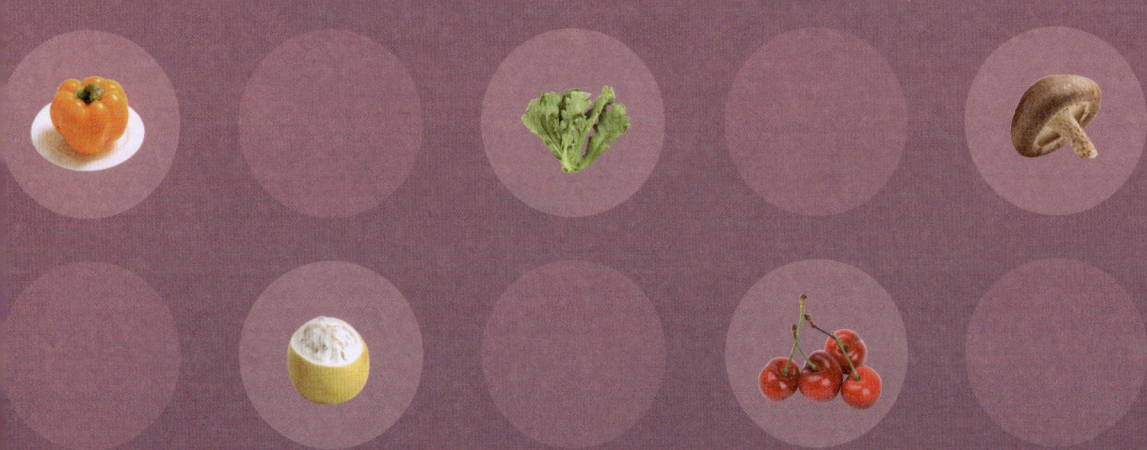

糖尿病饮食"黄金法则"

平衡膳食

平衡膳食是一种科学的、合理的膳食,它所提供的各种营养素不仅全面,还能保持膳食供给和人体需要的平衡,既不过剩也不欠缺,并能照顾到不同年龄、性别、生理状态及各种特殊情况,这也是糖尿病饮食治疗的基础。实际上,糖尿病患者什么都可以吃,关键是怎么吃、吃多少量。糖尿病患者根据中国营养学会设计的"平衡膳食宝塔"安排日常膳食,可获得更科学合理的营养饮食方案。

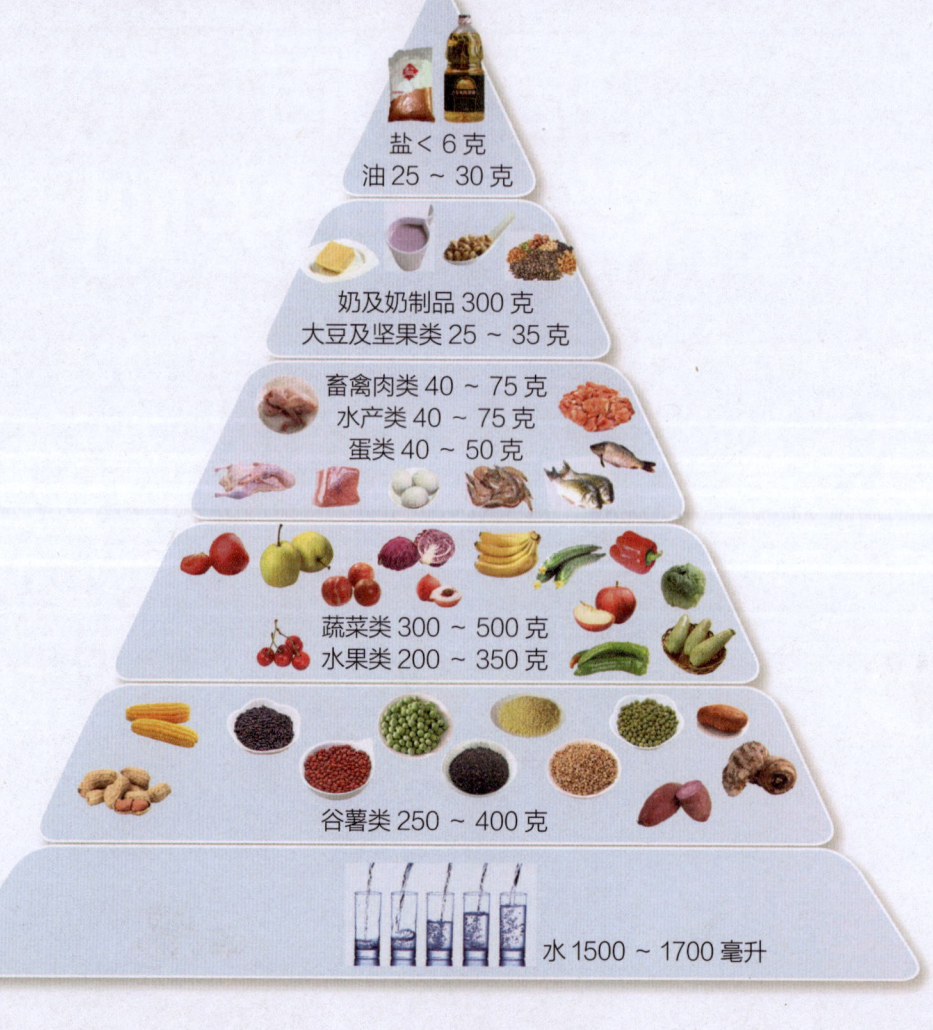

控制总热量

通过饮食摄入的总热量是影响血糖变化的重要因素,所以必须限制每日从食物中摄入的总热量。如一个中等活动量的成年人,平均每日每千克体重需要热量25千卡。但是对于劳动强度大、处于成长期的青少年、孕妇,应当适当提高热量,而对于超重或肥胖的人则应减少热量才能达到减肥和治疗的目的。

食用低脂食物

低脂食物可以帮助增强胰岛素的功能,血液或身体堆积的脂肪过多,胰岛素无法把糖分送达细胞内,糖分就会在血液内堆积,使血糖升高。因此应食用低脂性食物,如蔬菜类,减少动物性食品与油脂。脂肪的含量应少于每日总热量的3%。最好多以不饱和脂肪取代容易阻塞动脉的饱和脂肪,用单不饱和脂肪或复合式糖类取代更佳。

选用优质蛋白

糖尿病患者糖原异生作用增强,蛋白质的消耗增加,所以要增加蛋白质的供给,蛋白质占总能量摄入的10%~20%。由于富含蛋白质的食物大都含有大量的脂肪,在选择这类食物时,应选择低脂肪的肉类,如猪瘦肉、牛瘦肉、羊肉、鸡肉、鱼等,此外大豆和豆制品也可以提供优质蛋白质,又不含动物胆固醇。

不宜多吃盐

过多的盐具有增强淀粉酶活性而促进淀粉消化和促进小肠吸收游离葡萄糖的作用,可引起血糖浓度增高而加重病情。正常情况下,一个成年人每天食盐摄入量不宜超过6克。

少吃盐的窍门

最后放盐:做任何菜都最后放盐,这样盐留于菜肴表面还没来得及渗入内部,吃上去咸度够了,就可以减少放盐。

不喝汤底:汤类、煮炖的食物,盐等调味料往往沉到汤底,因此汤底最好不喝,以免盐摄入过多。

每餐少吃点,七八成饱就好

为了避免热量摄取过多,每餐吃到七八成饱即可,如果顿顿饱食,体内过多热量消耗不掉,以糖原的形式堆积在肝内,就会转化为脂肪使人发胖,而肥胖是冠心病、动脉硬化、糖尿病等众多慢性病的发病原因。那七八成饱如何控制呢?

首先要细嚼慢咽,可使食物进入肠胃的速度变慢,能使大脑及时发出吃饱的信号。如果进食过快,当大脑发出停止进食的信号时,往往已经吃得过饱了,容易导致热量摄入过多,引发肥胖。

另外就是每顿饭吃到最后，当感觉吃不吃都行的时候，就应该放下碗筷、离开餐桌，如果吃到自己都感觉很饱的时候就已经吃过量了。

食用富含纤维的膳食

纤维指的是植物所含的粗糙细胞，含有大量纤维的水果和全谷物、豆类等，可以使胰岛素提升，降低血液中的葡萄糖含量，因此可控制2型糖尿病。纤维还有另一个好处，就是可以降低胆固醇含量。膳食纤维还可以增加饱腹感，有利于控制体重。

主食要粗细结合

平时在制作米饭或粥的时候，可以加把豆子，比如红小豆、绿豆、芸豆、豌豆、蚕豆，还可以加入粗粮，比如糙米、大麦、玉米糁、燕麦等，这样一来，热量会比白米饭、白粥低许多，还能增加饱腹感。爱吃面食的人，可在精白面粉中加些玉米面、黄豆面、荞麦面等。

控制添加糖

最新版《中国居民膳食指南》要求控制添加糖的摄入。添加糖是相对于水果等食物中的天然糖来说的，指添加到食品和饮料中的单糖（如葡萄糖、果糖）和双糖（如蔗糖）。主要存在于甜饮料、甜点等中，冰糖、白糖、红糖都是蔗糖。

怎样减少添加糖的摄入

1. 尽量不喝甜饮料，包括碳酸饮料、冰红茶、市售果汁等。

2. 制作甜品时可通过减少用糖量或者用天然果干替代精制糖的方法来调节口味。并且限制食用量。

3. 烹调时也要少加糖，如果喜欢用糖调味，要控制用量，不要大量添加。

4. 在选购包装食品时，要先看看食品营养标签，尽量选择低糖食品。

少放植物油

根据最新版《中国居民膳食指南》的建议，每人每天烹调用油量25～30克。过量摄入烹调油是造成中国居民脂肪摄入过多的一个主要原因。而对于糖尿病患者及高危人群，每人每天烹调油用量应该控制在25克以内。

少用油的妙招

1. 改变烹调方法，日常烹饪多采用凉拌、蒸、炖、炒、微波等用油少的烹饪方法，尽量避免采用煎、炸等用油多的烹饪方法。

2. 改变过去做菜肴放油多的不良饮食习惯，如做饺子的馅料时少放油，避免"一咬一口油"；主食以清淡为主，少吃油条、油饼、炒饭、炒面等主食。

糖尿病患者必知的降糖烹饪妙招

降低食物 GI（血糖生成指数）的烹调方法

蔬菜能不切就不切，豆类最好整粒吃

薯类、蔬菜等不要切得太小或制成泥状，尽量切成中等大小，这样在吃的时候就要多嚼几下，能促进肠道蠕动，对控制血糖有好处。

急火煮，少加水

食物的生熟、软硬、稀稠、颗粒大小决定了食物的 GI。食物加工时间越久，温度越高，水分越多，糊化就越好，食物的 GI 就越高、升糖越快。

增加主食中蛋白质的含量

增加主食中优质蛋白质的含量，会使主食获得不同的 GI。饺子、包子等面食是北方常吃的食物，蛋白质、膳食纤维含量都高，是一种中低 GI 食品。

有利于血糖控制的煮粥法

煮大米粥时加些粗粮

大米粥的升糖作用是所有粥中最强的。研究发现，在熬制大米粥时如果能加一些粗粮，可以明显降低大米粥的升糖作用。一般来说，糖尿病患者煮大米粥时大米与粗粮的比例最好是 2∶1。适合加在大米中的粗粮主要有糙米、玉米、小米、黑米、大麦、燕麦、荞麦等。

粥不要熬得太烂

谷类食物熬得越烂，糊化程度就越高，升糖作用也就越强。

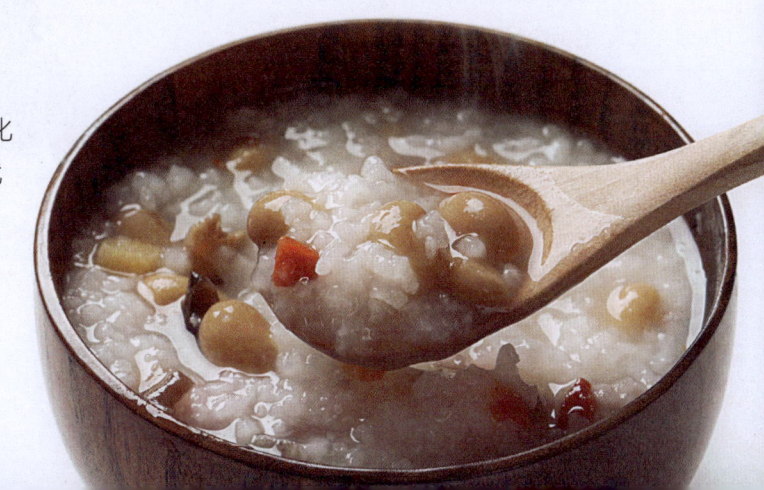

烹调小技巧

减少食物中隐性脂肪的方法

方法一	若是炒肉、烤鸡翅、烧鸡翅，可以先加些调料，如姜片、花椒、料酒，用水煮十几分钟，既可以去除隐性脂肪，还可以调味
方法二	吃些不善吸油的蔬菜，例如青椒、木耳等
方法三	拌凉菜时，可将菜焯熟晾凉，加入盐拌匀，最后加几滴香油提味，脂肪含量自然比炒菜低得多。还可以加醋、芥末、姜汁，也可以把香油换成几滴辣椒油或花椒油

正确烹调食物

1. 蔬菜类煮前再洗切，先洗后切；油炒时大火快炒；水煮时水开后再下锅，且不要加锅盖；烹调蔬菜时不要为了翠绿颜色而加碱；烹调时间不宜过长，这些都能避免营养素的过多流失。

2. 油脂加热温度过高会产生有害物质，所以烹调时不要把油加热至冒白烟再放入食材；新油、旧油要分开存放，不要混合使用；色拉油不宜用来油炸食物；炸过的油应滤除残渣，不要再继续油炸食物，应以煎、炒方式尽快用完；当油脂颜色变黑、质地黏稠、浑浊不清、有气泡时，表明油脂已变质，不可再使用，以免危害身体健康。

低油且不失好味道的烹调方法

1. 水煮蔬菜时，不需要全然无油，滴几点香油可以减少蔬菜的干涩。

2. 当少油炒蔬菜时，等油热了之后，先倒入半杯水，油水煮开再加入蔬菜拌炒，也可避免蔬菜的干涩。

3. 将肉丝调味后，加些淀粉拌匀，再放入滚水中汆烫捞起，让肉丝不需要过油也能滑嫩可口。

4. 用小鱼干给汤调味，可以不需要加排骨，也能让冬瓜汤等菜汤味道鲜美。

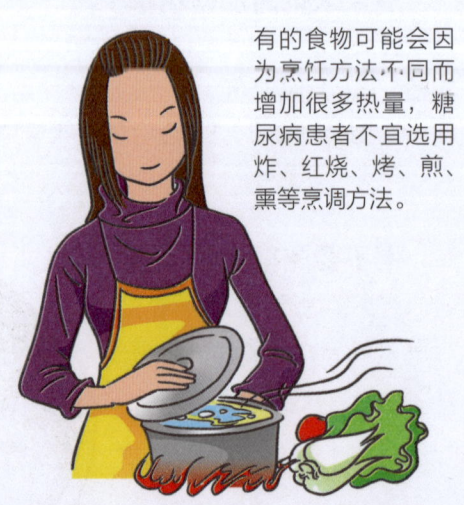

有的食物可能会因为烹饪方法不同而增加很多热量，糖尿病患者不宜选用炸、红烧、烤、煎、熏等烹调方法。

给食物增加分量感的窍门

分量感十足的一餐饭,不仅能控制能量的摄入,而且能够让人吃饱。要达到这种效果,可以在食材和盛装、吃法等方面下工夫。

1. 不要用一个大盘子来盛装各种各样的菜肴,可以将每种菜肴分别用小碟盛装,这样看起来餐桌上的食物会很丰盛。另外,可以用小碗盛放米饭,与用大碗只盛一点相比,用小碗盛放适量米饭看上去分量感会更多一些。

2. 可以在肉食中加入蔬菜、蘑菇、海带等。这样可使菜肴看上去分量十足。

3. 可以在米饭中加一些配菜,比如黄瓜、菠菜、生菜、虾肉、带骨的鸡肉等,这样米饭的分量感足,感觉能吃饱,还能增加营养。

美味的减盐烹调方法

1. 做菜时少放盐,用柠檬汁、橘皮、孜然、胡椒粉、香菜等代替部分盐来调味。

2. 烹饪起锅前将盐撒在食物上,这时盐附着于食物表面,既能感觉到明显的咸味,又不至于过量。

3. 用自来水冲洗金枪鱼罐头、鲑鱼等,可以减少 30% 的盐。

4. 经常在菜里面放点醋,可以减少盐的用量。

5. 做汤基本不放油、盐,做清汤,适量放些虾皮、紫菜来提鲜。

6. 餐馆做菜常使用较多的盐、味精等调味,因此应尽量减少在外用餐的次数。

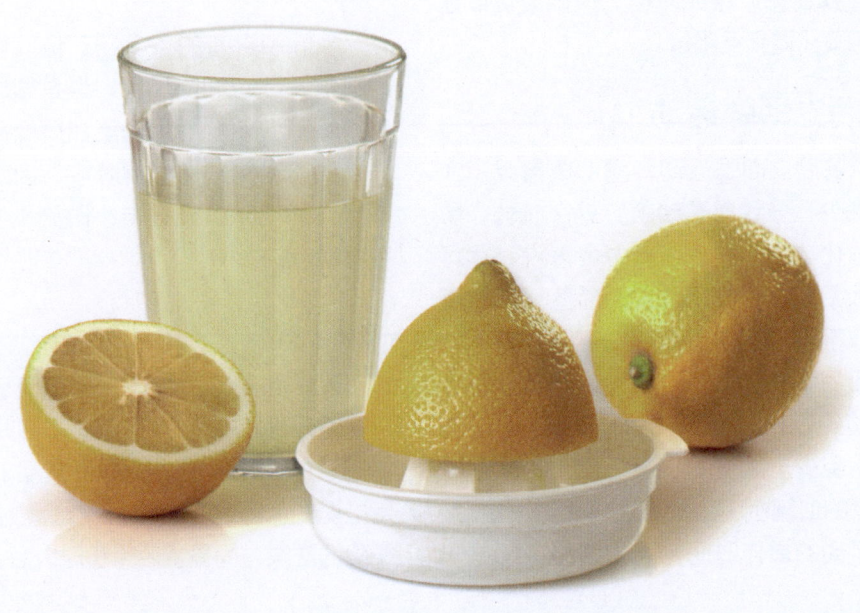

避免五件事，餐后血糖不蹿高

糖尿病患者饭后一定要进行合理的安排，下面这些事情饭后一定要避免。

饭后吃水果

水果中含有丰富的维生素、无机盐和膳食纤维（果胶），这些营养素对糖尿病患者有一定好处。但是水果中含有的果糖和葡萄糖的消化吸收快，升高血糖的作用比复合糖类要快，所以，糖尿病患者不宜在进餐后吃水果。最好空腹血糖在7.8毫摩尔每升以下（或餐后2小时血糖在11.0毫摩尔每升以下）并稳定一段时间以后才可食用。食用水果前后要自我监测血糖或尿糖，根据血糖或尿糖的变化调整食用量。

餐后立即强运动

餐后立即强运动容易造成胃肠道血供减少，导致胃蠕动差，排空减弱，影响消化功能。对糖尿病患者来说，尽可能饭后做一些力所能及的事，如刷碗等。不要马上强运动或一点儿也不动，在饭后1~2小时再加大运动量，每次运动约30分钟到1小时，中等运动强度，至少一周要3次。饭后1~2小时患者的血糖水平比较稳定，尤其早餐后，是运动的最佳时间，因为这时可能是一天中血糖最高的时候，此时运动往往不必加餐。

吸烟

据调查研究，饭后吸烟会使餐后血糖升高，烟叶中的有害物质，会破坏人体脏器细胞，比如调节人体血糖的胰岛，当胰岛功能受损后，其分泌胰岛素的功能就会减弱，从而增加糖尿病患病的风险。同时烟草中还有一种天然成分——去甲烟碱，会导致血糖、血压升高，破坏血糖的稳定。

喝茶

茶叶中含有的茶多酚对糖尿病患者的血糖升高有抑制作用，但是如果餐后立即喝茶会使食物中的蛋白质变成不易消化的凝固物质，影响吸收。因此饭后不宜立即喝茶，应在半小时到1小时以后再喝。

马上洗澡

饭后洗澡，四肢体表的血流量会增多，胃肠道的血流量相应减少，从而使胃肠道的消化功能减弱，尤其是对于脾胃虚弱的糖尿病患者来说更是雪上加霜。正确的洗澡时间是餐后1小时以后。

糖尿病饮食
不必谈"糖"色变

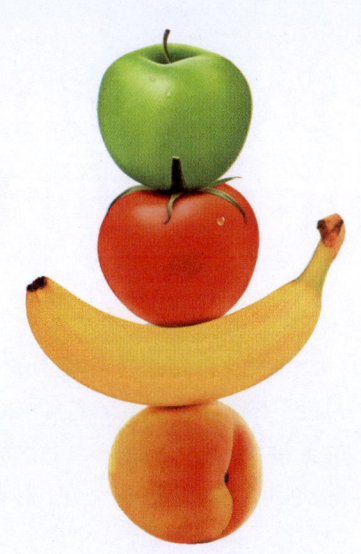

很多糖尿病患者认为得了糖尿病以后就再也不能吃甜食了,其实只要食用得当,也可以适量地食用以下糖类。

果糖

果糖主要存在于水果中,虽然它的甜度超过蔗糖和葡萄糖,但是果糖吸收后需要在肝脏中转化为葡萄糖才能被组织细胞利用,在体内的代谢不需要胰岛素,对血液中葡萄糖的影响也较小,而且果糖的血糖生成指数比较低,因此可以放心食用。

糖尿病患者在血糖波动不大的情况下可以适当吃些苹果、梨、桃、杏、樱桃、葡萄、柑、菠萝、芒果等水果。建议不要榨汁吃,一次吃的量不能过多,具体食用量可参看本书第三章的具体讲述。

乳糖

乳糖主要存在于乳类和奶制品中,乳糖的血糖生成指数比较低,在胃肠道中消化吸收较慢,食用后不易使血糖升高。而且钙有刺激胰岛 β 细胞的作用,能够促进胰岛素的正常分泌,因此糖尿病患者宜每天喝250毫升牛奶,可分早、中、晚3次服用。

多糖

多糖主要存在于大米、面粉等谷物中,糖尿病患者,尤其是对已经使用胰岛素治疗的患者,在合理控制总热量的基础上,摄入适当比例的糖类,可提高胰岛素的敏感性和改善葡萄糖耐量。因此糖尿病患者不需要减少糖类(如大米、面食类)在总热量中所占的比例,如果不吃主食反而不利于血糖的控制。

甜味剂

甜味剂并不属于糖类家族,属于无营养型的甜味剂,比如糖精、木糖醇、山梨醇、安赛蜜、甜蜜素、阿斯巴甜等,甜度是蔗糖的200~300倍,食品工业中仅仅是用来改善食品口味的,并不影响血糖水平。因此,糖尿病患者可以在满足味蕾的同时,又能达到控制血糖的目的。

食品交换法
丰富你的菜篮子

食品交换法是营养学上的一个概念，凡能产生 90 千卡热量的食物即为 1 个食品交换份。换句话说，每个食品交换份的食物所含的热量都是 90 千卡，但其重量可能不同，例如，1 个食品交换份的食物相当于米面 25 克、绿叶蔬菜 500 克、水果 200 克、牛奶 160 克、瘦肉 50 克、鸡蛋 50 克、油 10 克等等。

因此，运用食品交换法，糖尿病患者就可以比较自由地选择不同的食物，品尝不同佳肴，使饮食不再单调。

等值大豆类食品交换表

每一交换份大豆类食品提供蛋白质 9 克、脂肪 4 克、热量 90 千卡

食品	重量（克）
腐竹	20
黄豆	25
黄豆粉	25
豆腐丝、豆腐干	50
北豆腐	100
南豆腐	150
豆浆（黄豆一份加 8 倍的水磨浆）	400

等值谷薯类食品交换表

每一交换份谷薯类食品提供蛋白质 2 克、糖类 20 克、热量 90 千卡

食品	重量（克）
大米、小米、糯米、薏米	25
高粱米、玉米	25
面粉、玉米面	25
混合面	25
燕麦片、莜麦面	25
荞麦面、苦荞面	25
干粉条、干莲子	25
绿豆、红小豆、芸豆、干豌豆	25
油条、油饼、苏打饼干	25
烧饼、烙饼	35
咸面包、窝头	35
生面条、魔芋	35
各种挂面	25
龙须面	25
通心粉	25
土豆	100
湿粉皮	150
鲜玉米（中等大小,带棒心）	200

等值蔬菜类食品交换表

每一交换份蔬菜类食品提供蛋白质 5 克、糖类 17 克、热量 90 千卡

食品	重量（克）
大白菜、卷心菜、菠菜、油菜	500
韭菜、茴香、茼蒿	500
芹菜、甘蓝、莴笋	500
黄瓜、茄子、丝瓜	500
芥蓝、小白菜	500
空心菜、苋菜、龙须菜	500
绿豆芽、鲜蘑、水发海带	500
西葫芦、番茄、冬瓜、苦瓜	500
白萝卜、青椒、茭白、冬笋	400
南瓜、菜花	350
鲜豇豆、扁豆、洋葱、蒜苗	250
胡萝卜	200
山药、荸荠、藕、凉薯	150
百合、芋头	100
毛豆	70
鲜豌豆	70

等值油脂类食品交换表

每一交换份油脂类（包括坚果类）食品提供脂肪 6 克、热量 90 千卡

食品	重量（克）
花生油、香油（1 汤匙）	10
玉米油、菜子油（1 汤匙）	10
豆油	10
食用红花油（1 汤匙）	10
核桃、杏仁	25
花生米	25
猪油	10
牛油	10
羊油	10
黄油	10
葵花子（带壳）	20
西瓜子（带壳）	40

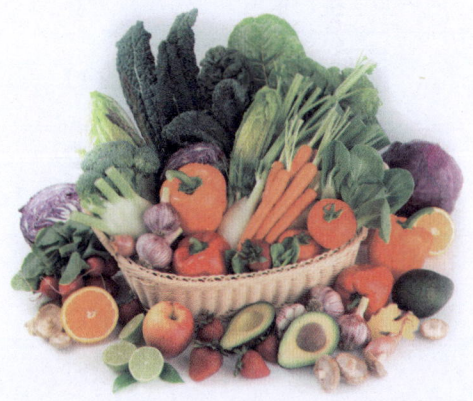

等值乳类食品交换表

每一交换份乳类食品提供蛋白质 5 克、脂肪 5 克、糖类 6 克、热量 90 千卡

食品	重量（克）
奶粉	20
脱脂奶粉	25
奶酪	25
牛奶	160
羊奶	160
无糖酸奶	130

等值水果类食品交换表

每一交换份水果类食品提供蛋白质 1 克、糖类 21 克、热量 90 千卡

食品	重量（克）
柿子、香蕉、荔枝（带皮）	150
梨、桃、苹果	200
橘子、橙子、柚子（带皮）	200
猕猴桃	200
李子、杏	200
葡萄	200
草莓	300
西瓜	500

等值肉蛋类食品交换表

每一交换份肉蛋类食品提供蛋白质 9 克、脂肪 6 克、热量 90 千卡

食品	重量（克）
熟火腿、香肠	20
肥猪瘦肉	25
熟叉烧肉（无糖）、午餐肉	35
熟酱牛肉、熟酱鸭	35
猪瘦肉、牛肉、羊肉	50
排骨（带骨）	50
鸭肉	50
鹅肉	50
兔肉	100
蟹肉、水发鱿鱼	100
鸡蛋粉	60
鸡蛋（大个带壳）	60
松花蛋（大个带壳）、鸭蛋	60
鹌鹑蛋（6 个带壳）	150
鸡蛋清	80
带鱼	100
草鱼、比目鱼、鲤鱼、甲鱼	80
大黄鱼、鳝鱼、鲢鱼、鲫鱼	80
对虾、青虾、鲜贝	80
水发海参	350

计算每日所需总热量

合理控制能量是糖尿病营养治疗的首要原则,能量过多会给身体带来负担,能量过少又无法满足代谢和活动的需要,因此计算出适合自身的能量需求,是饮食控制糖尿病的第一步。

计算标准体重

标准体重千克数 = 身高厘米数 −105
比如身高170厘米的人的标准体重为:170厘米 −105=65千克

判断现有体重是消瘦还是肥胖

BMI(身体质量指数) = 现有体重千克数 ÷ [身高米数]^2
比如身高170厘米,体重65千克的人的BMI为:65÷(1.70)^2=22.5

BMI评定标准表

等级	BMI值	等级	BMI值
正常值	19 ~ 24.9	肥胖1级	>40
体重偏轻	<19	肥胖2级	30 ~ 40
消瘦	<18	肥胖	25 ~ 29.9

判断活动强度

活动强度一般分为四种情况:卧床休息、轻体力劳动、中等体力劳动、重体力劳动。具体的界定方法如下:

轻体力劳动	以站着或少量走动为主的工作,如教师、售货员等;以坐着为主的工作,如办公室工作
中等体力劳动	学生的日常活动等
重体力劳动	体育运动,非机械化的装卸、伐木、采矿、砸石等劳动

糖尿病患者每日每千克体重需要的热量（单位：千卡）

体型	卧床	轻体力劳动	中等体力劳动	重体力劳动
消瘦	20～25	35	40	45～50
正常	15～20	30	35	40
超重或肥胖	15	20～25	30	35

计算方法：每日所需总热量 = 标准体重（千克）× 每日每千克标准体重需要的热量（千卡）

举例

如果是身高170厘米，实际体重80千克，轻体力劳动者，计算方式如下：

计算标准体重

170-105=65千克

判断体重水平

他的实际体重为80千克，超过标准体重的23%，属于肥胖

判断活动强度

属于轻体力劳动者

查找每日需要的能量水平

肥胖和轻体力劳动，根据上表得知，他每日每千克体重需要的能量是20～25千卡

计算每日需要的总能量

总能量 =（20～25）× 标准体重65千克
　　　=1300～1625千卡

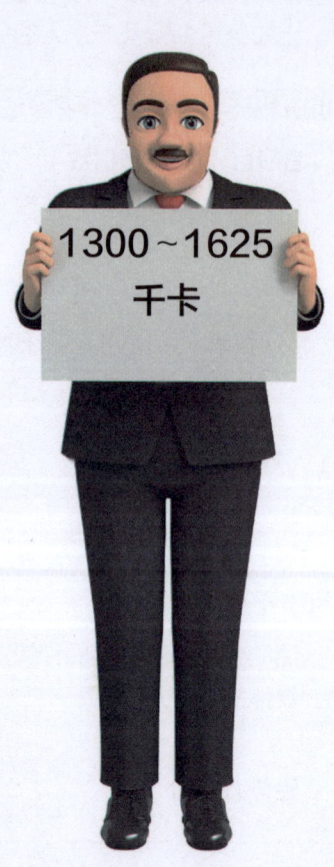

1300～1625千卡

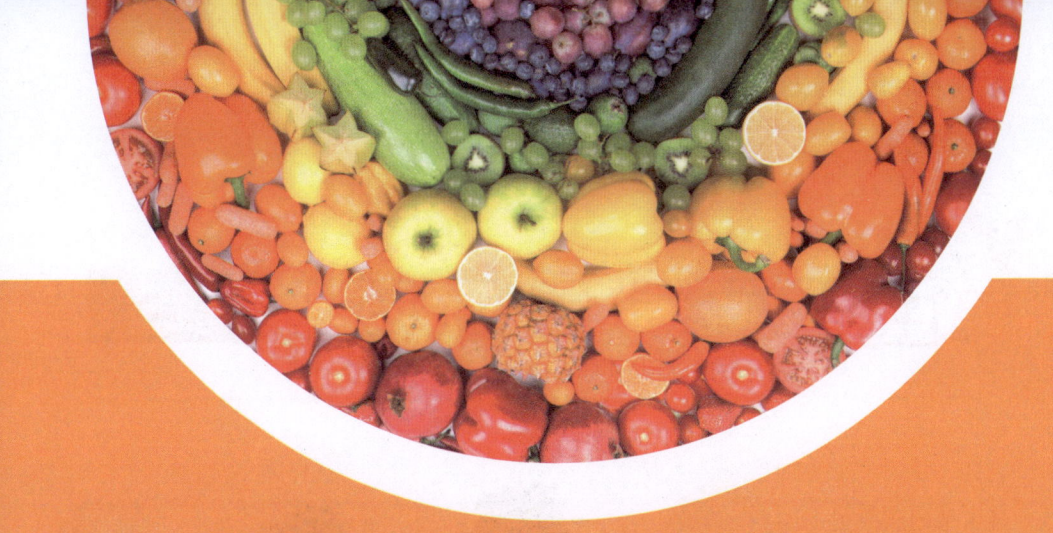

第三章
营养素宜忌

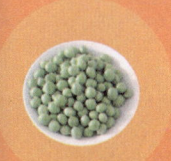
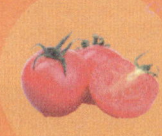
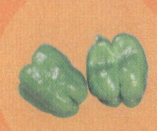
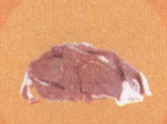
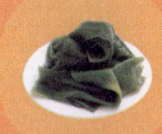

维生素 B₁ 预防微血管病变

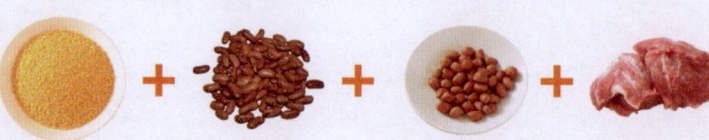

建议每日摄取量
1.4 毫克（男）
1.3 毫克（女）

80 克小米　　80 克芸豆　　75 克花生米　　80 克猪肉

降糖原理

维生素 B₁ 参与糖类与脂肪的代谢，帮助葡萄糖转变成能量，控制血糖升高，还可以维持糖尿病患者正常的糖代谢和神经传导功能，保护微血管健康，预防高血糖引起的肾脏细胞代谢紊乱、微血管病变（如肾病）的发生。

常见食物维生素 B₁ 含量

小麦	0.40 毫克
猪肉	0.22 毫克
兔肉	0.11 毫克
黄豆	0.41 毫克
花生米	0.72 毫克
芸豆	0.37 毫克
蚕豆	0.37 毫克
小米	0.33 毫克
玉米	0.16 毫克
黑芝麻	0.66 毫克

每 100 克可食部含量

这样摄入更有效

1. 维生素 B₁ 同其他 B 族维生素一起摄入，能促进人体的吸收。因此，食用富含维生素 B₁ 的食物的同时，还应搭配一些富含其他 B 族维生素的食物，如维生素 B₂、维生素 B₆ 等。

2. 对于饭后需要服用胃酸抑制剂的患者，由于药物会造成维生素 B₁ 的流失，因此需要酌情增加维生素 B₁ 的量，以免机体出现维生素 B₁ 缺乏。

烹调小米要减少淘洗次数

小米中富含维生素 B₁，但维生素 B₁ 是水溶性维生素，遇水容易流失，所以淘洗小米的次数不宜过多，不要猛搓，以减少营养流失。

维生素 C 增强胰岛素功能

建议每日摄取量 **100 毫克**

 + 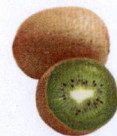 + 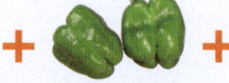 +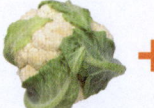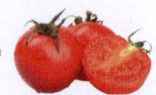

50 克猕猴桃　　50 克青椒　　50 克菜花　　70 克番茄

降糖原理

维生素 C 可促进胰岛素分泌，提高组织对胰岛素的敏感性，增强胰岛素的作用，调节糖代谢，稳定血糖。维生素 C 还有抑制醛糖还原酶的作用，可以延缓或改善糖尿病心脑血管病变及周围神经病变等。

常见食物维生素 C 含量

番石榴	68 毫克
青椒	62 毫克
猕猴桃	62 毫克
苦瓜	56 毫克
木瓜	43 毫克
西蓝花	51 毫克
菜花	61 毫克
芦笋	45 毫克
桂圆	43 毫克
油菜	36 毫克

每 100 克可食部含量

这样摄入更有效

1. 糖尿病患者在摄取富含维生素 C 的食物的同时，可以搭配富含 B 族维生素的食物，如谷类、坚果类、鸡蛋等，可以提高机体的免疫力，有助于预防疾病的发生。

2. 糖尿病患者在食用番茄、青椒等富含维生素 C 的食物时，可以搭配富含维生素 E 的食物一同吃，如鸡蛋，能相互促进吸收。

蔬菜和水果不要长时间保存

蔬菜、水果长时间曝露在空气中，甚至被日光照射，会造成维生素 C 的损失。建议大家食用新鲜蔬菜和水果，即便放冰箱冷藏也不宜保存时间太久，最好随吃随买。

维生素 E 保护胰岛 β 细胞

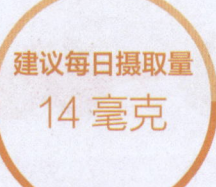
建议每日摄取量
14 毫克

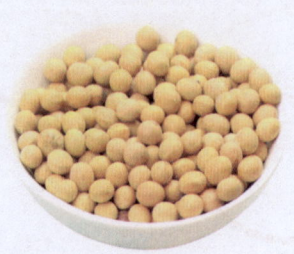
黄豆 74 克

降糖原理

维生素 E 是一种天然的脂溶性抗氧化剂，能清除自由基，保护胰岛 β 细胞免受自由基的侵害，同时改善机体对胰岛素的敏感性。维生素 E 可通过促使前列腺素合成、抑制血栓素生成等，改善机体血液的高凝状态，从而减轻动脉硬化及微血管病变。

这样摄入更有效

维生素 E 只存在于植物性食物中，比如绿色蔬菜、豆类、谷类，以及花生、葵花子等坚果中。植物油中也含有丰富的维生素 E，比如玉米油、花生油等。维生素 E 在高温环境会遭到破坏，因此在烹调富含维生素 E 的食物时尽量大火快炒，最好不要用油炸的方式。

常见食物维生素 E 含量

香油	68.53 毫克
黑芝麻	50.4 毫克
花生油	42.1 毫克
榛子仁	36.4 毫克
松子仁	32.8 毫克
黄豆	18.9 毫克
桑葚	12.78 毫克
干木耳	11.3 毫克
口蘑	8.57 毫克
玉米（白）	8.2 毫克

每 100 克可食部含量

算一算

一般吃饭的勺子，2 勺花生油大约 25 克，约含有 10 毫克的维生素 E。

3~4 个鲜核桃含维生素 E 约为 40 毫克。

一把黑芝麻约 30 克，含维生素 E 约为 25.2 毫克。

一小盘花生米约 80 克，含维生素 E 约为 14.5 毫克。

一个鸭蛋黄约 30 克，含维生素 E 约为 3.8 毫克。

钙 促进胰岛素的正常分泌

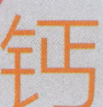

建议每日摄取量
800 毫克

300 克牛奶
+
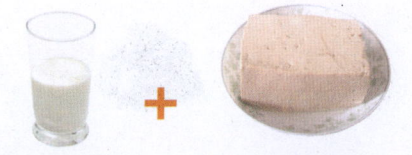
90 克豆腐
+
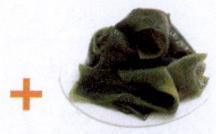
90 克海带

降糖原理

钙能够传达"分泌胰岛素"的信息——血糖升高时,钙将"身体需要胰岛素调节"的信息传给胰岛,促使胰岛素分泌,来平衡血糖,防止血糖过高。人体缺乏钙会导致胰岛素分泌异常,从而引起血糖升高。

常见食物钙含量

芝麻酱	1170 毫克
虾皮	991 毫克
黑芝麻	780 毫克
金针菇	301 毫克
黄豆	191 毫克
豆腐	164 毫克
鹌鹑蛋	157 毫克
泡发海带	141 毫克
牛奶	104 毫克
核桃	56 毫克

每 100 克可食部含量

这样摄入更有效

1. 最好每天喝奶,奶中的钙含量虽然不是最高的,但却是吸收最好的。也可以多吃一些奶制品,比如酸奶、奶粉、奶酪等。

2. 维生素 D 和钙是很好的搭配,糖尿病患者在选择钙质丰富的食物时,还要注意补充维生素 D,最简单的办法就是晒太阳,可以促进钙质吸收。

骨头汤补钙效果并不好

单纯靠喝骨头汤绝对达不到补钙的目的。经检测证明:骨头汤里的钙含量极低,更缺少具有促进钙吸收的维生素 D。如果非要用骨头汤补钙那就加点醋,多多少少会溶出那么一点,不值得推荐。

镁 提高胰岛素敏感性

建议每日摄取量 330 毫克

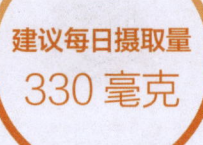 + 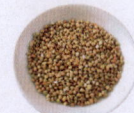 + 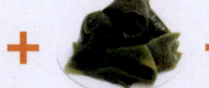 + 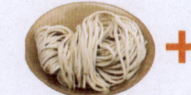 +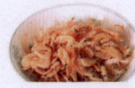

130 克荞麦　　100 克海带　　100 克豆腐丝　　30 克虾皮

降糖原理

镁是糖代谢过程不可或缺的元素，镁对促进胰岛素分泌起重要作用，可提高胰岛素敏感性，降低血糖。缺镁会造成机体对胰岛素的反应能力下降，容易导致血糖升高。

常见食物镁含量

黑豆	243 毫克
口蘑	167 毫克
黄豆	199 毫克
木耳	152 毫克
红小豆	138 毫克
香菇	147 毫克
豆腐丝	127 毫克
海带	129 毫克
虾皮	265 毫克
莲子	242 毫克

每100克可食部含量

这样摄入更有效

1. 糖尿病患者进食含镁丰富的食物时，可以搭配富含钙的食物，两者能够相互促进吸收，补充镁的同时，也能增加补钙的效果，防止钙质的缺乏。

2. 在实际饮食中，坚持吃粗粮、坚果、豆制品，并大量吃蔬菜，基本可以规避镁摄入不足的风险。而且应该将绿叶菜作为补充的主力，绿叶菜中不仅镁含量高，钙、钾、β-胡萝卜素、叶绿素、叶酸、维生素C、膳食纤维等含量都较丰富，对健康有全面的好处。

特别需要补镁的人群

酗酒者
有经前综合征的女性
容易紧张者
从事剧烈运动者
服用利尿剂者
服避孕药者

锌　促进胰岛素原的转化

建议每日摄取量
12.5 毫克（男）
7.5 毫克（女）

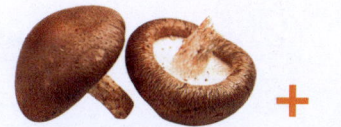
120 克香菇

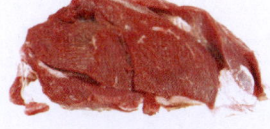
50 克牛肉

降糖原理

锌是胰岛制造胰岛素的必要元素，促进胰岛素原的转化，使得血清中的胰岛素水平提升，加强机体对葡萄糖的利用，从而起到稳定血糖的作用。人体缺锌会使胰岛素分泌失常，甚至合成都受到影响，进而引发糖尿病。

这样摄入更有效

蛋白质、维生素 D、钙等营养素，能促进机体对锌的吸收，补锌的时候不妨合理选择一些富含这些营养素的食物，既能帮助稳定血糖，还有利于营养吸收。

常见食物锌含量

干豇豆	5.74 毫克
口蘑	9.04 毫克
黑豆	4.18 毫克
香菇	8.57 毫克
腐竹	3.69 毫克
蘑菇	6.29 毫克
蚕豆	3.42 毫克
银耳	3.03 毫克
葵花子	5.91 毫克
扇贝	11.69 毫克

每 100 克可食部含量

如何补锌

对于大多数人来说，通过饮食补锌即可，经常吃些牡蛎、动物肝脏、牛瘦肉、蛋、鱼及粗粮等含锌丰富的食物，以及核桃、瓜子等含锌较多的坚果类零食，都能起到较好的补锌作用。一般来说，动物性食物中锌的吸收率较高，植物性食物中由于植酸、鞣酸和膳食纤维等因素的影响，锌的吸收率较低。

硒 微量元素中的胰岛素

建议每日摄取量
60 微克

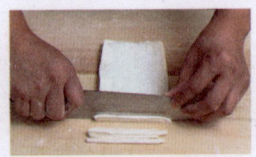
350 克手切面

或

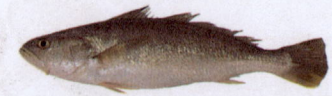
100 克大黄花鱼

降糖原理

硒被称为"微量元素中的胰岛素",能够促进葡萄糖运转,防止胰岛 β 细胞被氧化破坏,有修复受损胰岛 β 细胞的功能,从而促进糖的分解代谢,起到降糖的作用。

常见食物硒含量

虾仁	75.4 微克
海参	63.93 微克
小黄鱼	55.2 微克
蛤蜊	54.31 微克
鳝鱼	34.56 微克
腰果	34.0 微克
杏仁	27.06 微克
带鱼	36.57 微克
泥鳅	35.3 微克

每 100 克可食部含量

这样摄入更有效

1. 维生素 E 和硒是一对好搭档,能够保护细胞膜和不饱和脂肪酸。因此,糖尿病患者在食用含硒丰富的食物时,可以适当补充些维生素 E,或者搭配食用维生素 E 含量丰富的食物。

2. 一般来说,动物性食物的含硒量普遍高于植物性食物,而且吸收率比较高,尤其是海产品、动物内脏是很好的补硒食物,但是糖尿病、高血脂、高血压患者不宜多吃动物内脏。另外是蛋类、肉类中含硒量居中。植物性食物中的含硒量通常很低。

膳食纤维

延缓食物消化吸收

建议每日摄取量 **25克**

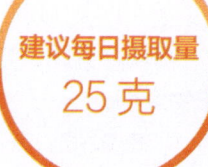 40克木耳 + 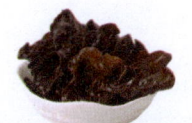 40克豌豆 + 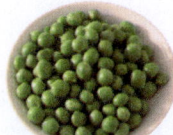 80克荞麦馒头

降糖原理

膳食纤维进入胃肠后，吸水膨胀呈胶状，能延缓食物中葡萄糖的吸收，降低胰岛素需求量，减轻胰岛 β 细胞的负担，增进胰岛素与受体的结合，起到降低餐后血糖的作用。膳食纤维还可提高胰岛素受体的敏感性，提高胰岛素的利用率。

常见食物膳食纤维含量

黄豆	15.5 克
黑芝麻	14.0 克
小麦	10.8 克
干豌豆	10.4 克
大麦	9.9 克
红小豆	7.7 克
荞麦	6.5 克
绿豆	6.4 克
玉米面	5.6 克
菠菜	4.5 克

每100克可食部含量

这样摄入更有效

1. 多吃豆子，红小豆、绿豆、黄豆、黑豆都是不错的选择，最好采用整粒豆子烹调的方式，比如做成红小豆粥、绿豆粥等，也可以打成豆浆喝，但是渣滓也要吃效果才好。

2. 膳食纤维在一定程度上阻碍了钙、铁、锌等元素的吸收，在补充膳食纤维的同时，还应适量多吃些富含钙、铁、锌的食物，能防止矿物质的缺乏。

哪些人应控制摄取膳食纤维

膳食纤维摄取过多容易引发腹胀、便秘、腹泻等，还会影响人体对钙等物质的摄入，尤其是老年人要特别注意，患有急慢性肠炎、肠道肿瘤、消化道出血以及肠道狭窄等疾病的人应控制膳食纤维的摄入。

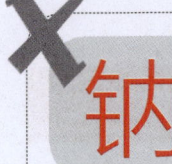

钠　增加血糖浓度

对糖尿病的危害

钠可以加速淀粉的消化，加速小肠对葡萄糖的吸收，使血糖浓度增高。钠摄入过多还容易导致血压升高，引发糖尿病并发高血压的危害。

如何减少钠的摄入

1. 控制盐分摄入，每人每天的食盐摄入量不宜超过6克。

2. 不吃或少吃高钠食物，如咸菜、泡菜、酸菜、咸鸭蛋、腐乳、香肠、方便面、挂面以及各种甜食点心。

3. 适当用醋调味，可减少用盐，口感又不会很淡。

4. 适当多吃新鲜的蔬菜、水果等含钾多的食物，可以促进钠的排泄。

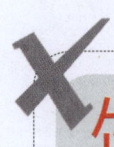

饱和脂肪酸　导致血脂升高

对糖尿病的危害

饱和脂肪酸可促进胆固醇的吸收，会导致血脂升高，使胰岛素的敏感性下降，促进糖异生，使血糖升高，进一步加重胰岛β细胞的损害。因此糖尿病患者要尽量少摄入饱和脂肪酸。

如何减少饱和脂肪酸的摄入

1. 肉类尽量以饱和脂肪酸含量少的禽类和鱼类为主，相比而言畜肉中的饱和脂肪酸含量比较高。

2. 烹调肉类时，最好去掉外皮以及皮下脂肪层。

3. 不吃肥肉。

4. 食用油以植物油为主，少吃饱和脂肪酸高的棕榈油、椰子油、猪油、牛油、黄油等。

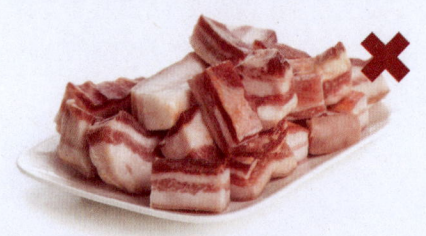

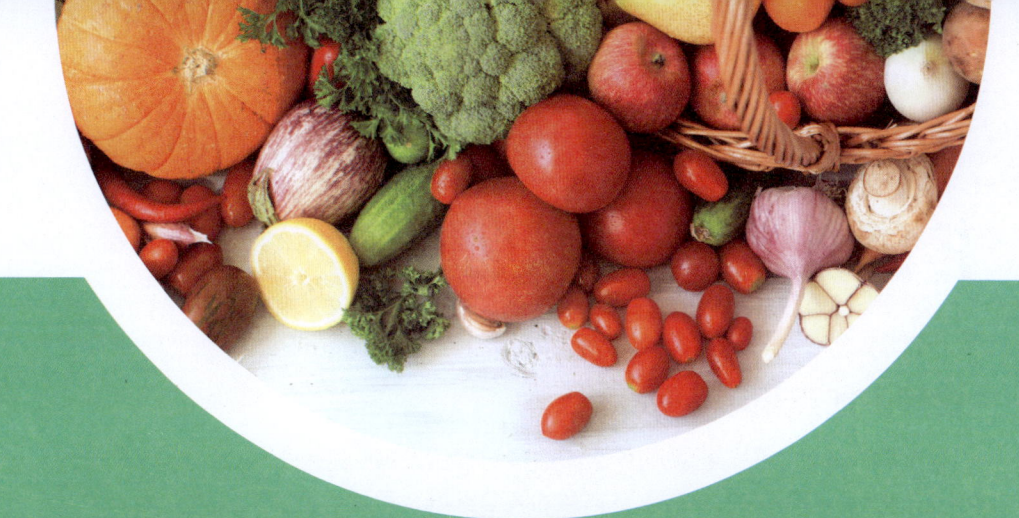

第四章
家常食材饮食宜忌

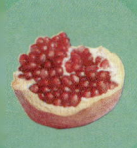
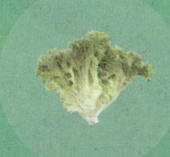
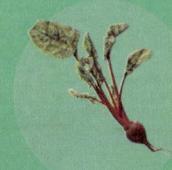
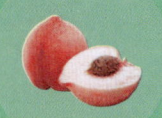
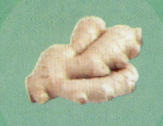

谷物类

主食应该怎么吃

主食里多加点粗粮

对糖尿病患者来说,糖类的种类和数量对餐后血糖的控制很关键,吃对主食其实就相当于控好一半血糖。粗粮含有丰富的膳食纤维,可延长糖类的分解时间,从而延迟糖分在小肠里的吸收,延缓餐后血糖升高,还可以补充 B 族维生素和矿物质。所以,主食除了精白米面,还应该加上全谷类,尽量吃得粗一点儿,可多吃如燕麦片、玉米、小米、糙米、荞麦面等。

豆类是制作混合主食的法宝

富含植物蛋白的红小豆、芸豆、绿豆、蚕豆和豌豆,血糖反应都特别低。把它们和大米混合烹调(如蒸米饭时加点红小豆或绿豆),做成红小豆饭、芸豆粥、八宝粥之类,也可以在磨豆浆时多加几种豆子,如红小豆、绿豆、黑豆等。只要豆子能占一半比例,餐后血糖反应就能大幅度降低。这么吃的另一个好处是,不仅能大幅度提高主食中的维生素、矿物质和膳食纤维,还能增加植物性蛋白质的摄入量。

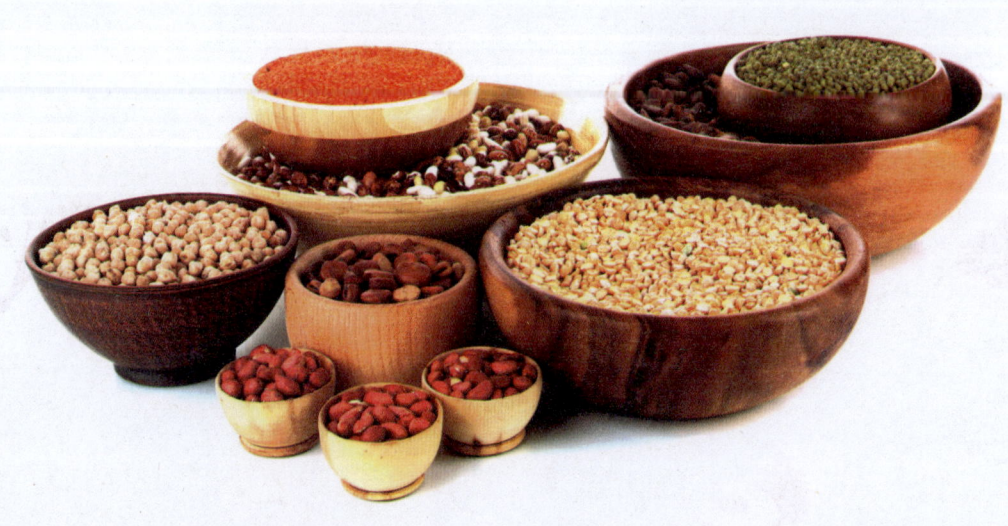

匀主食，巧加餐

糖尿病患者不宜暴饮暴食，每餐吃七八成饱，一般两餐之间就会有饥饿感，这样就需要进行加餐。但需要注意的是，加餐并非加量，而是应将三次正餐中的主食摄入比例相应减少作为加餐，这样既可以预防低血糖，又可以防止餐后高血糖，有利于平稳控制血糖。加餐一般适宜选择番茄、黄瓜等蔬果，或者牛奶、酸奶、豆制品，不要选择糖类食物，避免引起血糖波动。

主食干一点，血糖上升慢

研究证明，米粒的完整性越好，消化速度越慢，血糖上升越慢。一般米饭做熟后还能保持完整的颗粒，但是长时间熬制的粥米粒已经开花，血糖指数比米饭高得多，因此主食做得干，血糖更易稳定。

如何煮粥、喝粥对血糖影响小

与米饭、馒头相比，粥的糊化程度高，血糖指数比米饭高，但糖尿病患者并不是绝对不能喝粥，只要注意煮粥、喝粥的方法，就不会引起大的血糖波动。喝对了粥不仅可增加膳食纤维，也可使血糖降低。把握好以下几个原则即可：

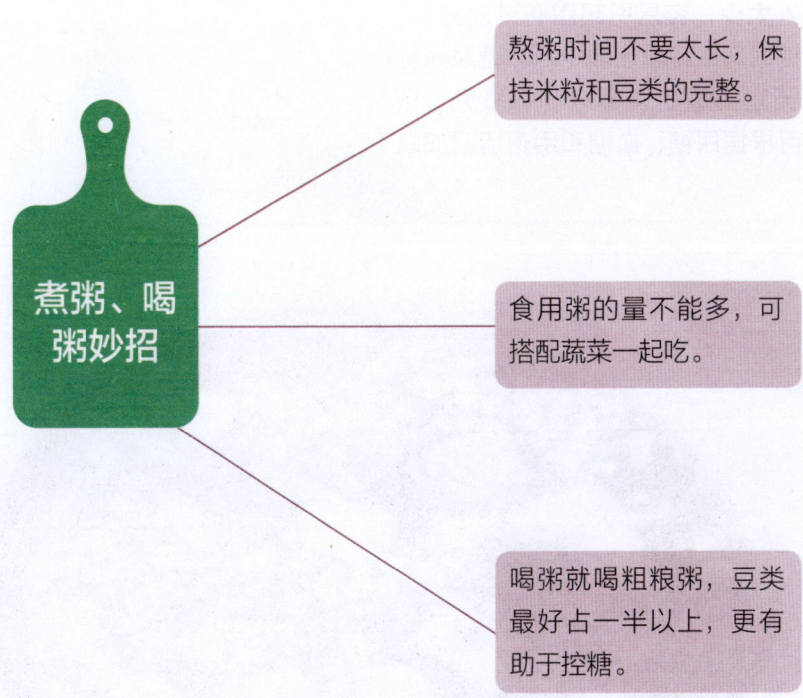

煮粥、喝粥妙招

- 熬粥时间不要太长，保持米粒和豆类的完整。
- 食用粥的量不能多，可搭配蔬菜一起吃。
- 喝粥就喝粗粮粥，豆类最好占一半以上，更有助于控糖。

主食晾凉再吃更有助控血糖

作为主食的面条、米饭、馒头、薯类等一直在我们餐桌上占据主要的位置，其含有的淀粉消化速度很快，能在餐后迅速升高血糖。要想有效控制血糖升高，可以将这些食物放至口感微温了食用。

这是因为，淀粉分为直链淀粉、支链淀粉和抗性淀粉三大类。其中，抗性淀粉在体内的消化速度最慢，其大多"穿肠而过"，带来的热量极少。而研究证明，冷却的方法正好可以促使食物产生更多的抗性淀粉，进而达到减慢消化的目的。

每天吃多少主食

主食中富含糖类，如果糖类摄入过多，就会使血糖升高而增加胰岛负担；糖类摄入太少，容易引起脂肪过度分解，导致糖尿病患者酮症酸中毒。糖尿病初期每天宜摄取主食200～300克，接下来可根据尿糖、血糖和用药情况加以调整，个别重体力劳动者每天主食量控制在400～500克，中等体力劳动者为300～400克，轻体力劳动者为250～300克，极轻体力劳动包括卧床休息者为200～250克。此外，糖尿病患者应注意控制蔗糖、蜂蜜、麦芽糖等纯糖制品的摄入量。

不同热量需要者每日主食摄入量

总热量（千卡）	主食量范围（克）（糖类供热比56%～60%）
1500	210～230
1600	230～250
1700	250～270
1800	270～290
1900	290～310
2000	310～330
2100	325～350

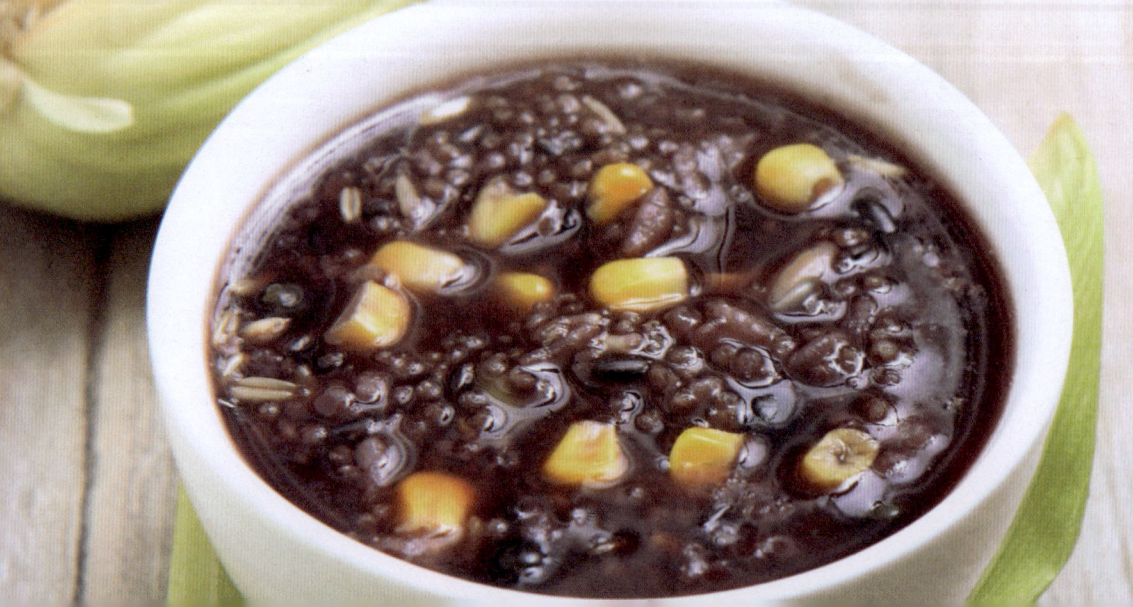

看图参考主食重量

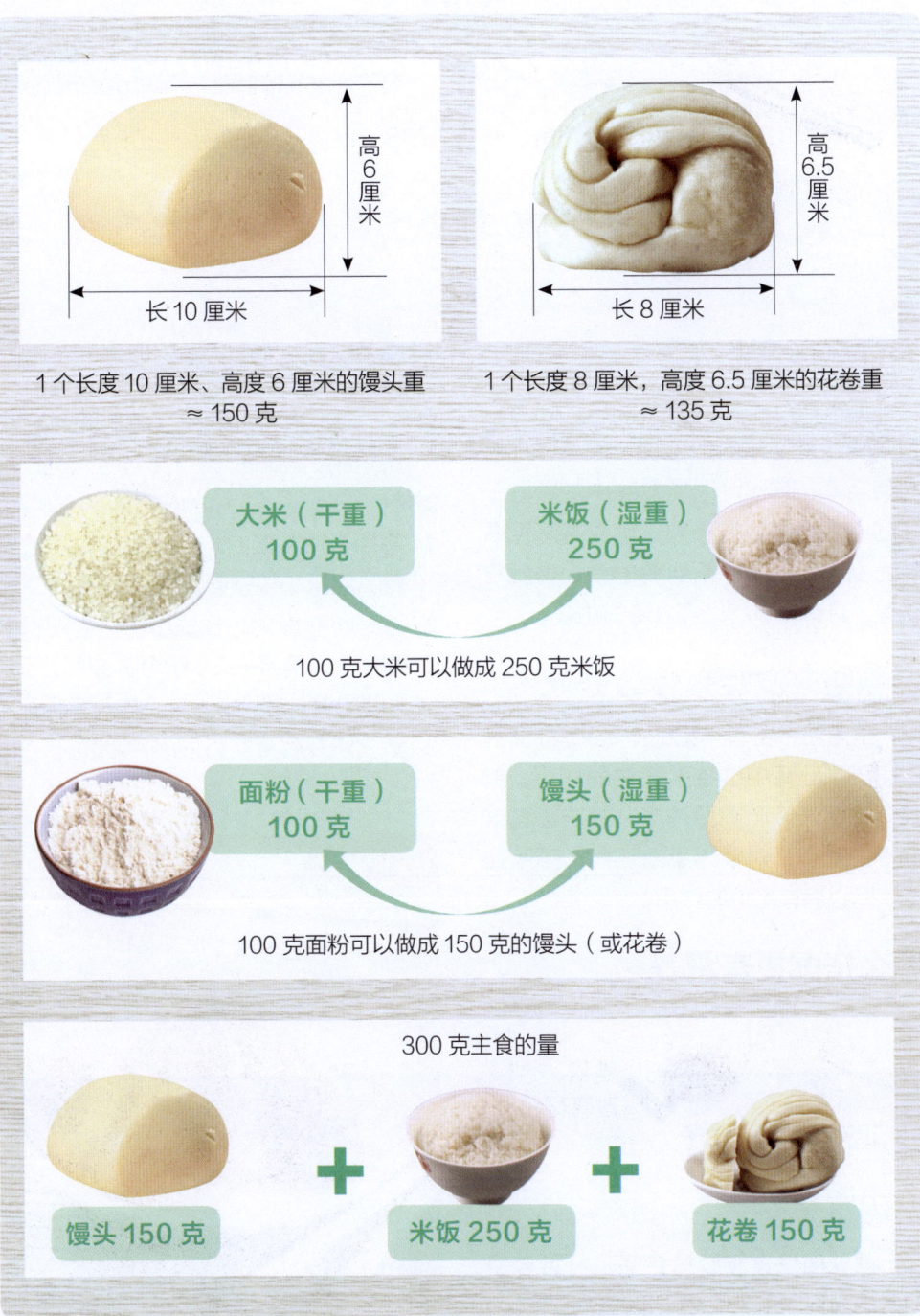

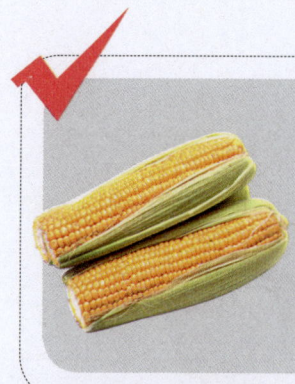

玉米 提高胰岛素的利用率

推荐用量 鲜玉米每天不应超过100克,玉米面每天70克为宜

关键营养素 膳食纤维、镁、谷胱甘肽、亚油酸

为什么适合吃

玉米含有较多的膳食纤维,它可以刺激胰岛素受体的敏感性,提高胰岛素的利用率,它还可以使食物中的糖分子在肠道内缓慢地被吸收,可显著降低餐后血糖。而玉米中所含有的镁、谷胱甘肽等,具有调节胰岛素分泌的功效。

对预防并发症有什么益处

玉米油中含有丰富的不饱和脂肪酸,它和玉米胚芽中维生素E协同作用,能有效降低血液胆固醇浓度,并防止其沉积于血管壁,对预防高血压病、高脂血症、冠心病有积极的作用。

怎么搭配更有营养

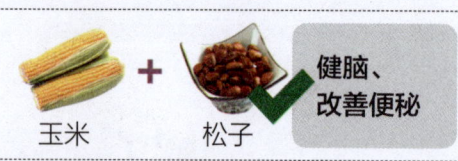

玉米 + 松子 健脑、改善便秘

食用宜忌

糖尿病患者应选择含膳食纤维较多的老玉米,尽量少吃甜玉米和糯玉米。

小窝头

材料 细玉米粉120克,黄豆面80克,泡打粉少许。

做法

1. 将所有原料混合均匀,边加温水边搅动,直至和成软硬适中的面团。
2. 取一小块面团,揉成小团,套在拇指指尖上,用另一只手配合着将面团顺着手指推开。轻轻取下来,放入蒸锅里。
3. 大火烧开后持续蒸10分钟即可。

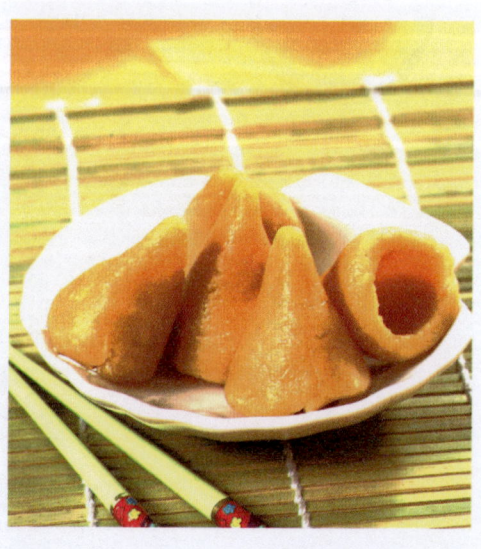

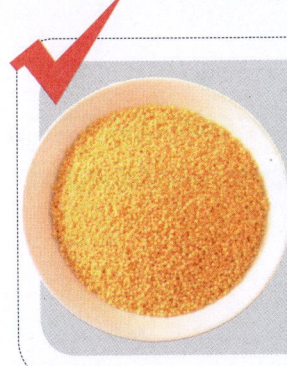

小米

预防肾细胞代谢紊乱

推荐用量 每日 50 克为宜

关键营养素 维生素 B_1、维生素 B_2、锌、硒、镁、膳食纤维

为什么适合吃

小米中的维生素 B_1 有维持正常糖代谢和神经传导的功能,维持微血管健康,避免并发微血管病变和肾病。此外,小米还具有清热解毒、健脾除湿的功效,适合糖尿病,尤其是肠胃不好的糖尿病患者经常食用。

对预防并发症有什么益处

小米有清热健脾、滋阴养血的作用,还具有防止血管硬化的功效,对糖尿病患者服用药物引起的肠道反应及并发动脉硬化有辅助治疗的作用。

怎么搭配更有营养

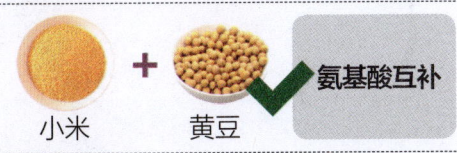

小米 + 黄豆 　氨基酸互补

食用宜忌

煮小米粥时不宜放碱,因为碱会破坏小米中的维生素 B_1、维生素 B_2 和维生素 C 等,造成营养的缺失。

二米饭

材料 大米 100 克,小米 30 克。

做法

1. 将大米、小米淘洗干净。
2. 在电饭锅中加入适量清水,放入大米和小米,按下煮饭键,跳键后不要马上开盖,再焖一小会儿更佳。

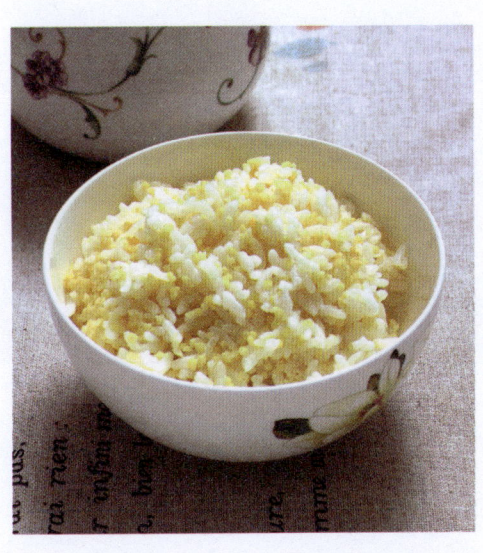

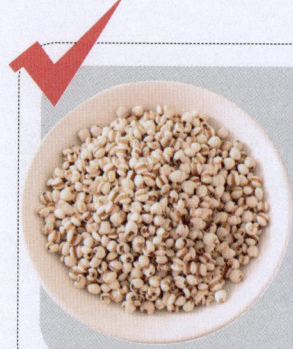

薏米

提高糖尿病患者的免疫力

推荐用量 每日 50 ~ 100 克为宜
关键营养素 多糖、薏米油、水溶性纤维

为什么适合吃

薏米多糖有显著的降糖作用，可抑制氧自由基对胰岛 β 细胞膜的损伤及肾上腺素引起的糖异生；此外，薏米还有利水渗湿、健脾开胃的作用，辅助治疗糖尿病人的水肿、呕吐等症状。

对预防并发症有什么益处

薏米含有丰富的水溶性纤维，可使肠道对脂肪的吸收率变差，进而降低血脂，还可预防高血压、脑卒中、心血管疾病。

怎么搭配更有营养

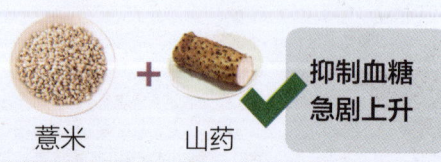

薏米 + 山药 ✓ 抑制血糖急剧上升

食用宜忌

淘洗薏米时宜用冷水轻轻淘洗，不要用力揉搓，以免造成水溶性维生素的流失。薏米与谷物类和肉类等食材搭配煮粥做汤均可。

薏米酸奶

材料 薏米 50 克，原味酸奶 200 克。
做法
1. 薏米淘洗干净后加水浸泡两个小时，然后放入锅中煮熟至软烂。
2. 将煮好的薏米捞出，晾凉。
3. 将薏米和酸奶全部放入搅拌机中，搅拌均匀即可。

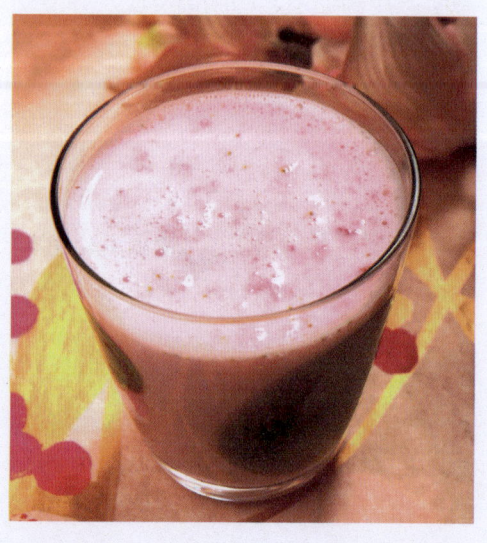

黑米 降低葡萄糖的吸收速度

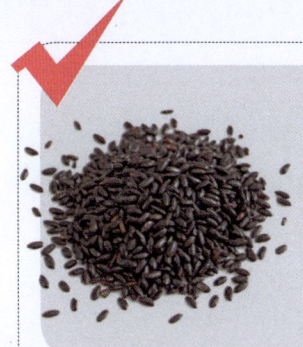

推荐用量 每日 50 克为宜
关键营养素 膳食纤维、黄酮类活性物质、硒

为什么适合吃

黑米富含的膳食纤维可降低葡萄糖的吸收速度，防止餐后血糖急剧上升，维持血糖平衡，有利于糖尿病患者的病情改善。

对预防并发症有什么益处

黑米色素中富含黄酮类活性物质，对预防动脉硬化有很大的作用。所含的硒能防止脂肪在血管壁上沉积，能够减少动脉硬化、冠心病、高血压等并发症的发病率。

怎么搭配更有营养

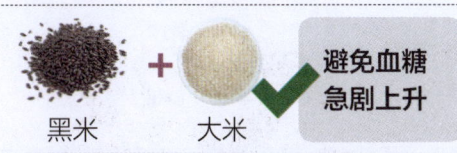

黑米 ＋ 大米 ✓ 避免血糖急剧上升

食用宜忌

黑米所含营养成分多聚集在黑色皮层，故不宜精加工，以食用糙米为宜。黑米适合用来熬粥，可与各种杂粮一起搭配。

黑米面馒头

材料 面粉 50 克，黑米粉 25 克。
调料 酵母适量。
做法

1. 酵母用 35℃ 左右的温水化开，将面粉、黑米粉一起倒入盆中揉成光滑的面团。
2. 将面团制成馒头生坯，饧发 30 分钟后放入沸腾的蒸锅内蒸 15 至 20 分钟即可。

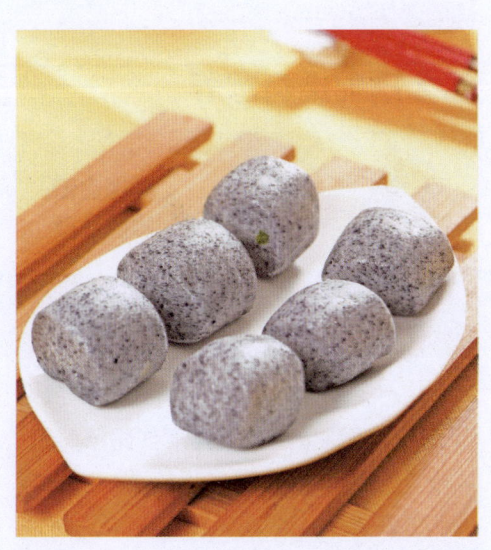

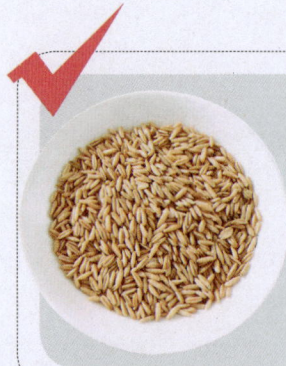

燕麦
使餐后血糖缓慢上升

推荐用量 每日 40 克为宜
关键营养素 膳食纤维、亚油酸、钙、锌

为什么适合吃

燕麦中含有的膳食纤维可延长食物在胃里停留的时间，推迟小肠对淀粉的消化吸收，使餐后血糖缓慢上升，胰岛素被合理利用，起到控制调节血糖和预防糖尿病的作用。

对预防并发症有什么益处

燕麦能大量吸收人体内的胆固醇并从体内排出，可以预防糖尿病合并高脂血症及冠心病的发生。此外燕麦还具有润肠通便的作用。

怎么搭配更有营养

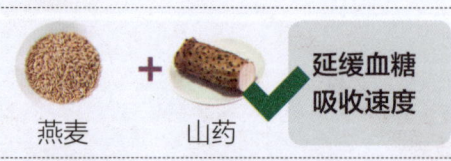

燕麦 + 山药　延缓血糖吸收速度

食用宜忌

虽然燕麦营养丰富，但一次不宜食用太多，否则会造成胃痉挛或腹部胀气。燕麦与各种杂粮搭配一起熬粥，适宜糖尿病患者食用。

燕麦面条

材料 燕麦面 100 克，黄瓜 100 克。
调料 盐、鸡精、香菜末、蒜末各适量，香油 4 克。

做法
1. 燕麦面和成光滑面团，饧 20 分钟后，做成手擀面。
2. 将手擀面煮熟捞出过凉，黄瓜切丝。
3. 将黄瓜丝放在煮好的面上加入盐、鸡精、香菜末、蒜末、香油等调料即可食用。

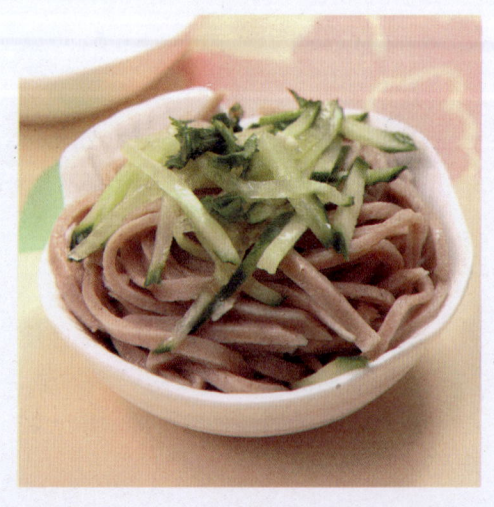

第四章　家常食材饮食宜忌 | 61

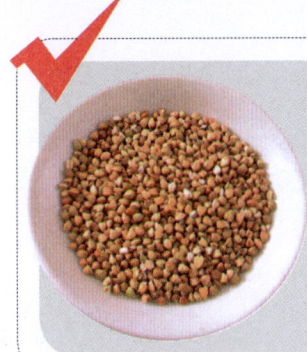

荞麦

改善葡萄糖耐量

推荐用量　每日60克为宜
关键营养素　铬、膳食纤维、芸香苷

为什么适合吃

荞麦中的铬能增强胰岛素的活性，加速糖代谢。荞麦富含膳食纤维，可改善葡萄糖耐量，延缓餐后血糖上升的幅度，对糖尿病患者十分有利。

对预防并发症有什么益处

荞麦中含有大量的黄酮类化合物，尤其富含芸香苷，这些物质有调节血脂、扩张冠状动脉并增加其血流量等作用，对防治高血压、冠心病、动脉硬化及血脂异常等症很有好处。

怎么搭配更有营养

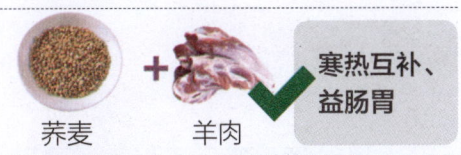

荞麦 + 羊肉　寒热互补、益肠胃

食用宜忌

一次不可食用太多，否则易造成消化不良；经常腹泻者不能食用。荞麦适合煮粥，亦可与面粉搭配做出各种面点。

荞麦面煎饼

材料　荞麦面150克，鸡蛋1个，绿豆芽100克，肉丝50克。
调料　植物油8克，盐、苏打各适量。
做法

1. 荞麦面中加入鸡蛋液、少许苏打，先和成硬面团，再分次加水，搅拌成糊状。
2. 将平底锅倒油烧热，倒入适量面糊，使面糊均匀地铺满锅底，待熟后即可出锅。
3. 将肉丝和绿豆芽加调味料炒熟，卷入煎饼即可。

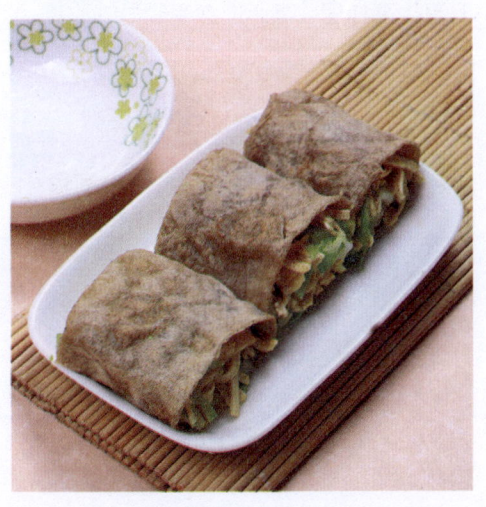

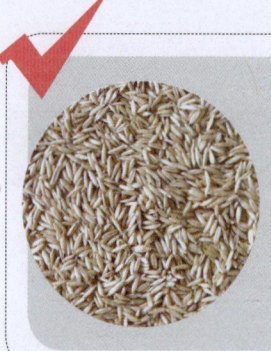

莜麦　提高胰岛素原的转化率

推荐用量　每日60克为宜
关键营养素　锌、镁、亚油酸、维生素、矿物质

为什么适合吃

莜麦中含有的锌提高胰岛素原的转化率，升高血清中胰岛素水平，从而使肌肉和脂肪细胞对葡萄糖的利用也大大增强。其所含的镁可增强胰岛素的敏感性，降低血糖。

对预防并发症有什么益处

莜麦的脂肪中含有较多的亚油酸，可降低血脂，对动脉粥样硬化、冠心病、高血压均有疗效，莜麦富含的多种维生素和矿物质对糖尿病引发的疲劳易困、尿糖升高、高血压、高脂血症有明显的改善。

怎么搭配更有营养

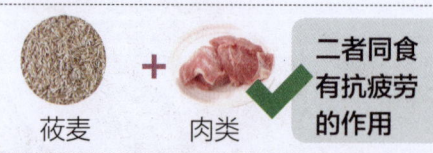

莜麦 + 肉类　二者同食有抗疲劳的作用

食用宜忌

莜麦面有两种吃法——热吃和凉吃，食用时可用蔬菜及辣汤冷调、凉拌，也可用热羊肉汤、熟土豆拌吃。

肉丝莜麦面

材料　莜麦面条200克，胡萝卜丁150克，猪肉丝150克。
调料　植物油8克，葱末、盐各适量。
做法

1. 锅内倒油，烧热，放入葱末，依次倒入肉丝、胡萝卜丁翻炒片刻，倒入清水，将莜麦面条均匀地撒在汤汁上，盖上锅盖焖20分钟左右。
2. 待锅内汁尽面熟时，食材翻炒均匀，加盐调味，即可出锅。

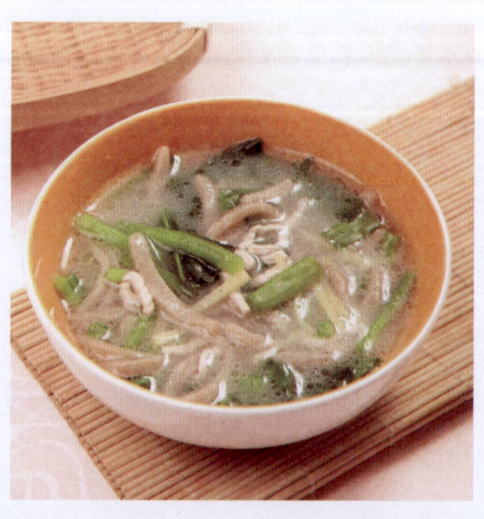

第四章 家常食材饮食宜忌 | 63

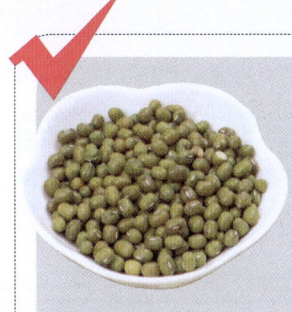

绿豆
降低餐后血糖

推荐用量 每天 40 克为宜
关键营养素 低聚糖、胰蛋白酶抑制剂

为什么适合吃

绿豆含有低聚糖成分，对糖尿病患者的空腹血糖、餐后血糖的降低都有一定的作用，对于肥胖者和糖尿病患者有辅助治疗的作用。

对预防并发症有什么益处

绿豆含丰富胰蛋白酶抑制剂，可以保护肝脏，减少蛋白分解，保护肾脏，预防糖尿病并发肾功能不全。绿豆还能抑制脂肪的吸收，可用于防治糖尿病并发脂肪肝。

怎么搭配更有营养

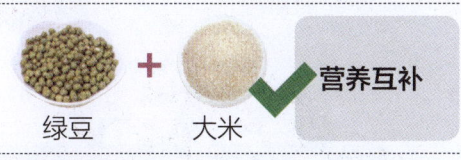

绿豆 + 大米 ✓ 营养互补

食用宜忌

煮绿豆忌用铁锅，因为豆皮中含的单宁质遇铁发生化学反应生成黑色的单宁铁，并使绿豆汤汁变黑，影响味道及人体的消化吸收。

玉米绿豆饭

材料 绿豆、玉米糙、大米各 30 克。
做法
1. 绿豆、玉米糙、大米分别淘洗干净；大米浸泡 20 分钟，玉米糙浸泡 4 小时，绿豆浸泡一晚，用蒸锅蒸熟，待用。
2. 用电饭锅做米饭，可先将浸泡好的玉米糙、绿豆入锅煮开约 15 分钟后加入大米做成饭，如用高压锅可一同下锅，做成米饭即可。

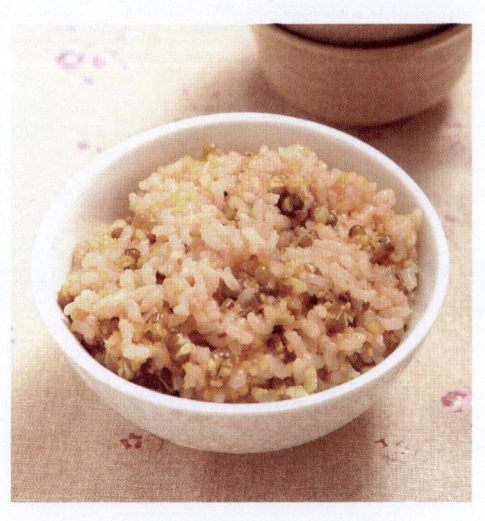

黄豆

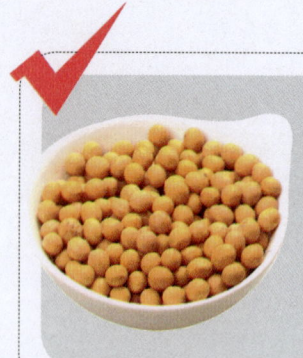

改善胰岛素敏感性

推荐用量 每日约 40 克
关键营养素 可溶性纤维、胚轴甲醇提取物、异黄酮、氨基酸、维生素

为什么适合吃

黄豆富含的大豆纤维中的可溶性纤维，可延缓葡萄糖的吸收，改善胰岛素释放与周围胰岛素敏感性，而使葡萄糖代谢加强。此外，大豆胚轴甲醇提取物具有改善糖耐量和升高高密度脂蛋白胆固醇的作用。

对预防并发症有什么益处

黄豆中的植物固醇有降低血液胆固醇的作用。在降低"坏胆固醇（LDL）"的同时，不影响血液中的"好胆固醇（HDL）"，有很好的降脂效果。黄豆还含有丰富的钾元素，可以促使体内过多的钠盐排出，有辅助降压的效果。

怎么搭配更有营养

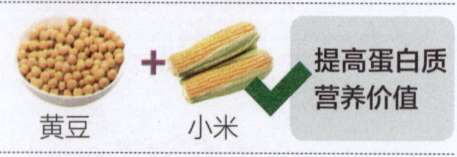

黄豆 + 小米 ✓ 提高蛋白质营养价值

食用宜忌

黄豆适合采用煮、炒、炖等烹饪方法，豆浆、豆腐、豆皮等豆制品也有很好的保健功效。

香椿芽拌黄豆

材料 香椿芽 100 克，干黄豆 50 克。
调料 盐、香油各 3 克，鸡精少许。
做法

1. 干黄豆洗净浸泡 8 小时，煮熟捞出晾凉；香椿芽择洗干净，放入沸水中焯烫一下，捞出晾凉切末；将黄豆和香椿芽放入盘中。

2. 取小碗，加盐、鸡精、香油搅拌均匀，制成调味汁，淋在黄豆和香椿芽上拌匀即可。

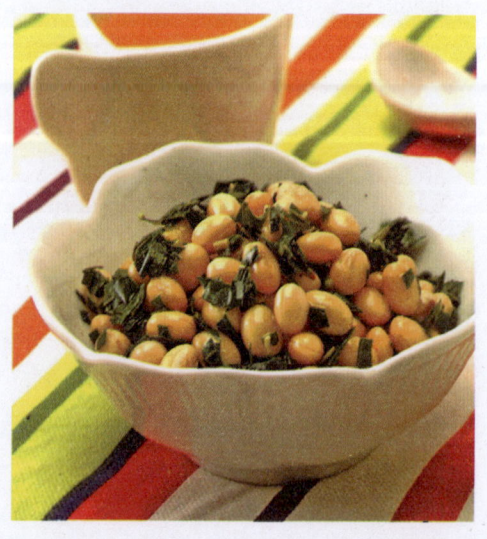

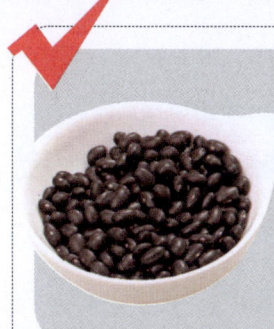

黑豆　改善糖耐量异常

推荐用量　每日 30 克为宜
关键营养素　铬、钾、植物固醇

为什么适合吃

黑豆含有丰富的铬，铬能帮助糖尿病患者提高对胰岛素的敏感性，有助于糖尿病的治疗。黑豆的生糖指数很低，适合糖尿病人、糖耐量异常者和血糖控制不理想的人食用。

对预防并发症有什么益处

黑豆中含有丰富的钾元素，钾可以排除人体多余的钠，从而有效预防和降低高血压。黑豆基本不含胆固醇，只含植物固醇，而植物固醇不被人体吸收利用，又有抑制人体吸收胆固醇及降低胆固醇在血液中含量的作用。

怎么搭配更有营养

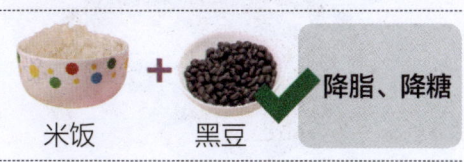

米饭 + 黑豆 ✓ 降脂、降糖

食用宜忌

黑豆不适宜生吃，尤其是肠胃不好的人，会出现胀气。

黑豆浆

材料　干黑豆 20 克。
做法
1. 干黑豆淘洗干净，用清水浸泡 6～12 小时。
2. 将黑豆放入豆浆机中，加入适量的水，按下制作豆浆的键。
3. 取碗，倒入煮熟的黑豆浆凉至温热饮用即可。

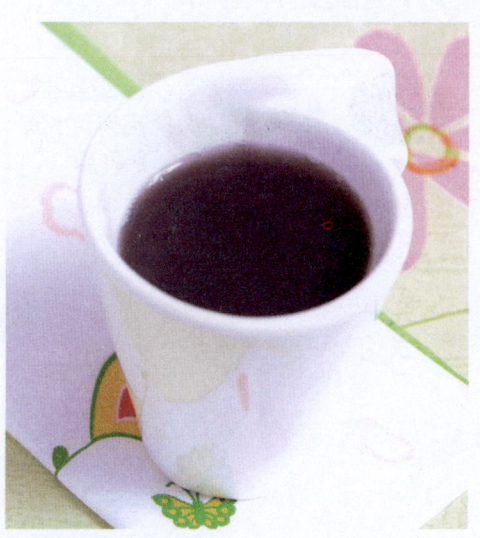

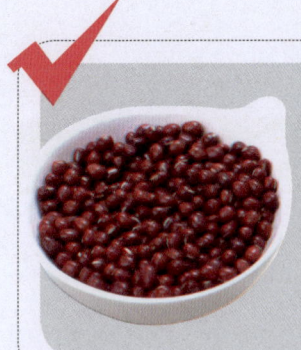

红小豆

维持餐后血糖稳定

推荐用量　每日30克为宜
关键营养素　膳食纤维、钾、皂苷

为什么适合吃

红小豆含有丰富的膳食纤维，不仅能够帮助胃肠蠕动，促进胃排空，还有助于减少胰岛素的用量，并控制餐后血糖上升的速度。

对预防并发症有什么益处

红小豆富含的皂苷，具有利尿消肿的作用，适合糖尿病并发肾病、心脏病性水肿患者食用。

怎么搭配更有营养

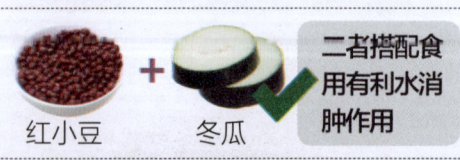

红小豆 + 冬瓜　二者搭配食用有利水消肿作用

食用宜忌

红小豆一般用于煮饭、煮粥等，尿频、尿多的人不宜多食红小豆。

莲藕紫菜红小豆汤

材料　莲藕150克，红小豆30克，紫菜（干）20克。

做法

1. 莲藕去皮用清水洗净，切成薄块备用；紫菜浸洗去净泥沙；红小豆洗净浸泡4小时。
2. 将材料放入砂锅内，加入适量清水大火煮开，小火炖煮2小时即可。

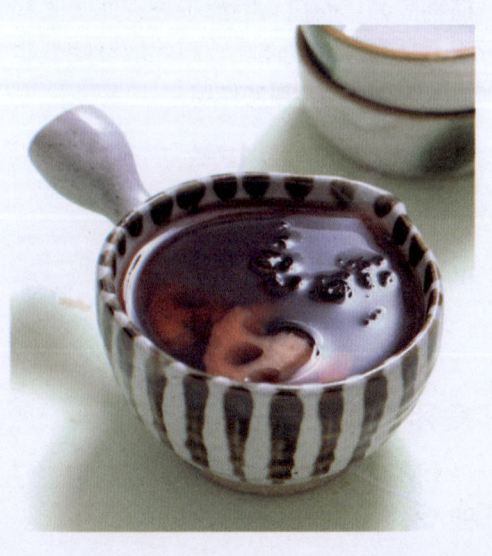

糯米 —— 生糖指数高

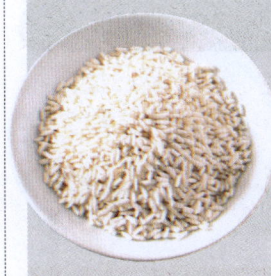

糯米升糖指数高，会快速升高餐后血糖，不利于糖尿病的控制。

糯米极柔黏，难以消化，肠胃不好的糖尿病患者应少吃或不吃。

糯米香糯黏滑，常被用来添加各种馅料制成风味小吃，如粽子、汤圆、糯米糕、糯米藕等，这些甜点味道香甜，软糯可口。但是这些甜点中糖类和钠的含量都很高，而且其馅料含糖量极高，对于有糖尿病、体重过重或其他慢性病，如肾脏病、高脂血症的人都不宜食用（即使无糖的糯米制品也不宜食用）。

油炸主食 —— 升高血糖

油炸主食，比如油条、油饼等，脂肪含量较高，不仅容易使血糖迅速升高，还容易使血脂升高。另外，以代替主食的薯类，比如炸薯条、薯饼、薯格等，经过油炸后热量急剧升高，糖尿病患者也不宜食用，否则会使餐后血糖急剧升高，不利于血糖的控制。

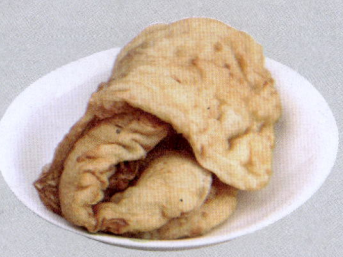
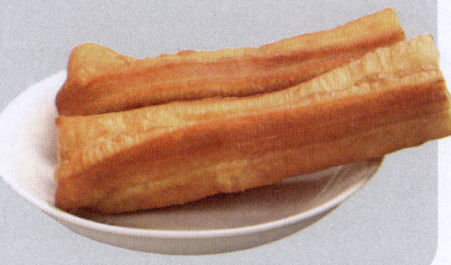

蔬菜应该怎么吃

每天摄入蔬菜 500 克，防肥胖、稳血糖

蔬菜热量低，是维生素、矿物质的主要来源，还富含膳食纤维和植物性化学物，饱腹感强，能帮助控制体重、润肠通便、软化血管、清除多余胆固醇，可避免血糖升高。糖尿病患者每天要吃够 500 克蔬菜。

多种颜色的蔬菜换着吃

不同种类的蔬菜所含的营养有所不同，只有各种颜色都吃到才能获取丰富而全面的营养。所以，每天要调换蔬菜的品种，尽可能在一周内多吃些不同种类的蔬菜，保证深绿色、红色、紫色、白色等都有，叶菜类、茄果类、根茎类、鲜豆类、瓜类等各类都有。

深绿色蔬菜占一半，控糖更有力

蔬菜是糖尿病患者饮食中的重要组成部分，不仅有助于控糖，还能帮助降低多种癌症和心脑血管疾病的发生危险。其中，尤以深绿色蔬菜的控糖效果更好，因此，糖尿病患者的深绿色蔬菜食用量应占总蔬菜量的一半。也就是说，桌上如果有两样蔬菜，最好有一样是深绿色蔬菜，每日摄取 200 克以上的深绿色叶菜，可延缓餐后血糖的上升。

深绿色蔬菜

菠菜、油菜、空心菜、卷心菜、芥菜、芥蓝、西蓝花、韭菜、茼蒿等

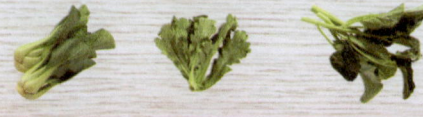

红色蔬菜

番茄、红彩椒等。

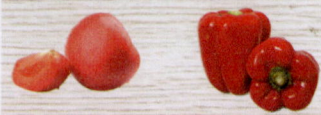

黄色蔬菜

黄彩椒、胡萝卜、南瓜等。

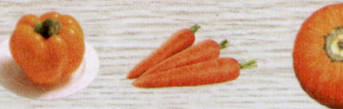

紫色蔬菜

茄子、紫洋葱、红苋菜、紫甘蓝等。

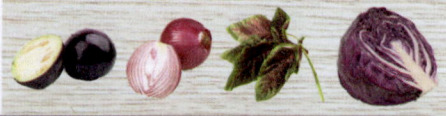

白色蔬菜

白萝卜、洋葱、莲藕、山药等。

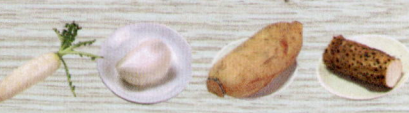

大部分蔬菜可生吃可熟吃

蔬菜中有一些品种是可以直接生吃的，比如番茄、黄瓜、生菜、紫甘蓝等，都是凉拌菜、蔬菜沙拉中经常用到的。

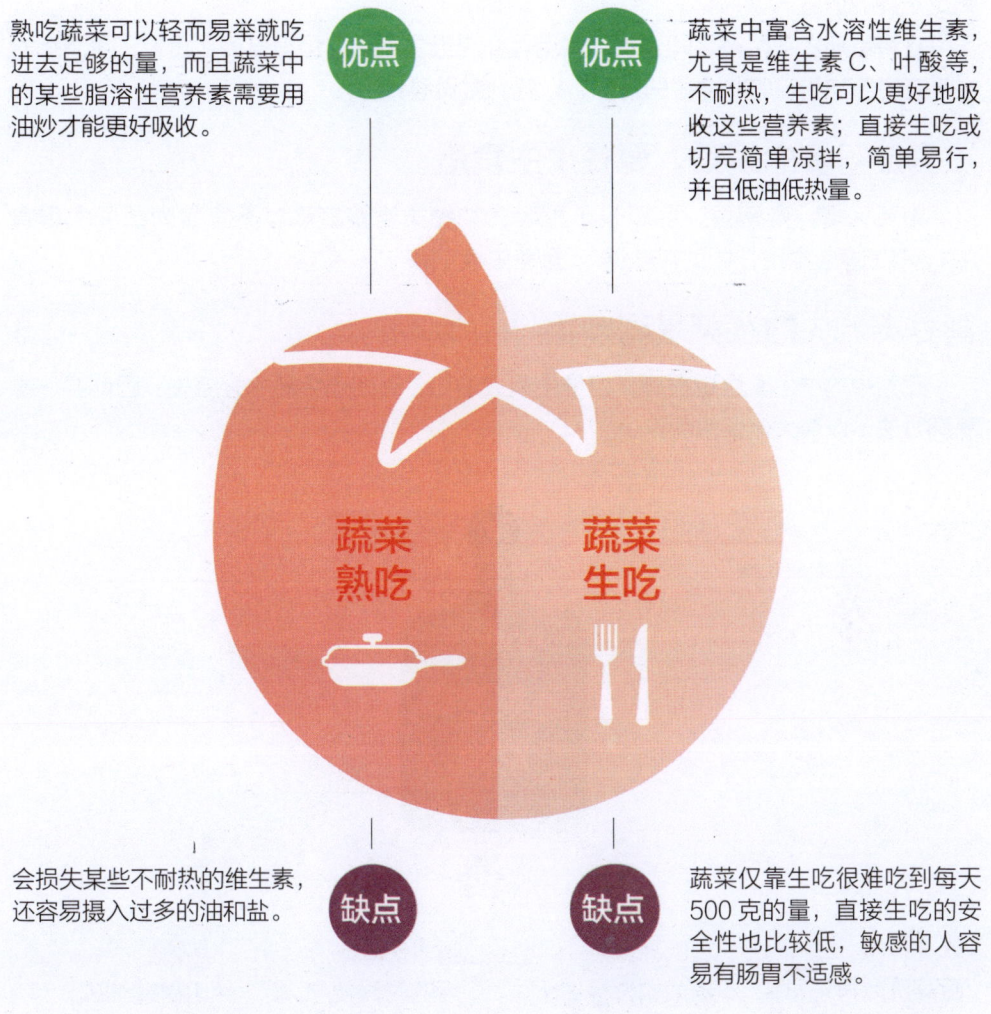

优点：熟吃蔬菜可以轻而易举就吃进去足够的量，而且蔬菜中的某些脂溶性营养素需要用油炒才能更好吸收。

优点：蔬菜中富含水溶性维生素，尤其是维生素C、叶酸等，不耐热，生吃可以更好地吸收这些营养素；直接生吃或切完简单凉拌，简单易行，并且低油低热量。

缺点：会损失某些不耐热的维生素，还容易摄入过多的油和盐。

缺点：蔬菜仅靠生吃很难吃到每天500克的量，直接生吃的安全性也比较低，敏感的人容易有肠胃不适感。

其实生吃和熟吃各有优点，最好的办法是二者互相结合，让蔬菜的营养优势得以充分发挥。一天之中以熟吃为主，搭配凉拌蔬菜。烹调蔬菜时，控制油、盐的用量，减少热量的摄入。

低热量蔬菜可当加餐

低热量、水分多的蔬菜，如黄瓜、番茄等含糖量低，糖尿病患者可以当加餐。

糖尿病患者减少了饭量，两餐之间感到饥饿时，吃一根或半根黄瓜，相当于加餐一次。黄瓜含糖量不到5%，且富含膳食纤维，能增加饱腹感。

餐前食用凉拌黄瓜或番茄，不仅可以延缓餐后血糖的上升，还可以增加饱腹感，减少正餐的饭量。

宜将番茄放在两餐之间当水果食用，补充维生素C。但有胃痛、胃炎、胃溃疡的人不宜空腹吃番茄等味道酸的食物，以免刺激胃酸分泌。

进食淀粉多的蔬菜，要减少主食量

山药、藕、鲜豌豆、毛豆、土豆等食物糖类含量较高，不宜作为蔬菜大量食用，可以适当食用，同时减少米、面等主食的量。

营养不流失的蔬菜烹调妙招

蔬菜中的维生素含量很高，但维生素最怕热，有的还会随水分流失，因此要注意烹调方法，以最大化保留营养。

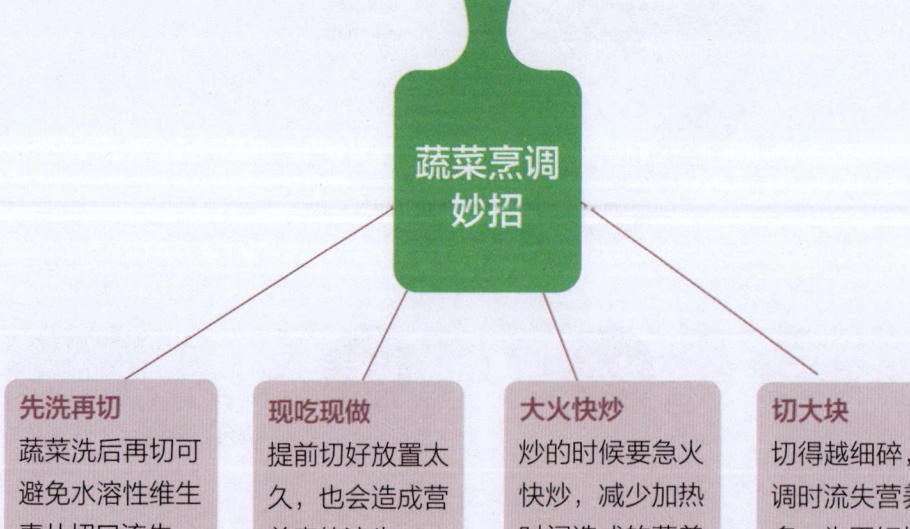

先洗再切
蔬菜洗后再切可避免水溶性维生素从切口流失。

现吃现做
提前切好放置太久，也会造成营养素的流失。

大火快炒
炒的时候要急火快炒，减少加热时间造成的营养流失，炒好立即出锅。

切大块
切得越细碎，烹调时流失营养越多。为更好地保存营养，尽量切大块。

看图了解蔬菜的量

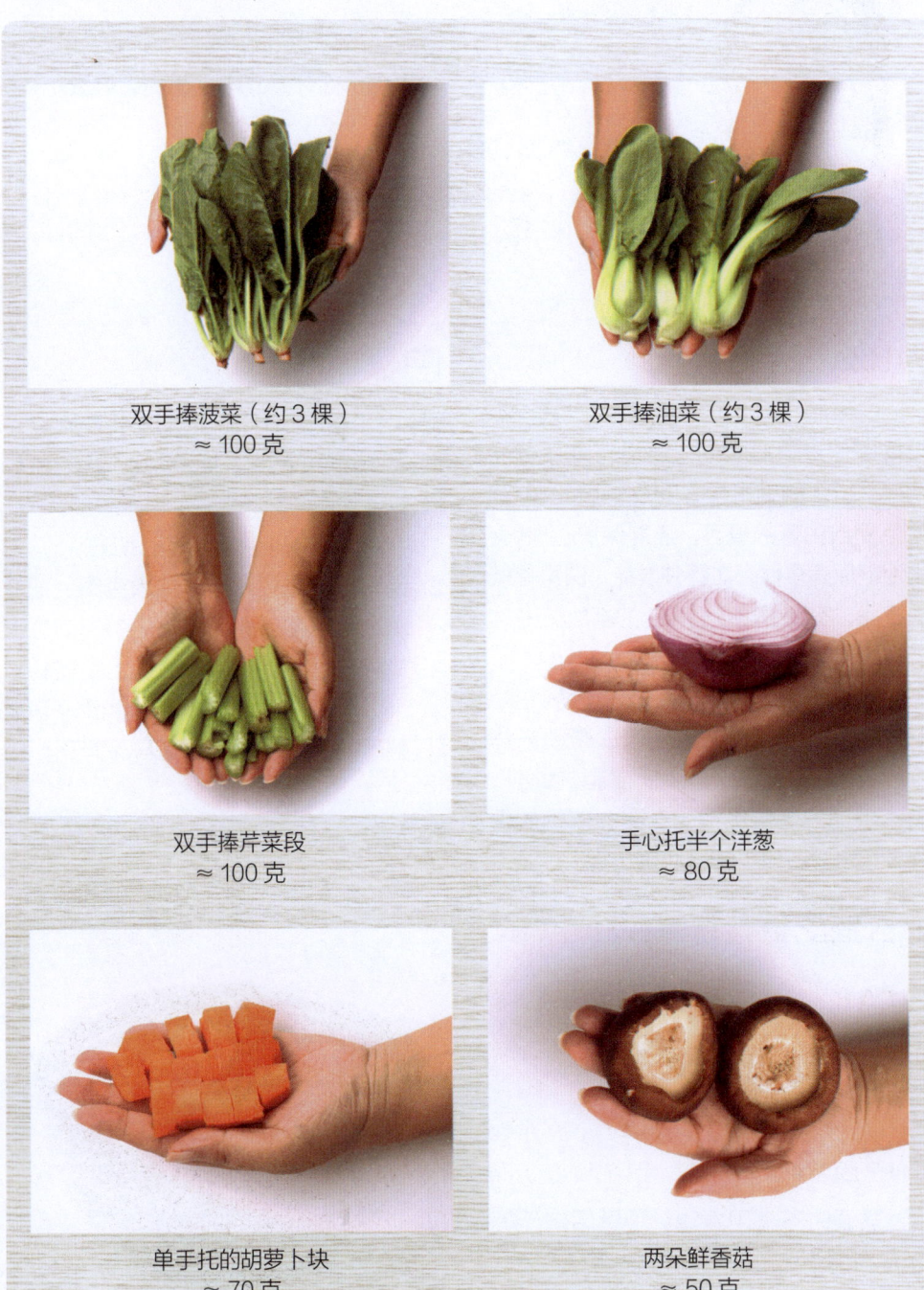

双手捧菠菜（约3棵）
≈ 100 克

双手捧油菜（约3棵）
≈ 100 克

双手捧芹菜段
≈ 100 克

手心托半个洋葱
≈ 80 克

单手托的胡萝卜块
≈ 70 克

两朵鲜香菇
≈ 50 克

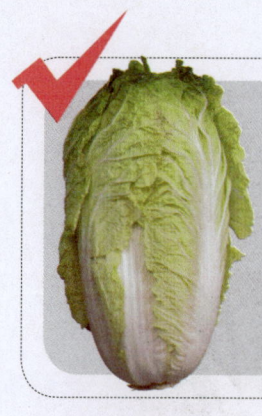

白菜

让胰岛 β 细胞免受自由基侵害

推荐用量 每天 100 克为宜
关键营养素 膳食纤维、维生素 E、钙、果胶

为什么适合吃

白菜膳食纤维的含量相当丰富,不仅能够促进胃肠蠕动,还具有降血糖的功效。所含的维生素 E 可保护胰岛 β 细胞免受自由基的侵害,还能保护心血管,防治糖尿病慢性心血管并发症。白菜是低糖食品,不会引起餐后血糖的剧烈变化。

对预防并发症有什么益处

白菜中所含的果胶,可以帮助人体排除多余的胆固醇,降低血脂。此外,白菜中钠的含量也很少,不会使机体保存多余水分,可以减轻心脏负担。

怎么搭配更有营养

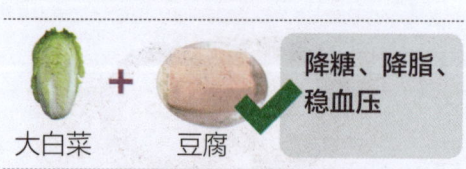

大白菜 + 豆腐 ✓ 降糖、降脂、稳血压

食用宜忌

烹调时不宜用煮焯、浸烫后挤汁等方法,以避免主要营养素的大量损失。

白菜豆腐

材料 白菜 200 克,北豆腐 100 克。
调料 食用油 8 克,葱、酱油、盐各适量。
做法
1. 北豆腐,切小块;白菜,切开。
2. 锅里倒油爆香葱花,加入豆腐,把豆腐表面煎至微黄。
3. 放入白菜,倒入酱油,盖上锅盖转小火,焖 20 分钟左右,中间用铲子稍微翻炒一下。最后加盐调味,即可出锅。

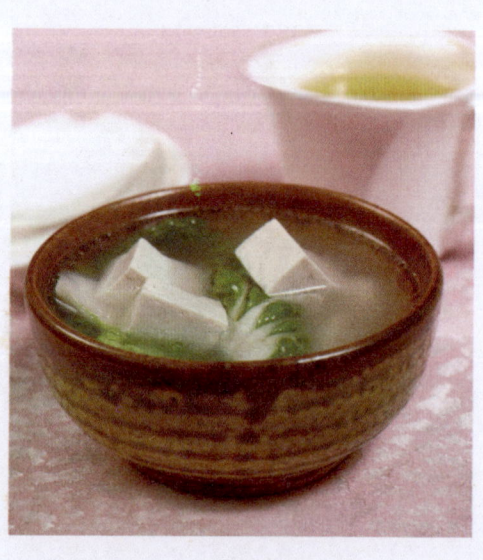

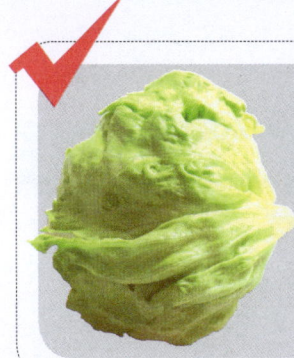

生菜

有助于减少胰岛素的用量

推荐用量 每天 80 克为宜
关键营养素 泛酸、膳食纤维、钾

为什么适合吃

生菜中含有的泛酸是胰岛素的激活剂,可改善糖的代谢功能。其膳食纤维的含量也相当丰富,不仅能够促进胃肠蠕动,还有助于减少胰岛素的用量,并控制餐后血糖上升的速度。

对预防并发症有什么益处

生菜中的钾离子含量丰富,有利于调节体内钠盐的平衡,对高血压、心脏病等患者,具有利尿、降低血压、预防心律不齐的作用。此外,生菜还有增进食欲、刺激消化液分泌等功能。

怎么搭配更有营养

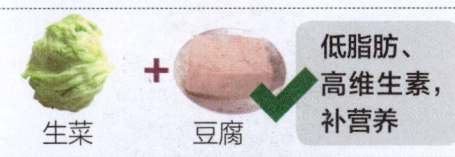

生菜 + 豆腐 ✓ 低脂肪、高维生素,补营养

食用宜忌

生菜无论是炒还是煮,时间都不要太长,这样不仅可以保持生菜脆嫩的口感,还可最大限度地保留生菜的营养成分。

蒜蓉生菜

材料 生菜 250 克。
调料 植物油 4 克,蒜蓉 10 克,葱花、盐、鸡精各适量。

做法

1. 生菜择洗干净,撕成小片。
2. 炒锅倒入植物油烧至七成热,下葱花炒出香味,倒入生菜炒软,用盐、鸡精、蒜蓉调味即可。

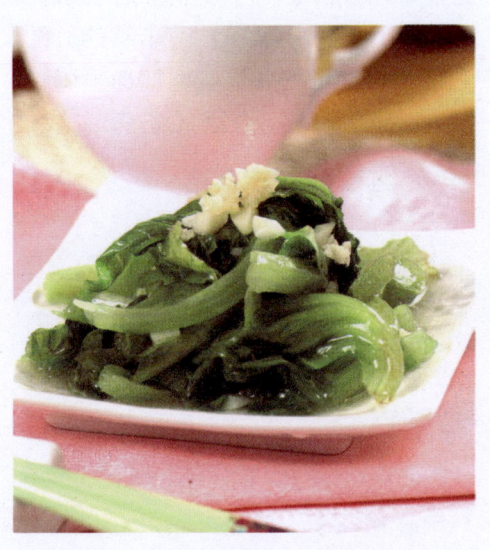

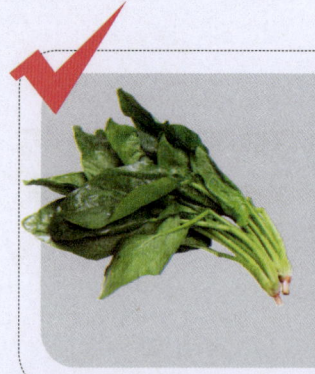

菠菜

有利于血糖保持稳定

推荐用量　每天 80～100 克为宜
关键营养素　膳食纤维、类胰岛素样物质、类胡萝卜素、维生素 A、叶酸

为什么适合吃

菠菜叶中含有一种类胰岛素样物质，其作用与胰岛素非常相似，糖尿病患者（尤其 2 型）经常食用菠菜有利于血糖保持稳定。菠菜中含有的膳食纤维可以减缓糖分和脂类物质的吸收，从而减缓餐后血糖的升高，减轻胰岛的负担。

对预防并发症有什么益处

菠菜中的类胡萝卜素和维生素 A，可以减轻太阳光对视网膜造成的损害，还能防治夜盲症，对糖尿病视网膜病变有辅助疗效。菠菜还含有丰富的叶酸，它能促进红细胞生成，增加血管弹性，促进血液循环，有效预防心脏病。

怎么搭配更有营养

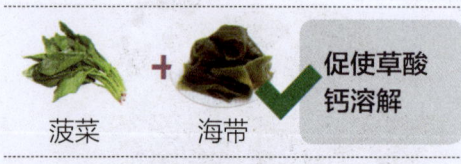

菠菜 + 海带　✓　促使草酸钙溶解

食用宜忌

菠菜可以炒、拌、烧、做汤或当配料用。

姜汁菠菜塔

材料　菠菜 250 克，姜末 20 克，芝麻 10 克。
调料　香油 5 克，醋 10 克，盐 2 克。
做法
1. 姜洗净擦成蓉；菠菜洗净切段，在沸水中焯烫一下，捞出沥干待用。
2. 将菠菜中的水分稍稍攥干，放入大碗中。
3. 用姜蓉和调料将菠菜拌匀，将菠菜装入一个直筒杯子里，压紧，然后迅速倒扣过来，用姜末和芝麻装饰即可。

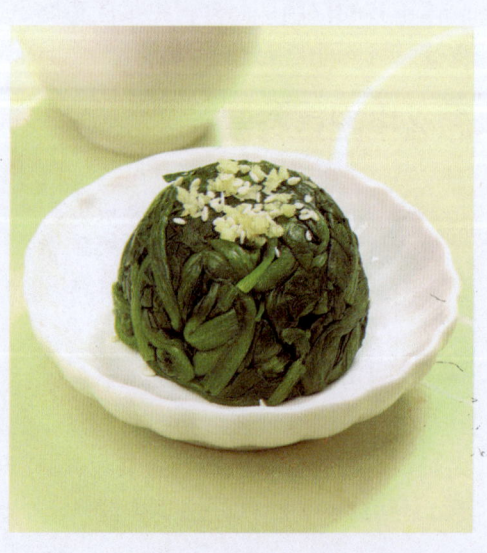

油菜 促进对葡萄糖的利用

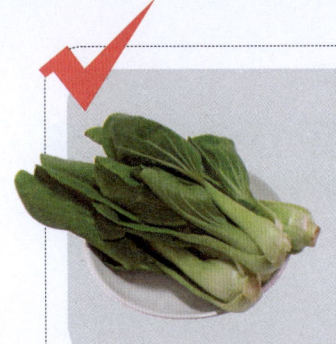

推荐用量 每天 80 克为宜
关键营养素 维生素 C、亚油酸

为什么适合吃

油菜中的维生素 C 可维持胰岛素的功能，促进组织对葡萄糖的利用及胰岛素形成；此外，还可以抑制醛糖还原酶的作用，延缓或改善糖尿病周围神经病变。

对预防并发症有什么益处

油菜为低脂肪蔬菜，且含有丰富的膳食纤维，能与胆酸盐和食物中的胆固醇及三酰甘油结合，并从粪便中排出，从而减少脂类的吸收，故可用来防治糖尿病并发高脂血症。

怎么搭配更有营养

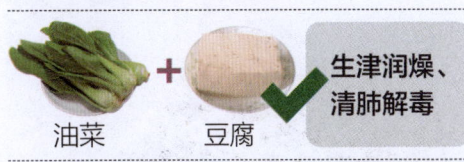

油菜 + 豆腐 ✓ 生津润燥、清肺解毒

食用宜忌

油菜的食用方法较多，可用炒、烧、焓、扒等方法烹调，油菜心可做配料。

香菇油菜

材料 油菜 200 克，香菇 50 克。
调料 植物油 5 克，盐、鸡精各 2 克，葱、蒜各适量。
做法

1. 油菜洗净切段，香菇浸软去蒂一切为二，将油菜和香菇分别放入沸水中焯烫一下。
2. 炒锅放入少许底油，烧热，放入葱、蒜爆香，然后放入香菇炒香，再放入油菜、盐、鸡精翻炒均匀即可。

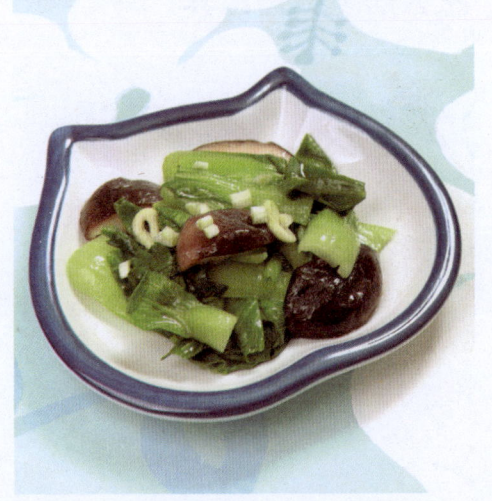

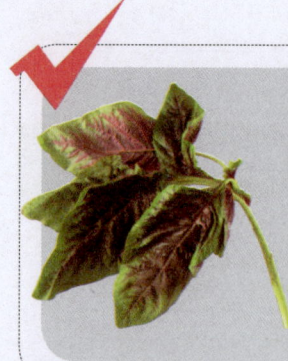

苋菜 降低胰岛素的用量

推荐用量 每天 80～100 克为宜
关键营养素 镁、钙

为什么适合吃

苋菜含有丰富的镁元素，镁是人体不可缺少的矿物质，对维持血糖稳定起着重要作用，可改善糖耐量，减少胰岛素的用量，帮助控制血糖。

对预防并发症有什么益处

苋菜含丰富的易被人体吸收的钙质，对牙齿和骨骼的生长可起到促进作用，并能维持正常的心肌活动，防止肌肉痉挛，预防糖尿病骨质疏松。

怎么搭配更有营养

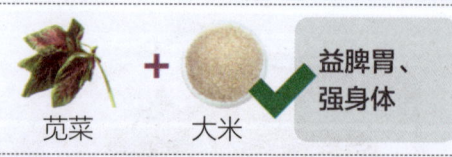

苋菜 + 大米 ✓ 益脾胃、强身体

食用宜忌

常用烹调方法包括炒、焓、拌、做汤、制馅。需要注意的是苋菜烹调时间不宜过长。

蒜末苋菜

材料 苋菜 250 克。
调料 葱花 5 克，盐 2 克，蒜末 10 克，香油 3 克。

做法
1. 苋菜洗净，沸水焯烫，过凉，切段。
2. 苋菜段放入盆中，加葱花、盐、蒜末、香油调味即可。

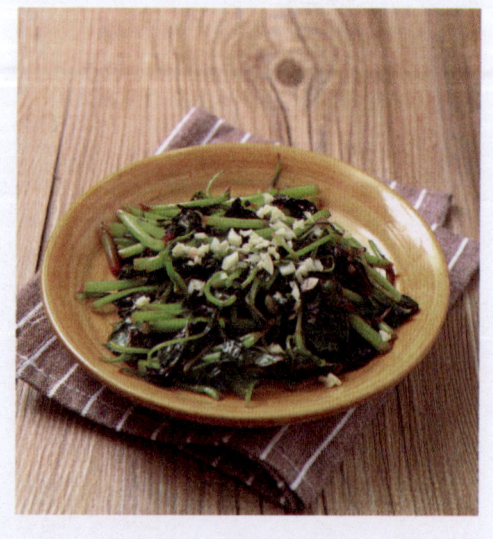

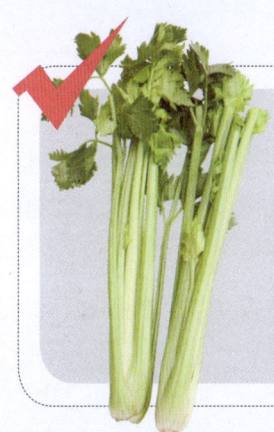

芹菜

阻碍消化道对糖的吸收

推荐用量 每天 50 克为宜
关键营养素 膳食纤维、芹菜素

为什么适合吃

芹菜含丰富的膳食纤维，能阻碍消化道对糖的吸收，增加胰岛素受体对胰岛素的敏感性，促使血糖下降，从而减少糖尿病患者胰岛素的用量。

对预防并发症有什么益处

芹菜中的芹菜素有明显的降压作用，此外还有降低总胆固醇、三酰甘油的作用，对高脂血症、动脉粥样硬化、冠心病有辅助疗效。

怎么搭配更有营养

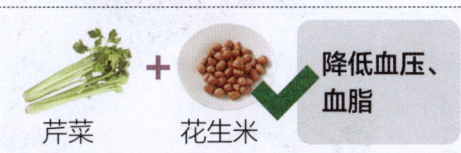

芹菜 + 花生米 → 降低血压、血脂

食用宜忌

芹菜可炒、拌、炝或做配料，也可做馅。

什锦芹菜

材料 芹菜 200 克，胡萝卜 100 克，干香菇 20 克，冬笋 50 克。
调料 姜末 5 克，盐 3 克，香油 3 克。
做法

1. 将芹菜择洗干净，切斜段；香菇泡发，去蒂洗净切丝；冬笋去壳，洗净切丝；胡萝卜洗净切丝。
2. 将芹菜段、胡萝卜丝、香菇丝、冬笋丝分别放入沸水中焯熟，捞出沥干。放入盘中，加入姜末、盐、香油拌匀即可。

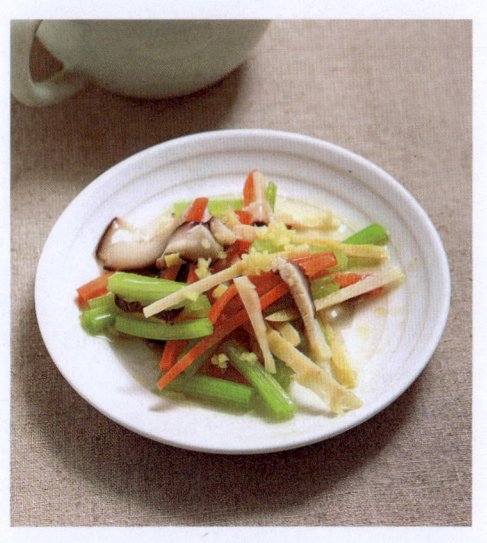

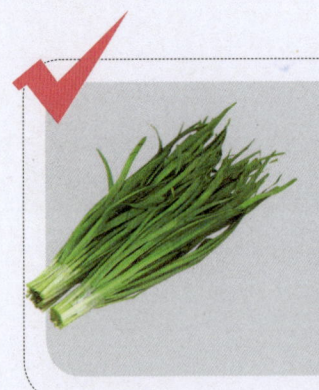

韭菜

促进血液循环、降低血糖

推荐用量 每天50～100克为宜

关键营养素 挥发油、含硫化合物以及钙、磷、镁、锌、膳食纤维

为什么适合吃

韭菜中所含的挥发油和含硫化合物以及钙、磷、镁、锌等元素具有促进血液循环、降低血糖的作用，而且韭菜含糖量低，食用后不会引起血糖的波动。

对预防并发症有什么益处

韭菜含有的膳食纤维，可以促进肠道蠕动，预防大肠癌的发生，同时又能减少对胆固醇的吸收，起到预防和治疗动脉硬化、冠心病等疾病的作用。

怎么搭配更有营养

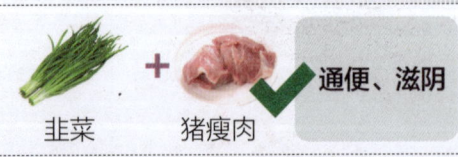

韭菜 + 猪瘦肉　✓ 通便、滋阴

食用宜忌

1. 常用烹调方法包括炒、制馅，需要注意的是烹调时间不宜过长。
2. 韭菜膳食纤维含量较高，腹泻的人不宜食用，否则会加重病情。

蛋丝拌韭菜

材料 韭菜150克，鸡蛋20克（一个鸡蛋约重60克）。

调料 盐2克，香油4克。

做法

1. 将韭菜择好洗净，放入锅中烫一下，捞出沥干后切段，放入盘中，撒上盐腌数分钟，滤去水分；将鸡蛋打散。
2. 锅内涂上油，将蛋液摊成蛋皮，切丝，放在韭菜上，加入盐、香油拌匀即可。

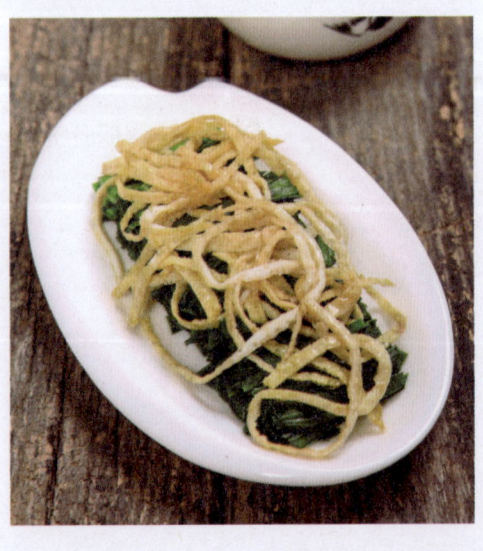

绿豆芽 控制体重、降胆固醇

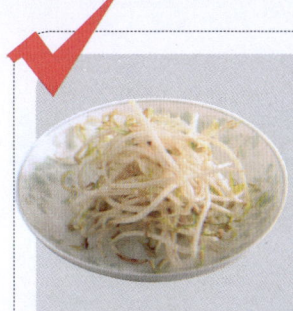

推荐用量　每天30克为宜
关键营养素　膳食纤维、维生素C、纤维素

为什么适合吃

绿豆芽热量低，含有大量的膳食纤维，食用后能够帮助糖尿病患者控制餐后血糖上升。另外，绿豆芽中维生素C的含量丰富，不但能降低血糖，还能降低胆固醇。

对预防并发症有什么益处

绿豆芽富含纤维素，是便秘患者的健康蔬菜，有预防消化道癌症（食道癌、胃癌、直肠癌）的功效。此外，绿豆芽还有清除血管壁中胆固醇和脂肪的堆积、防止心脑血管病变的作用。

怎么搭配更有营养

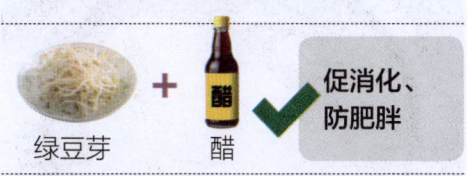

绿豆芽 + 醋 ✓ 促消化、防肥胖

食用宜忌

绿豆芽纤维较粗，不易消化，且性质偏寒，所以脾胃虚寒之人不宜久食。

银芽鸡丝

材料　绿豆芽200克，鸡肉丝100克，青椒25克。
调料　葱花3克，盐2克，料酒、植物油各10克，水淀粉适量。

做法

1. 青椒洗净，切细丝；鸡肉丝入沸水中汆熟；盐、料酒、水淀粉调成汁。
2. 锅置火上，倒植物油烧热，放葱花爆香，放入鸡丝、绿豆芽、青椒丝翻炒，烹入调味汁即可。

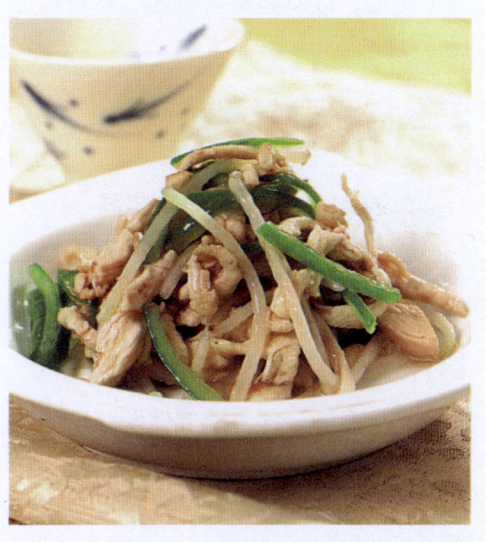

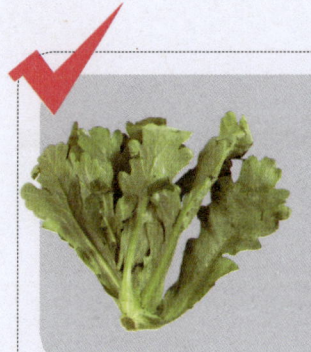

茼蒿 具有调节血糖的作用

推荐用量 每天 50 克为宜
关键营养素 膳食纤维、氨基酸、钾、挥发性的精油

为什么适合吃

茼蒿中的可溶性膳食纤维可延缓葡萄糖的吸收,改善糖耐量,具有调节血糖的作用,还降低餐后血糖,此外,还能促进肠胃蠕动,防止便秘。

对预防并发症有什么益处

茼蒿中含有多种氨基酸、蛋白质及较高量的钾等矿物盐,能调节体内水液代谢,通利小便,消除水肿,有利于预防糖尿病并发肾病;茼蒿含有一种挥发性的精油,以及胆碱等物质,具有降血压、补脑的作用。

怎么搭配更有营养

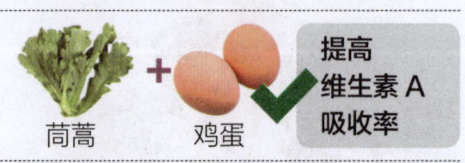

茼蒿 + 鸡蛋 ✔ 提高维生素A吸收率

食用宜忌

茼蒿可炒、拌、炝或做配料,亦可与其他食材搭配,使其营养更丰富。

茼蒿乳鸽汤

材料 茼蒿 200 克,乳鸽 100 克。
调料 生姜、八角、盐、清汤、鸡精等各适量。
做法
1. 乳鸽宰杀洗净放入锅中,加入清汤,再放入生姜、八角等调料。
2. 大火煮开后改为小火,煮至肉熟。最后加入洗净的茼蒿略煮,加入适量的盐即可出锅。

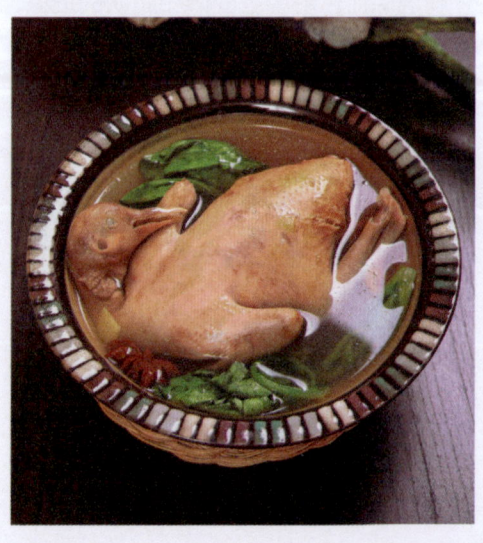

蒜薹

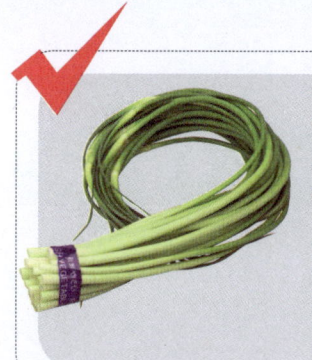

延缓葡萄糖的吸收

推荐用量 每天 50 克为宜
关键营养素 大蒜辣油、蒜素、硫醚化合物、维生素 C

为什么适合吃

蒜薹所含的大蒜辣油、蒜素以及硫醚化合物，可以延缓葡萄糖的吸收，具有降低血糖的功效，且蒜薹中胡萝卜素的含量较高，多吃可保护眼睛、预防眼病，非常适合糖尿病合并眼病的患者食用。

对预防并发症有什么益处

蒜薹中含有丰富的维生素 C，具有明显的降血脂及预防冠心病和动脉硬化的作用，并可防止血栓的形成。此外，它能保护肝脏，诱导肝细胞脱毒酶的活性，可以阻断亚硝胺致癌物质的合成，从而预防癌症的发生。

怎么搭配更有营养

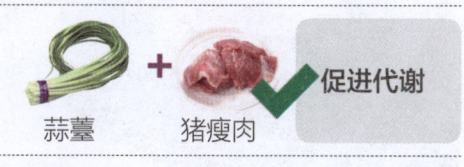

蒜薹 + 猪瘦肉 ✓ 促进代谢

食用宜忌

蒜薹不宜烹制得过烂，以免辣素被破坏，杀菌作用降低。

蒜薹木耳炒蛋皮

材料 蒜薹 250 克，水发黑木耳 50 克，鸡蛋 1 个。
调料 葱花、盐各适量，植物油 4 克。
做法

1. 蒜薹择洗干净，切段；水发黑木耳择洗干净，撕成小块；将鸡蛋摊成蛋皮并切成丝。
2. 炒锅烧热加油，撒入葱花炒出香味，放入蒜薹和木耳翻炒至熟，倒入切好的鸡蛋皮，用盐调味即可。

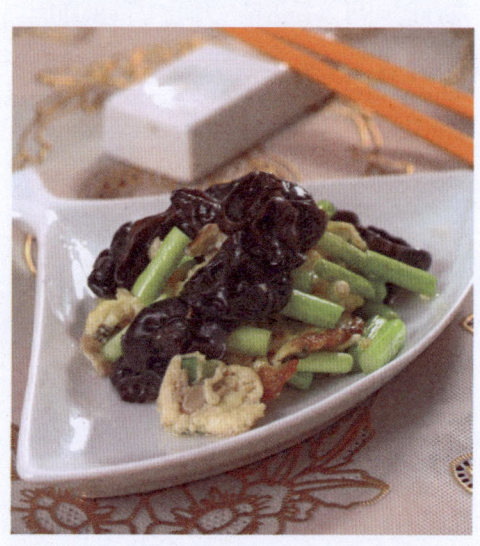

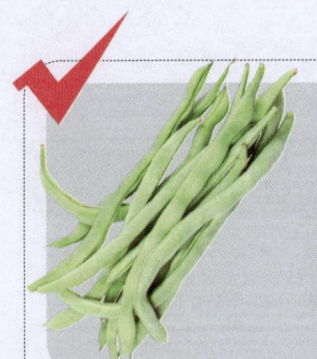

四季豆

促进胰岛素分泌

推荐用量 每天50克为宜
关键营养素 钙、镁、钾

为什么适合吃

四季豆含有丰富的钙、镁等元素，经常食用有利于胰岛素的正常分泌，改善糖尿病患者因缺乏镁造成的身体对胰岛素反应不敏感导致血糖上升等症状。

对预防并发症有什么益处

四季豆含有丰富的钾，可以帮助调节细胞内的渗透压和体液的酸碱平衡，有助于维持神经健康、心跳规律正常，可以预防脑卒中。在摄入高钠而导致高血压时，可以促进钠的排出，降低血压。

怎么搭配更有营养

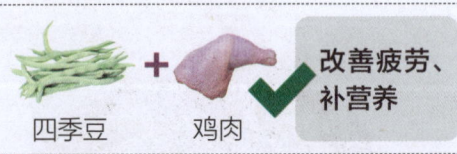

四季豆 + 鸡肉 —— 改善疲劳、补营养

食用宜忌

四季豆烹煮时间宜长不宜短，要保证四季豆熟透，否则会发生中毒现象。

浇炒四季豆

材料 四季豆250克，虾米30克。
调料 盐、鸡精、植物油、香油、葱、姜各适量。

做法

1. 四季豆择净，入沸水中焯烫一下；虾米放入碗中加清水浸泡；葱、姜切成丝。
2. 倒油烧热，放入葱姜炝锅后放入四季豆、盐炒匀，放入鸡精、香油即可出锅。
3. 锅内放入少许清水，倒入虾米，烧开后浇在四季豆上即可。

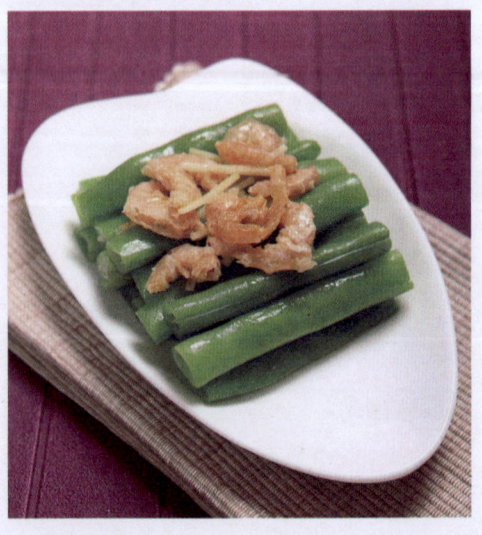

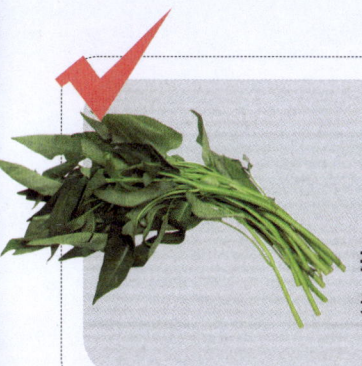

空心菜

含胰岛素样成分

推荐用量 每天 50 克为宜

关键营养素 膳食纤维、植物胰岛素、烟酸、维生素 C

为什么适合吃

空心菜中含有丰富的膳食纤维，可降低胰岛素需要量，控制进餐后糖的代谢；还含有植物胰岛素，能够辅助降低血糖，改善 2 型糖尿病的症状。

对预防并发症有什么益处

空心菜所含的烟酸、维生素 C 能降低胆固醇、三酰甘油，具有降脂减肥的功效。它的膳食纤维的含量较丰富，具有促进肠蠕动、通便解毒作用，对糖尿病并发便秘有很好的疗效。

怎么搭配更有营养

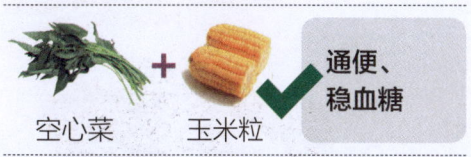

空心菜 + 玉米粒 ✓ 通便、稳血糖

食用宜忌

空心菜生熟皆宜，荤素俱佳，空心菜可炒食、煮面、做汤，也可用沸水焯后加调料凉拌。

蒜蓉空心菜

材料 空心菜 300 克。

调料 蒜 20 克，盐 2 克，鸡精 2 克，香油 3 克。

做法

1. 空心菜择洗干净，放入沸水中焯烫至熟，捞出沥干晾凉；蒜砸成蓉。
2. 将空心菜放入盘中，放入蒜、盐、鸡精、香油搅拌均匀即可。

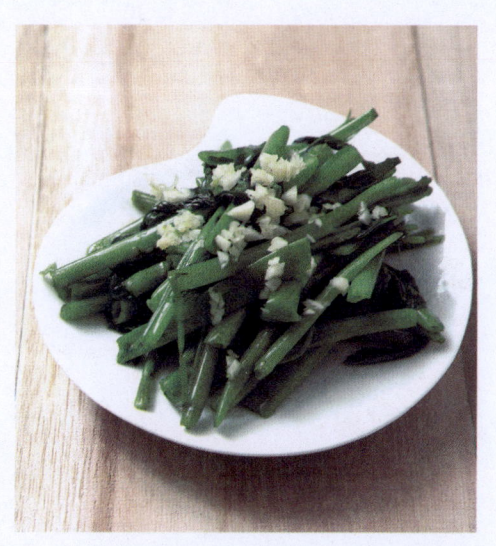

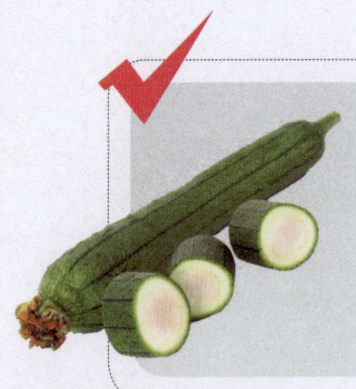

丝瓜 缓解肺燥、胃燥

推荐用量 每天 60 ~ 200 克为宜
关键营养素 膳食纤维、丝瓜苦味质、维生素C

为什么适合吃

丝瓜含有丰富的膳食纤维、丝瓜苦味质、皂苷、瓜氨酸等有效成分，可治疗燥热伤肺、胃燥伤津型的糖尿病。而且丝瓜属于低热量、低脂肪、低含糖量的食物，可延缓餐后血糖的上升速度，降低对胰岛素的需要量。

对预防并发症有什么益处

丝瓜中含有的维生素C，有防治中老年糖尿病患者合并高血压病、皮肤病症的作用。此外，丝瓜独有的干扰素诱生剂，可刺激机体产生干扰素，抗病毒、防癌抗癌。

怎么搭配更有营养

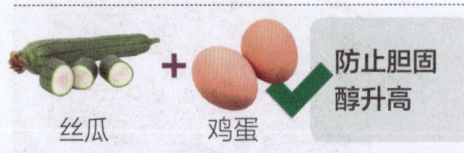

丝瓜 + 鸡蛋 防止胆固醇升高

食用宜忌

丝瓜可炒食、做汤，亦可与肉类食品搭配丰富其营养。

木耳烩丝瓜

材料 水发木耳25克，丝瓜250克。
调料 葱花、花椒粉、盐、鸡精各适量，植物油3克。

做法

1. 水发木耳洗净，撕成小片；丝瓜刮去老皮，洗净，切成滚刀块。
2. 炒锅倒入植物油烧至七成热，下葱花、花椒粉炒出香味，倒入丝瓜和木耳翻炒至熟，用盐和鸡精调味即可。

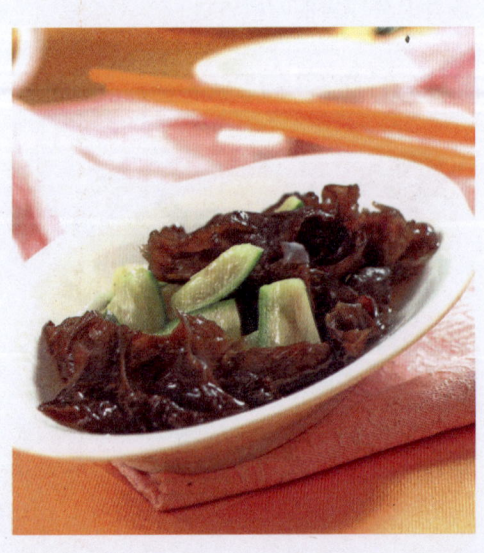

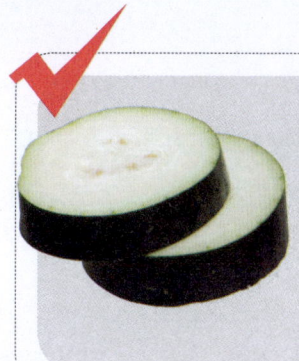

冬瓜

降脂、防肥胖

推荐用量 每天60克为宜

关键营养素 丙醇二酸、葫芦巴碱、多种维生素、钾、膳食纤维

为什么适合吃

冬瓜中含有的丙醇二酸和多种维生素，能促使体内淀粉等糖类转化为热能，而不变成脂肪积聚在体内，对于中老年2型糖尿病患者中的肥胖者十分有益。而且冬瓜是低热量、低脂肪食物，不会升高餐后血糖。

对预防并发症有什么益处

冬瓜为高钾低钠的食物，对糖尿病，尤其是中老年糖尿病患者合并高血压、高脂血症以及肾病有较好的辅助治疗作用。另外冬瓜含有的膳食纤维可促进胃肠蠕动，润肠通便，辅助治疗糖尿病并发便秘。

怎么搭配更有营养

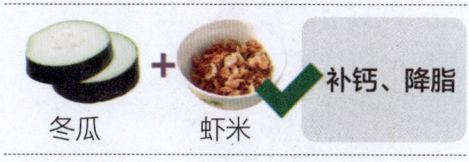

冬瓜 + 虾米 ✓ 补钙、降脂

食用宜忌

冬瓜可炒食、做汤或制馅，还可与各种蔬菜或肉食搭配。

虾米冬瓜汤

材料 冬瓜200克，虾米20克，香菜2根。

调料 盐2克，葱花、姜末各10克。

做法

1. 虾米用温水泡软，洗净；冬瓜去皮和瓤，洗净，切片。
2. 热锅凉油，爆香虾米，加入适量清水和冬瓜煮至半透明，加盐调味，最后放入葱花、姜末和香菜即可。

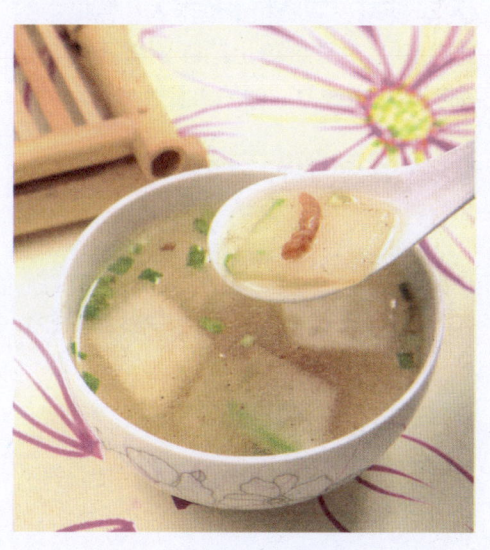

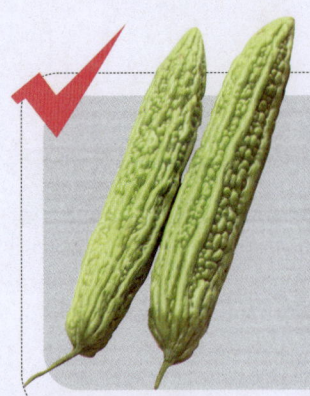

苦瓜　修复胰岛 β 细胞

推荐用量　每天可食用1根（约150克）
关键营养素　苦瓜皂苷、苦瓜素、维生素C

为什么适合吃

苦瓜中的苦瓜皂苷被称为"植物胰岛素"，有明显的降血糖作用，不仅可以减轻人体胰岛的负担，有利于胰岛β细胞功能的恢复，还可延缓糖尿病继发白内障的出现。另外，苦瓜中含有一种"多肽–P"胰岛素样物质，能有效调节血糖。

对预防并发症有什么益处

苦瓜中的苦瓜素被誉为"脂肪杀手"，能减少脂肪和多糖摄入。苦瓜中的维生素C，具有防止动脉粥样硬化、提高机体应激能力、保护心脏等作用。

怎么搭配更有营养

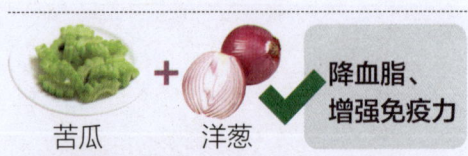

苦瓜 + 洋葱 ✓ 降血脂、增强免疫力

食用宜忌

吃苦瓜不宜过量，过量易引起恶心、呕吐等症状。

苦瓜番茄汤

材料　苦瓜200克，番茄200克，胡萝卜25克，洋葱少许。
调料　盐、鸡精、植物油各适量。
做法

1. 苦瓜洗净，去瓤，切片；番茄洗净，切块；胡萝卜洗净，切块。
2. 锅中倒入植物油烧至七成热时，放入洋葱炒至断生，然后放入番茄，翻炒片刻，加入适量清水煮沸，依次放入苦瓜、盐、鸡精煮至入味即可。

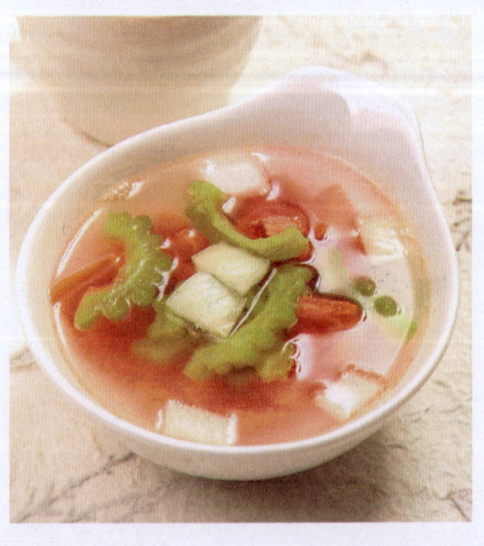

黄瓜

抑制糖类转化

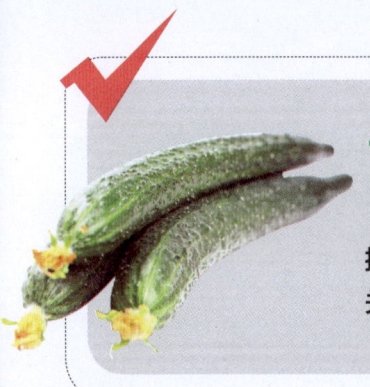

推荐用量 每天可食用1根
关键营养素 丙醇二酸、葡萄糖苷、果糖、膳食纤维

为什么适合吃

黄瓜中的丙醇二酸能有效抑制糖类物质在体内转变成脂肪,这对防治糖尿病具有重要作用。而且黄瓜中所含的葡萄糖苷、果糖等不参与通常的糖代谢,所以糖尿病患者食用后对血糖的影响比较小。

对预防并发症有什么益处

黄瓜中的膳食纤维对促进人体肠道内腐败物质的排除和降低胆固醇有一定作用,中老年糖尿病患者,尤其是2型糖尿病患者,经常食用黄瓜,不仅可以改善临床症状,还有助于防治糖尿病合并高脂血症。

怎么搭配更有营养

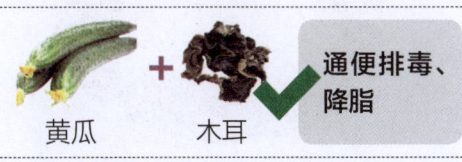

黄瓜 + 木耳 ✓ 通便排毒、降脂

食用宜忌

黄瓜适合采用凉拌、炒食、做汤等烹调方法。

拍黄瓜

材料 黄瓜250克。
调料 盐、蒜末、陈醋、鸡精、香菜末各适量,香油3克。
做法
1. 黄瓜洗净,用刀拍至微碎,切成块状,放到盘中。
2. 加盐、蒜末、陈醋、鸡精、香菜末和香油拌匀即可。

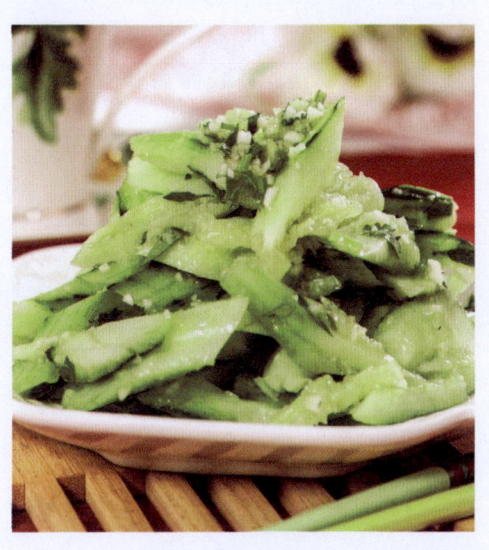

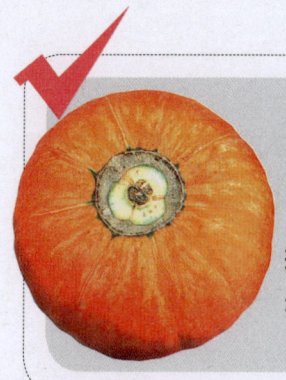

南瓜

帮助胰岛 β 细胞合成胰岛素

推荐用量 每天 100 克为宜
关键营养素 钴、果胶、硒、钙、钾

为什么适合吃

南瓜中的钴是胰岛 β 细胞合成胰岛素必需的微量元素，对防治糖尿病、降低血糖有特殊的疗效。南瓜中的果胶可推迟食物排空，延缓肠道对糖类的吸收，从而控制血糖升高。

对预防并发症有什么益处

南瓜含有的硒，有清除体内脂质过氧化物的作用，防止因脂质过氧化物堆积而引起心肌细胞损害，有助于糖尿病患者预防心脑血管疾病。此外，南瓜是高钙、高钾、低钠的食物，特别适合中老年人和高血压患者食用，能预防骨质疏松和高血压。

怎么搭配更有营养

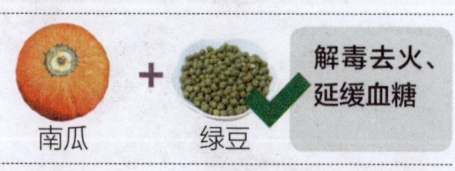

南瓜 + 绿豆 ✓ 解毒去火、延缓血糖

食用宜忌

南瓜一次不能吃太多，否则不仅会使胃灼热难受，而且会引起胡萝卜素性黄皮病。

南瓜馒头

材料 南瓜 150 克，面粉 150 克，酵母 2 克。

做法

1. 南瓜削皮洗净，切成块，放入蒸锅内蒸熟压成泥。
2. 在南瓜泥中加入适量面粉、酵母一起揉成团。
3. 放温暖处饧发到两倍大。
4. 将面团分成剂子，整形，饧放 20 分钟后开锅上汽蒸 15 分钟，焖一会儿揭开即可。

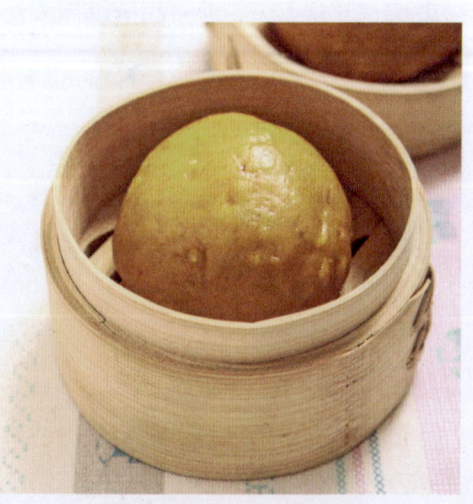

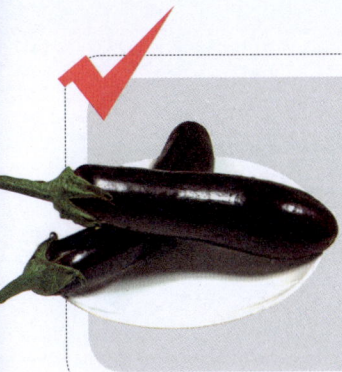

茄子

有助于减少胰岛素的用量

推荐用量　每天200克为宜
关键营养素　膳食纤维、维生素E、芸香苷

为什么适合吃

茄子中的膳食纤维可以减少小肠对糖类与脂肪的吸收，促进胃的排空，有助于减少胰岛素的用量，并控制饭后血糖上升的速度。其所含的维生素E是一种天然的脂溶性抗氧化剂，可保护胰岛β细胞免受自由基的侵害。

对预防并发症有什么益处

茄子含丰富的芸香苷，这种物质能增强人体细胞间的黏着力，增强毛细血管的弹性，降低毛细血管的脆性及渗透性，防止微血管破裂出血，使心脑血管保持正常的功能。

怎么搭配更有营养

保护血管、避免血糖升高

食用宜忌

茄子适合炒、烧、蒸、煮等烹调方法，也可凉拌、做汤等。

肉末蒸茄子

材料　长茄子250克，猪肉末80克，洋葱20克。
调料　料酒10毫升，盐2克，植物油5克。
做法

1. 猪肉末加入洋葱碎、料酒拌匀，最后加入油拌匀，腌制10~20分钟。
2. 长茄子洗净，放入蒸锅蒸软，撕成细条状，在碗中一层茄子、一层肉末铺好。蒸锅大火烧开后放入蒸碗，蒸10分钟即可。

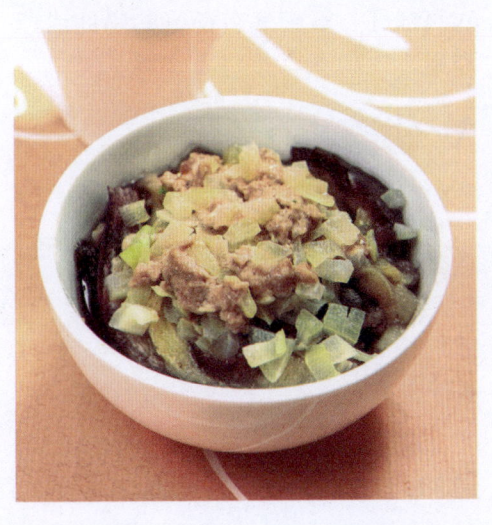

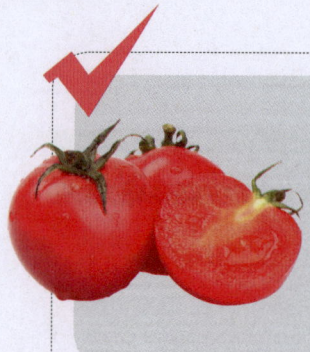

番茄　提高胰岛素质量

推荐用量　每天 1～2 个为宜
关键营养素　番茄红素、维生素C、芸香苷、果酸、钾

为什么适合吃

番茄含有大量的番茄红素，可减少对胰岛 β 细胞及受体的损害，提高胰岛素质量和受体敏感性，使血糖下降。另外，番茄属于低糖、低脂、低热量的食物，吃后不会使人发胖。

对预防并发症有什么益处

番茄所含维生素C、芸香苷、番茄红素及果酸，可降低血胆固醇，预防动脉粥样硬化及冠心病。其中大量的钾能促进血中钠盐的排出，有降压作用，对高血压、肾脏病有良好的辅助治疗作用。

怎么搭配更有营养

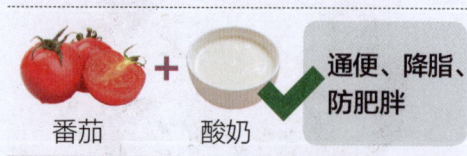

番茄 + 酸奶 ✓ 通便、降脂、防肥胖

食用宜忌

番茄不宜空腹吃，否则会引起腹痛，造成胃不适、胃胀痛。

番茄牛肉

材料　番茄 250 克，牛瘦肉 50 克。
调料　葱段、姜片、盐、料酒、鸡精、葱花各适量，植物油 4 克。

做法

1. 牛瘦肉洗净，切块，加盐、料酒、姜片、葱段拌匀，腌 30 分钟；番茄洗净，切块。
2. 锅内放油，烧至七成热时放葱花炒出香味，倒入牛肉翻炒，加入适量水炖至牛肉九成熟时加入番茄块，炒至熟后加入盐和鸡精即可。

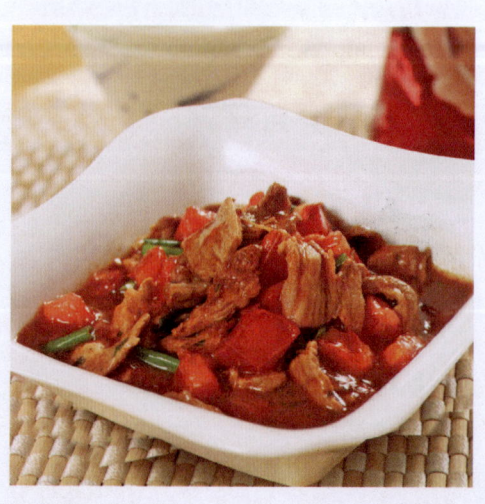

洋葱

刺激胰岛素的合成及释放

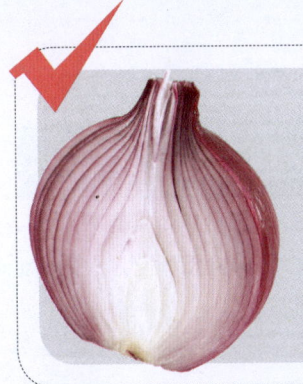

推荐用量 每天 50 克为宜
关键营养素 槲皮素、前列腺素 A

为什么适合吃

洋葱中含有与降血糖药"甲苯磺丁脲"相同的槲皮素,具有刺激胰岛素合成及释放的作用,恢复胰岛 β 细胞的代偿功能,能帮助细胞更好地利用葡萄糖,同时降低血糖。

对预防并发症有什么益处

洋葱是唯一含前列腺素 A 的植物,是天然的血液稀释剂。前列腺素 A 能扩张血管、降低血液黏度,具有降血压、增加冠状动脉的血流量、预防血栓形成的作用。还能促进钠盐的排泄,从而使血压下降,经常食用对高血压、高脂血症和心脑血管病人都有保健作用。

怎么搭配更有营养

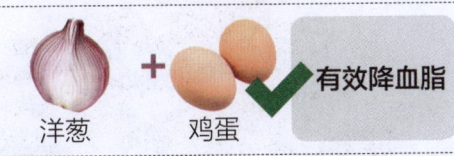

洋葱 + 鸡蛋 ✓ 有效降血脂

食用宜忌

洋葱可采用生食、凉拌、热炒等烹调方法。

羊肉洋葱汤

材料 洋葱 250 克,羊肉 100 克。
调料 盐 2 克,植物油 5 克,姜末、鸡精各适量。

做法

1. 洋葱去除老皮,洗净,切块;羊肉切成薄片,放入热水中烫去油脂。
2. 锅内加入少许底油烧热,加入姜末、洋葱块、羊肉片略炒,加入适量的清水烧沸,放入盐调味即可。

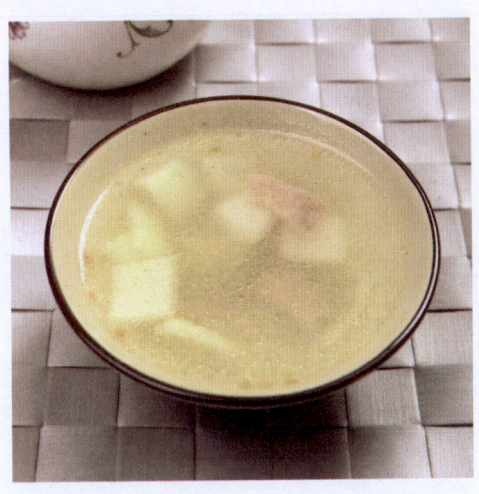

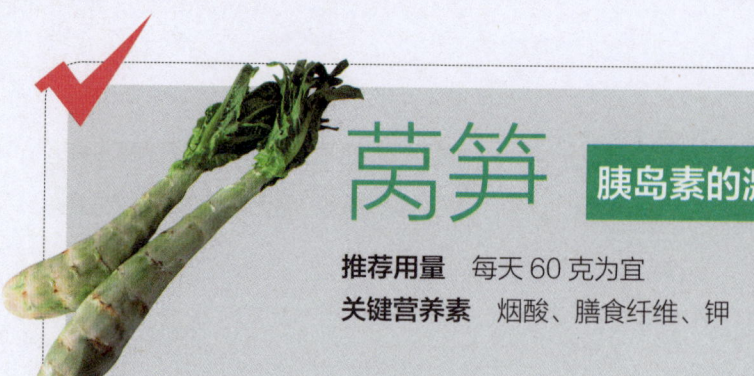

莴笋 — 胰岛素的激活剂

推荐用量 每天 60 克为宜

关键营养素 烟酸、膳食纤维、钾

为什么适合吃

莴笋中含有的烟酸是胰岛素的激活剂，能有效地调节血糖。糖尿病患者如果能经常食用莴笋，可改善糖的代谢功能。莴笋膳食纤维的含量很高，对于糖尿病引起的胃轻瘫和便秘有辅助治疗作用。

对预防并发症有什么益处

莴笋中的钾是钠的 27 倍，有利于促进排尿，维持水平衡，减少对心房的压力，对高血压和心脏病患者有很大的裨益。莴笋还有助于抵御风湿性疾病和痛风。

怎么搭配更有营养

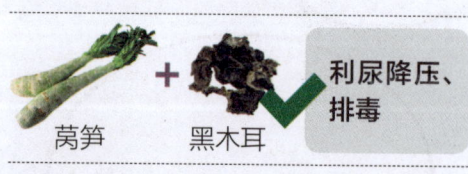

莴笋 + 黑木耳 → 利尿降压、排毒

食用宜忌

莴笋适用于烧、拌、炝、炒等烹调方法，也可用来做汤和配料。

海蜇拌莴笋

材料 海蜇皮、莴笋各 150 克。

调料 盐 3 克，醋 10 克，香油 3 克，鸡精少许。

做法

1. 海蜇皮用清水浸泡去盐分，洗净，切丝；莴笋去皮和叶，洗净，切丝，入沸水中焯透，捞出，沥干水分，晾凉。
2. 取盘，放入莴笋丝和海蜇丝，用盐、鸡精、醋和香油调味即可。

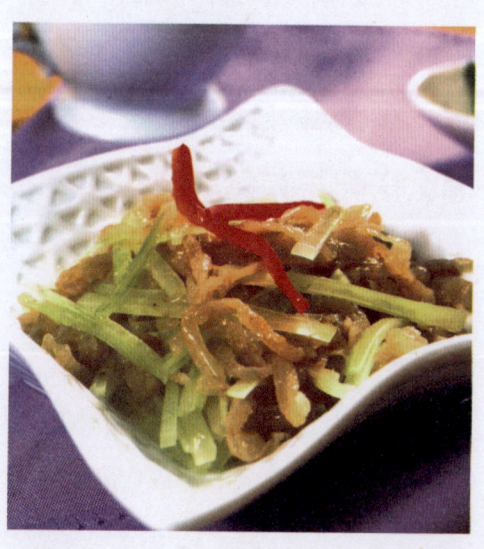

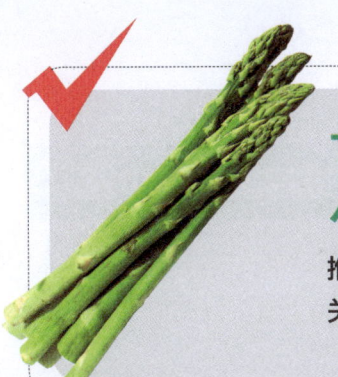

芦笋

促进细胞对葡萄糖的利用

推荐用量 每天 50 克为宜
关键营养素 香豆素、芸香苷、铬、维生素 C

为什么适合吃

芦笋所含的香豆素、芸香苷等成分有降血糖作用，防治糖尿病慢性并发症、缓解糖尿病症状效果明显。芦笋中的铬还可以调节血液中脂肪与糖分的浓度，促进细胞对葡萄糖的利用，从而降低血糖。

对预防并发症有什么益处

芦笋不仅可以改善 2 型糖尿病的症状，而且对糖尿病并发高血压、肥胖以及视网膜损害有较好的防治作用。其所含的维生素 C，可以增强毛细血管的弹性，对防治高血压、心脑血管疾病大有裨益。

怎么搭配更有营养

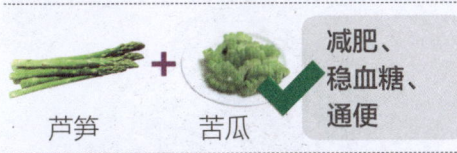

芦笋 + 苦瓜 ✓ 减肥、稳血糖、通便

食用宜忌

1. 芦笋含有嘌呤，痛风病人不宜多食。
2. 芦笋适合于烧、拌、炝、炒等烹调方法。

芦笋鸡片

材料 芦笋 250 克，鸡胸脯肉 50 克。
调料 葱花、盐各适量，植物油 4 克。
做法

1. 芦笋洗净，切段；鸡胸脯肉洗净，切片。
2. 炒锅倒入植物油烧至七成热，下葱花炒出香味，放入鸡肉片炒至变白，淋入适量水，加芦笋炒熟，用盐调味即可。

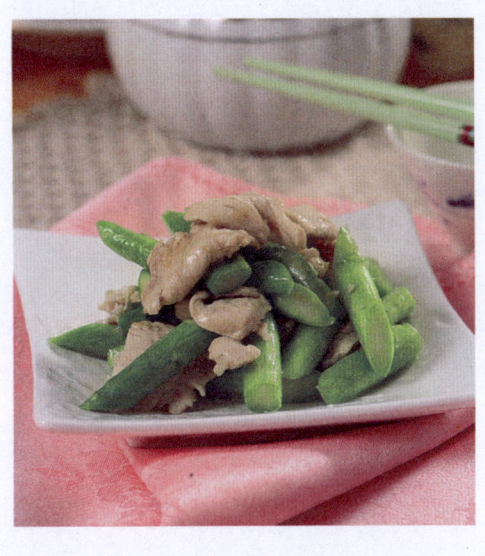

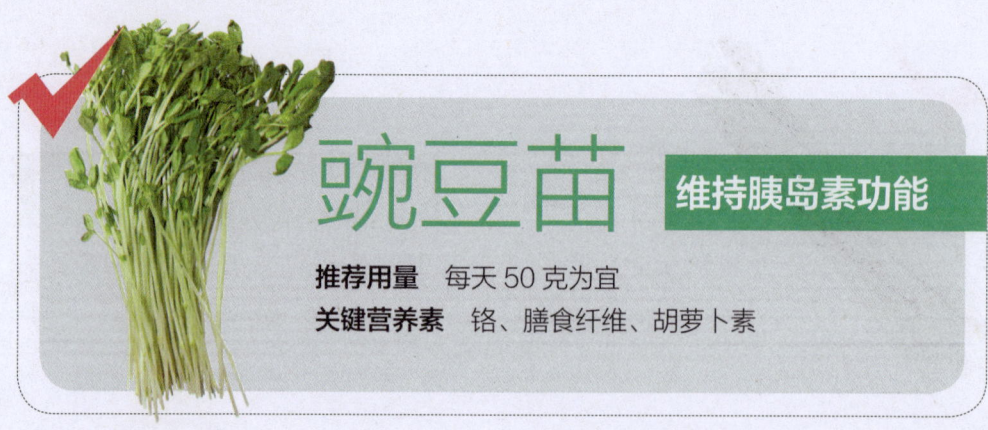

豌豆苗　维持胰岛素功能

推荐用量　每天 50 克为宜
关键营养素　铬、膳食纤维、胡萝卜素

为什么适合吃

豌豆苗含铬元素较多，有利于糖和脂肪的代谢，维持胰岛素的正常功能。豌豆苗中还含有大量的膳食纤维，经常食用可促进胃肠道蠕动，减少消化系统对糖分的吸收，是糖尿病患者的理想食品。

对预防并发症有什么益处

豌豆苗所含的维生素和膳食纤维，可预防心脑血管疾病，促进肠胃蠕动，帮助消化，防止便秘。此外，豌豆苗中的胡萝卜素，具有保护眼睛的作用，可以预防糖尿病合并视网膜病变。

怎么搭配更有营养

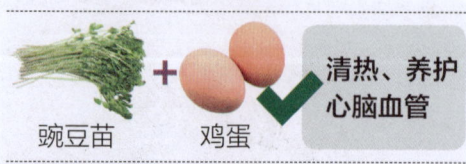

豌豆苗 + 鸡蛋　清热、养护心脑血管

食用宜忌

豌豆苗质地脆嫩、清甜多汁，尤适合用来清炒或做汤。

豆腐丝拌豌豆苗

材料　豆腐丝 50 克，豌豆苗 250 克。
调料　盐、鸡精、蒜末各适量，香油 3 克。
做法

1. 豆腐丝洗净，切段，入沸水中焯透；豌豆苗择洗干净，入沸水中焯熟。
2. 取盘，放入豆腐丝和豌豆苗，加盐、鸡精、蒜末和香油调味拌匀即可。

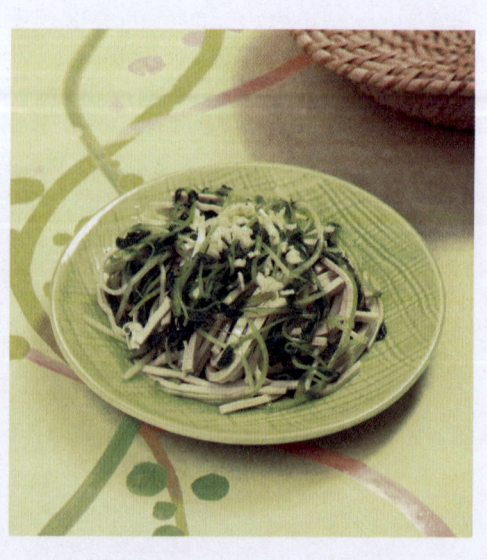

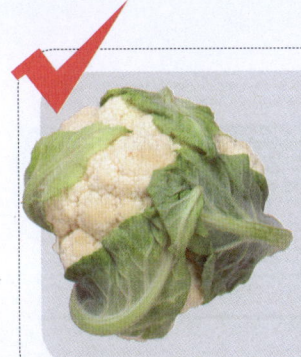

菜花　促进糖原合成

推荐用量　每天 70 克为宜
关键营养素　铬、类黄酮、维生素 K

为什么适合吃

菜花含有丰富的矿物质铬，能有效地调节血糖，降低糖尿病患者对胰岛素的需要量，促进糖原合成，从而降低血糖。

对预防并发症有什么益处

菜花中含有的类黄酮，可以清理血管，阻止胆固醇堆积，因此能够减少冠心病与脑卒中的危险。且菜花中所含的维生素 K，可以保护血管壁，增加血管的弹性，使血管不易破裂，预防心脑血管疾病。

怎么搭配更有营养

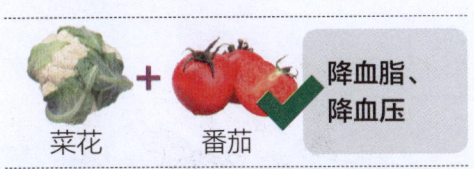

菜花 + 番茄　降血脂、降血压

食用宜忌

菜花富含大量水溶性维生素，加热时间不宜太长，以免营养流失。

菜花炒肉

材料　菜花 250 克，猪瘦肉 50 克。
调料　盐、鸡精各适量，植物油 4 克。
做法

1. 菜花洗净，掰成小朵，放入锅中焯熟；猪肉切片。
2. 炒锅倒入植物油烧至七成热，下葱花炒出香味，倒入猪肉翻炒片刻，再倒入菜花翻炒两下，加适量水。
3. 待菜花熟透，加盐和鸡精调味即可。

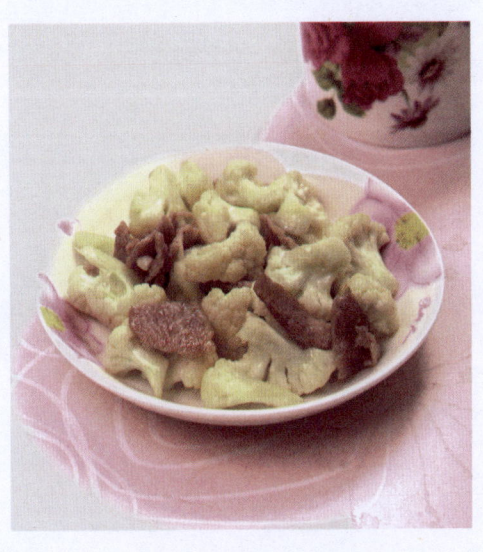

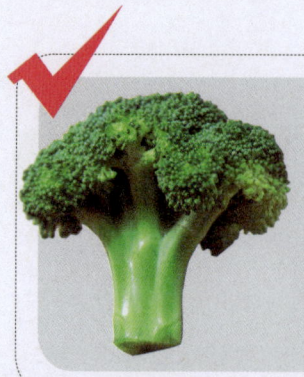

西蓝花 减少葡萄糖吸收

推荐用量 每天70克为宜
关键营养素 铬、钾、维生素C、类黄酮

为什么适合吃

西蓝花含有丰富的微量元素铬,能提高胰岛素的敏感性,减少胰岛素的需要量,加上膳食纤维能有效控制肠胃对葡萄糖的吸收,对控制糖尿病的病情很有帮助,尤其适用于预防和控制2型糖尿病。

对预防并发症有什么益处

西蓝花富含钾,可以促进钠的排出,对降低血压有一定功效。另外,西蓝花含有丰富的维生素C和一定量的类黄酮物质,对高血压、心脏病等糖尿病并发症有调节和预防的功用。

怎么搭配更有营养

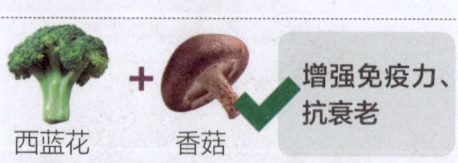

西蓝花 + 香菇 ✓ 增强免疫力、抗衰老

食用宜忌

西蓝花烹调前最好焯一下水,以去除大量草酸。

西蓝花瘦肉汤

材料 西蓝花100克,猪瘦肉100克,胡萝卜50克,洋葱25克。
调料 葱花、盐、鸡精各适量。
做法
1. 西蓝花洗净,掰成小朵;胡萝卜、洋葱分别洗净切块;猪肉切成块,入沸水中焯烫一下。
2. 砂锅内放入适量清水,放入猪肉、姜末大火煮沸,转小火煲40分钟,加入胡萝卜、洋葱、西蓝花煮熟后,再加入盐、鸡精、葱花即可。

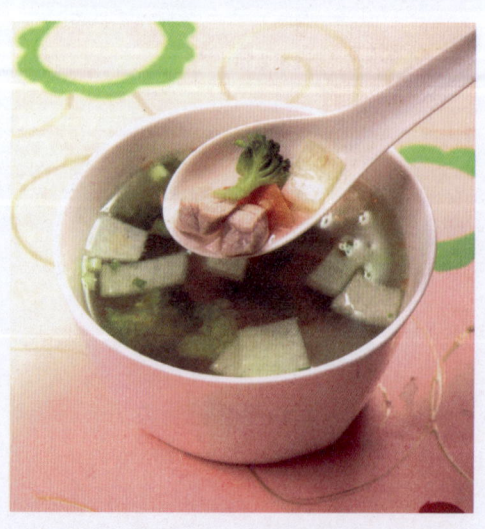

第四章 家常食材饮食宜忌 | 97

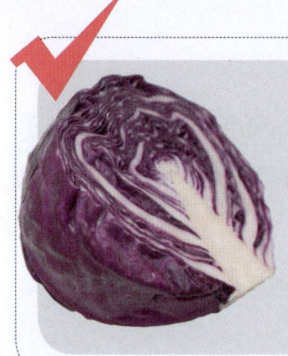

紫甘蓝　促进胰岛素分泌

推荐用量 每天 60 克为宜

关键营养素 维生素 E、膳食纤维、B 族维生素、维生素 C、钾、铁、花青素

为什么适合吃

紫甘蓝富含维生素 E，维生素 E 可促进人体内胰岛素的形成和分泌，调节糖代谢。紫甘蓝中还含有丰富的膳食纤维，可以减少小肠对于糖类与脂肪的吸收，有助于减少胰岛素的用量，并控制餐后血糖上升的速度。

对预防并发症有什么益处

紫甘蓝富含 B 族维生素、维生素 C 和钾，有预防糖尿病性心血管病的作用，可以有效预防由糖尿病引起的心脏病等并发症。其所含的铁元素，能够提高血液中氧气的含量，有助于机体对脂肪的燃烧，对减肥大有裨益。

怎么搭配更有营养

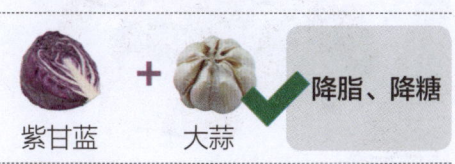

紫甘蓝 + 大蒜 ✓ 降脂、降糖

食用宜忌

紫甘蓝食法多样，可煮、炒、凉拌等。

金针菇拌紫甘蓝

材料 金针菇 100 克，紫甘蓝 200 克。

调料 蒜 5 克，盐 2 克，香油 3 克，白醋 10 克。

做法

1. 金针菇洗净，放开水锅里焯水；紫甘蓝洗净切丝；大蒜切末。
2. 把金针菇、紫甘蓝放盘中。
3. 把蒜末、白醋、香油、盐放小碗中搅拌均匀，倒入放有金针菇等菜的盘中搅拌均匀即可。

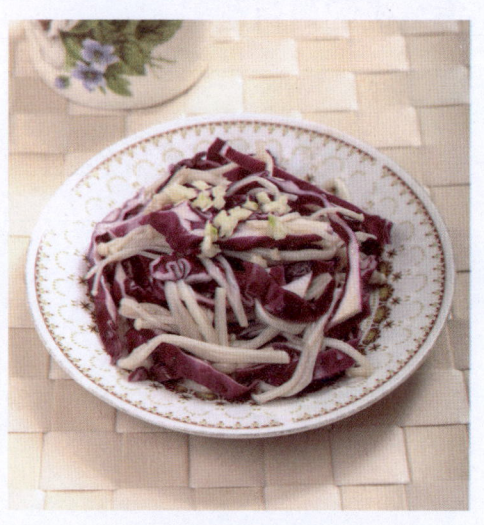

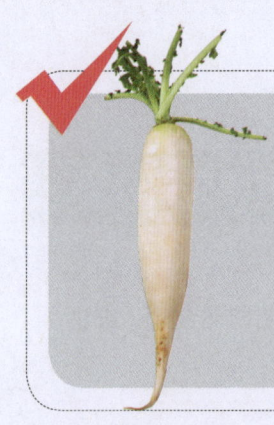

白萝卜

降血糖,防便秘

推荐用量 每天50克为宜
关键营养素 膳食纤维、淀粉酶、氧化酶

为什么适合吃

白萝卜含有大量的可溶性膳食纤维,可延缓食物吸收,降低餐后血糖,并促进肠蠕动,防止便秘。

对预防并发症有什么益处

白萝卜中的淀粉酶、氧化酶可以分解食物中的脂肪和淀粉,促进脂肪的代谢,能降低血胆固醇,防治冠心病;白萝卜中还含有丰富的钾,能够促进钠盐的排出,降低血压。

怎么搭配更有营养

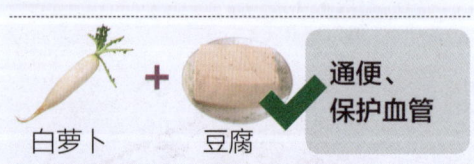

白萝卜 + 豆腐 → 通便、保护血管

食用宜忌

白萝卜顶部到3~5厘米处,水分较少,质地很硬,适宜切丝爆炒、做汤、制馅。

萝卜炖牛腩

材料 牛腩400克,白萝卜250克。
调料 料酒、酱油各15克,葱末、姜片各10克,盐5克,大料2个。

做法

1. 牛腩洗净,切块,焯烫,捞出;白萝卜洗净,去皮,切块。
2. 砂锅置火上,放入牛腩块、酱油、料酒、姜片、大料和适量清水,大火烧沸后转小火炖2小时。
3. 加入白胡萝卜块,炖至熟烂,加盐拌匀,撒上葱末即可。

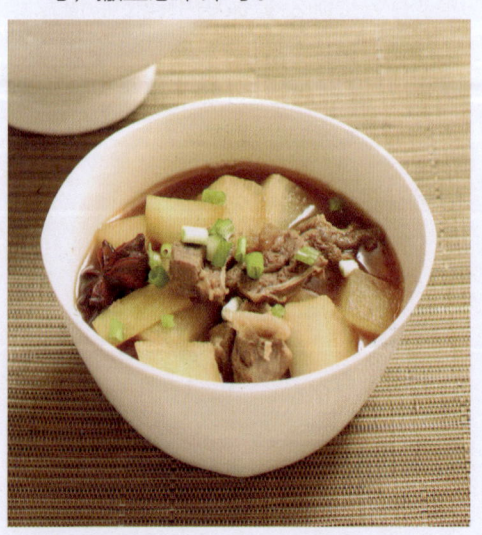

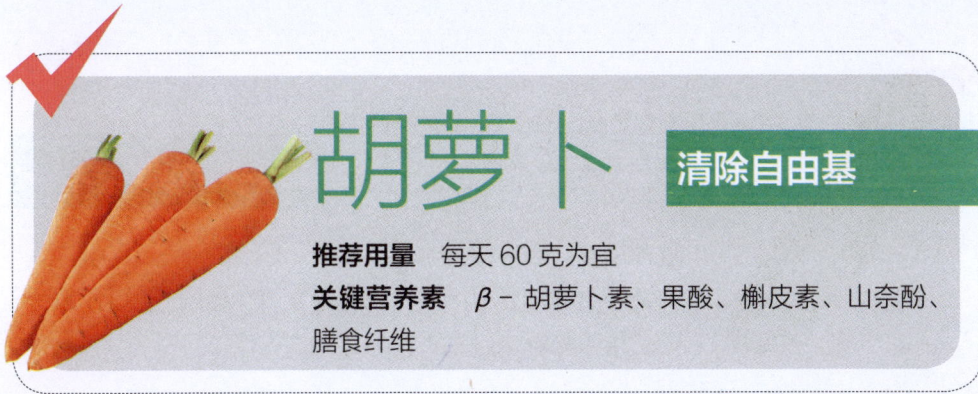

胡萝卜

清除自由基

推荐用量　每天 60 克为宜

关键营养素　β-胡萝卜素、果酸、槲皮素、山奈酚、膳食纤维

为什么适合吃

胡萝卜中含有大量的 β-胡萝卜素，可以清除体内的自由基，保护胰岛 β 细胞免受自由基的侵害，还能保护心血管，防治糖尿病慢性心血管并发症。

对预防并发症有什么益处

胡萝卜中的槲皮素、山奈酚能增加冠状动脉血流量，降低血脂，促进肾上腺素的合成，还有降压、强心的作用，是高血压、冠心病患者的食疗佳品。胡萝卜含有的膳食纤维可加强肠道的蠕动，防治便秘。

怎么搭配更有营养

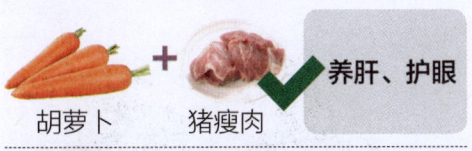

胡萝卜 + 猪瘦肉 ✓ 养肝、护眼

食用宜忌

β-胡萝卜素是脂溶性物质，需要油脂才能更好释放，可用油炒或与肉类一同烹调，或者煮熟后用香油拌，也能使其所含的 β-胡萝卜素被充分吸收利用。

胡萝卜炖羊肉

材料　胡萝卜 250 克、瘦羊肉 200 克。

调料　葱花、酱油、盐、鸡精各适量，植物油 4 克。

做法

1. 胡萝卜洗净，切块焯透；瘦羊肉切块。
2. 炒锅中倒入植物油烧至七成热，下葱花炒出香味，放入羊肉块翻炒片刻，加酱油翻炒均匀，加胡萝卜块和适量水炖熟，最后用盐和鸡精调味即可。

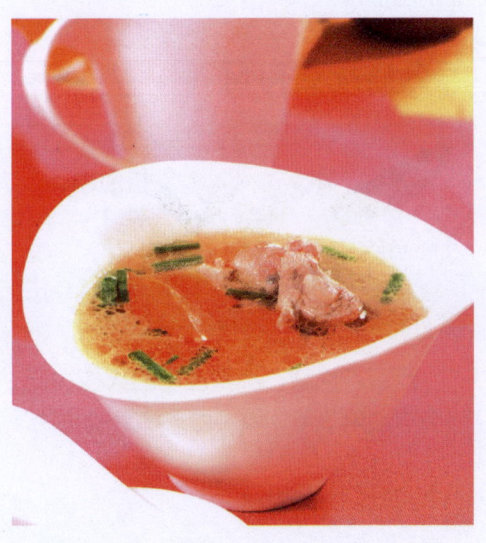

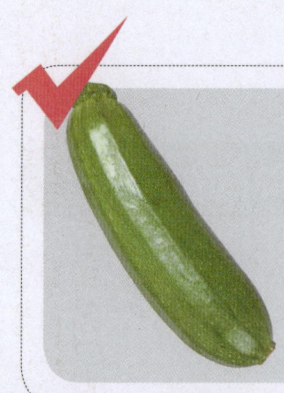

西葫芦　调节糖代谢

推荐用量　每天 80 克为宜
关键营养素　维生素 C、瓜氨酸、腺嘌呤、天门冬氨酸、葫芦巴碱

为什么适合吃

西葫芦维生素 C 的含量丰富，可增强胰岛素的作用，调节糖代谢。同时，西葫芦含有瓜氨酸、腺嘌呤、天门冬氨酸、葫芦巴碱等物质，能够有效地控制血糖，是糖尿病患者的优选食物。

对预防并发症有什么益处

西葫芦能预防肝、肾病变，有助于肝、肾功能衰弱者增加肝肾细胞的再生能力。此外还能增加胆汁的分泌，达到减轻肝脏负担的作用。

怎么搭配更有营养

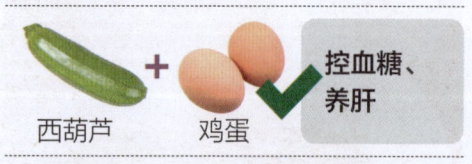

西葫芦 + 鸡蛋　控血糖、养肝

食用宜忌

西葫芦性寒，脾胃虚寒的人应少吃。西葫芦适用于炒、烧、做汤等烹调方法。

韭菜炒西葫芦

材料　西葫芦 150 克，韭菜 100 克。
调料　葱花适量，盐 2 克，植物油 3 克。
做法

1. 西葫芦洗净，去蒂，切条；韭菜择洗干净，切段。
2. 锅置火上，倒入适量植物油烧至六成热，加葱花炒香，放入西葫芦条炒至八成熟，加入韭菜段炒至熟，最后用盐和鸡精调味即可。

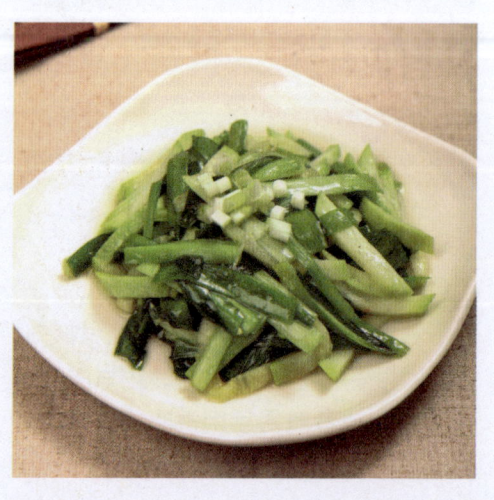

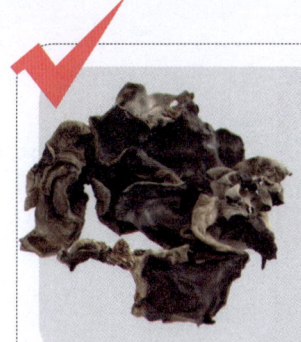

木耳　改善胰岛分泌功能

推荐用量 每天 50～70 克（水发）为宜
关键营养素 木耳多糖、纤维素、钾

为什么适合吃

木耳中所含的多糖成分能够修复受损的胰岛 β 细胞，提供胰岛 β 细胞所需要的能量，充分改善胰岛的分泌功能，平稳降低血糖，具有调节血糖的功效。

对预防并发症有什么益处

木耳中的木耳多糖可明显降低三酰甘油和血清总胆固醇的含量，提高血清高密度脂蛋白胆固醇与总胆固醇的比值，且有降低胆固醇的作用，具有减轻动脉硬化的功效。黑木耳含钾量非常高，是优质的高钾食物，对糖尿病合并高血压的患者有较好的辅助治疗作用。

怎么搭配更有营养

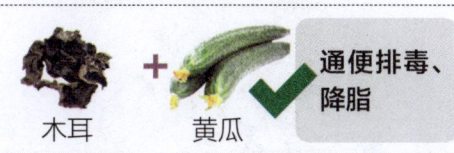

木耳 + 黄瓜 ✓ 通便排毒、降脂

食用宜忌

木耳适用于凉拌、炒、做汤等烹调方法。

木耳白菜汤

材料 水发黑木耳 100 克，白菜 250 克，虾皮 10 克，水发海带 20 克。

调料 盐 3 克，植物油 10 克，葱丝、姜片各 5 克。

做法

1. 将黑木耳洗净，撕成小朵；白菜、水发海带分别洗净，切片。
2. 锅置火上，倒植物油烧热，用葱丝、姜片、虾皮炝锅，加入适量水，放入白菜、黑木耳、海带，煮沸后加盐调味即可。

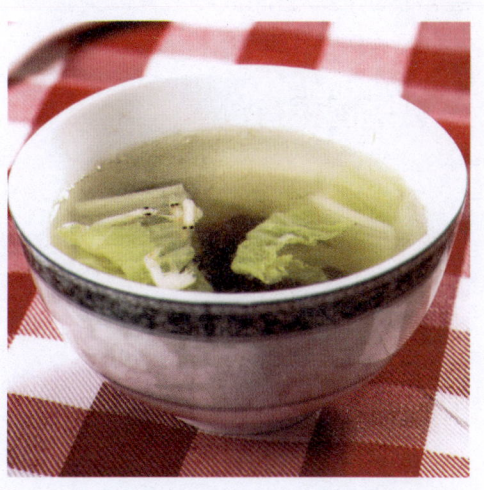

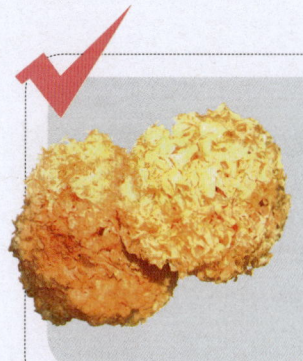

银耳

增强胰岛素降糖活性

推荐用量 每天15克（水发）为宜
关键营养素 银耳多糖、膳食纤维

为什么适合吃

银耳中所含有的多糖成分，对胰岛素降糖活性有明显影响。银耳含有的膳食纤维，可以减少小肠对糖类与脂肪的吸收，有助于减少胰岛素的用量，并控制饭后血糖上升的速度，有利于糖尿病患者控制血糖。

对预防并发症有什么益处

银耳中的银耳多糖有抗血栓的功效，可保护心脑血管，对高血压、动脉硬化、高脂血症、眼底动脉出血者有辅助疗效。经常食用银耳还能提高人体的免疫力，增强糖尿病患者的体质和抗病能力。

怎么搭配更有营养

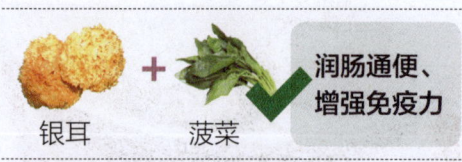

银耳 + 菠菜 ✓ 润肠通便、增强免疫力

食用宜忌

做熟的银耳不宜久放，否则银耳内的硝酸盐易还原成有碍健康的亚硝酸盐。

银耳拌芹菜

材料 干银耳5克，芹菜250克。
调料 蒜末、盐、鸡精各适量，香油3克。
做法

1. 干银耳泡发，择洗干净，入沸水中焯透，撕成小片；芹菜择洗干净，切段，放入沸水中烫熟。
2. 取盘，放入银耳和芹菜段，加入蒜末、盐、鸡精和香油拌匀即可。

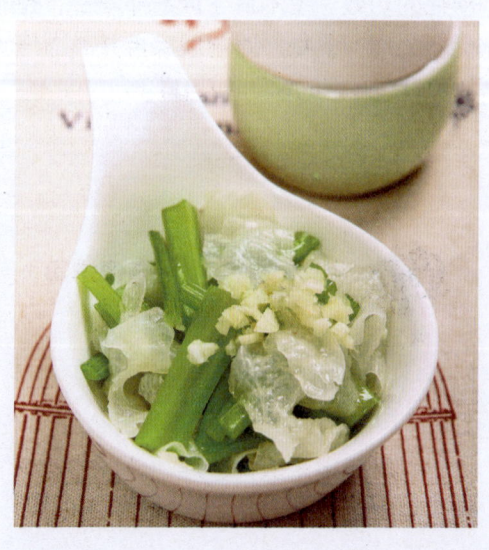

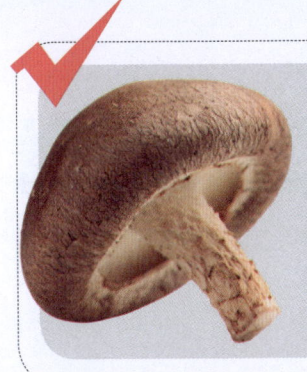

香菇

修复胰岛 β 细胞

推荐用量　每天 4 朵为宜
关键营养素　硒、香菇多糖、胆碱、酪氨酸、氧化酶

为什么适合吃

香菇中的微量元素硒，能防止胰岛 β 细胞氧化破坏，修复胰岛 β 细胞，促进糖分解代谢。其所含的香菇多糖能够调节糖代谢，改善糖耐量，促进肝糖原合成，减少肝糖原分解，减轻糖尿病症状。

对预防并发症有什么益处

香菇中含有胆碱、酪氨酸、氧化酶以及某些核酸物质，既能起到降血压、降胆固醇、降血脂的作用，又可预防动脉硬化及糖尿病并发高血压、冠心病、血脂异常等症。

怎么搭配更有营养

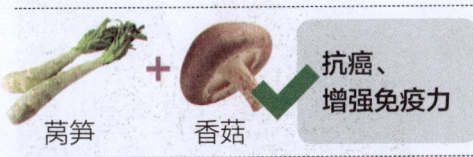

莴笋 + 香菇　抗癌、增强免疫力

食用宜忌

香菇无论是鲜品还是干品都不能长时间浸泡，以免造成营养成分的流失。

香菇木耳汤

材料　鲜香菇、水发黑木耳各 50 克，胡萝卜 10 克。
调料　鸡汤、酱油各适量，盐、姜粉各 2 克。
做法
1. 将香菇洗净，去蒂，切成片；黑木耳泡发，洗净，撕成小朵；胡萝卜洗净，切片。
2. 锅置火上，将鸡汤倒入锅中煮沸 10 分钟，加入香菇、木耳、胡萝卜煮开，然后放入酱油、盐、姜粉调味即可。

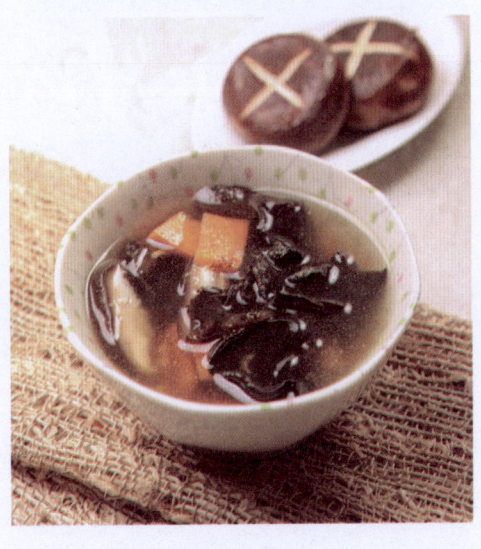

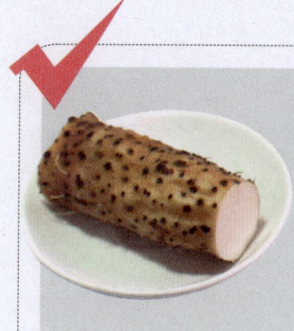

山药

避免胰岛素分泌过剩

推荐用量 每天 85 克为宜
关键营养素 黏液蛋白、膳食纤维

为什么适合吃

山药中的黏液蛋白，能使糖类缓慢吸收，同时避免胰岛素分泌过剩，有降低血糖的作用。山药还含有可溶性膳食纤维，能推迟胃内食物的排空时间，控制餐后血糖升高的速度。

对预防并发症有什么益处

山药中的黏液蛋白，能防止脂肪沉积在血管上，保持血管弹性，降低胆固醇，防止动脉粥样硬化，并能防止糖尿病并发冠心病、高胆固醇血症的发生发展。

怎么搭配更有营养

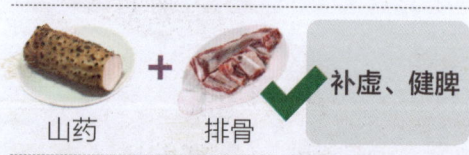

山药 + 排骨 ✓ 补虚、健脾

食用宜忌

山药蒸、炒、炖、煮都能做出鲜美可口的菜肴。

丝瓜烩山药

材料 丝瓜 200 克，山药 80 克，胡萝卜 20 克，香菇 30 克，虾米 20 克。
调料 植物油 5 克，盐 2 克，蘑菇粉 2 克。
做法
1. 将丝瓜、山药、胡萝卜、香菇洗净切片，分别放入开水锅中焯一下。
2. 炒锅放入少许底油加热，再加入虾米及香菇片炒香，然后放入丝瓜、胡萝卜及山药略炒片刻，加入少量清水焖熟即可。

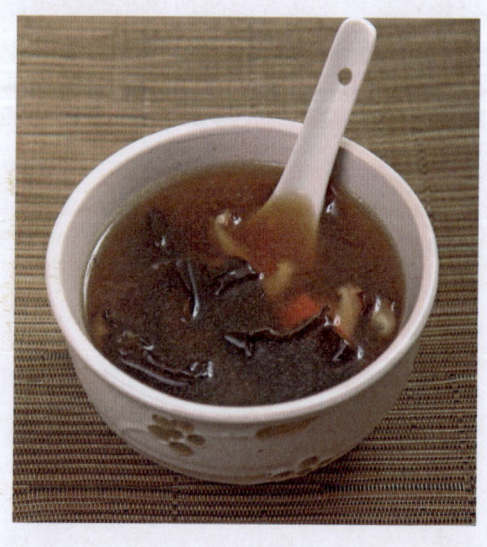

第四章　家常食材饮食宜忌 | 105

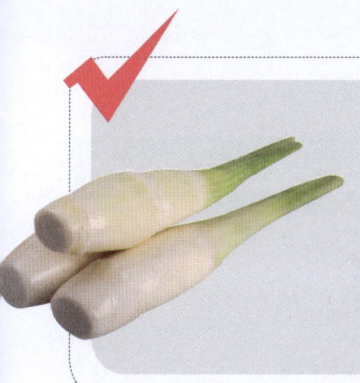

茭白

改善胰岛素的敏感性

推荐用量　每天60克为宜
关键营养素　膳食纤维、钾、维生素E

为什么适合吃

茭白中的膳食纤维可延长食物在肠内的停留时间、促进胃的排空，使餐后血糖不会急剧上升。还可改善外周胰岛素的敏感性，有利于糖尿病病情的改善。

对预防并发症有什么益处

茭白中的钾可促进钠从尿液中排出，同时还能对抗钠升高血压的不利影响，对血管的损伤有保护作用，有助于减少降压药的用量。其所含的维生素E能保护心脑血管，防治糖尿病慢性心脑血管病。

怎么搭配更有营养

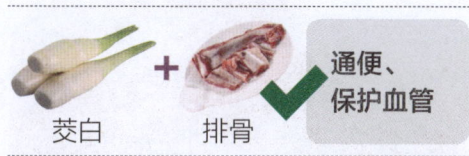

茭白 + 排骨　通便、保护血管

食用宜忌

无论蒸、炒、炖、煮、煨都是鲜嫩糯香、柔滑适口；若是与肉类等相配，烹出的菜肴则是味道各异，营养丰富。

茭白炒鸡蛋

材料　茭白150克，鸡蛋150克。
调料　盐、植物油、葱花各适量。
做法

1. 将茭白洗净，切厚片；鸡蛋打入碗内，加入盐1克调匀。
2. 锅内倒油烧热，放入茭白厚片煸炒，放入盐，稍加汤汁，待汤汁干，盛入碗内。
3. 另起锅把鸡蛋倒入锅内炒成块状，放入炒过的茭白，一同炒拌即可。

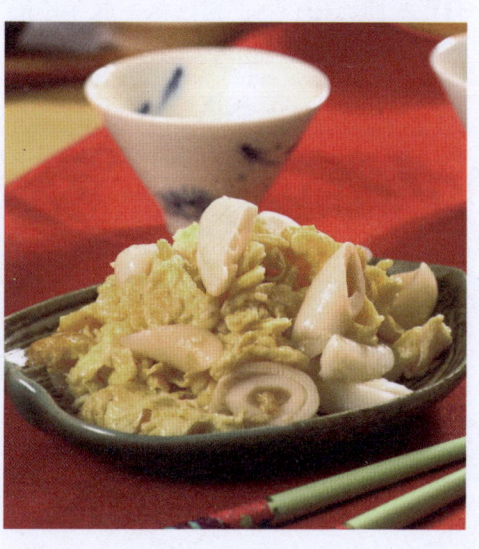

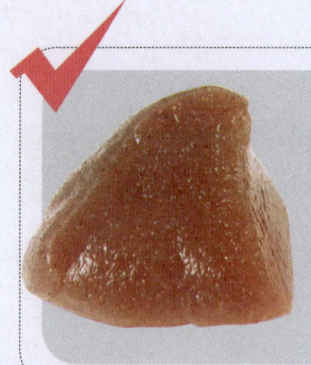

魔芋 — 增加血液中胰岛素的含量

推荐用量 每天80克为宜
关键营养素 膳食纤维、葡甘露聚糖、膳食纤维

为什么适合吃

魔芋中的膳食纤维有延缓葡萄糖和脂肪吸收的作用，还可以增加血液中胰岛素的含量，减轻胰岛β细胞的负担，逐渐使血糖和血脂水平下降，对控制、预防和治疗糖尿病有极好的辅助作用。

对预防并发症有什么益处

魔芋含有的葡甘露聚糖，食用后不在胃中消化，因而可以吸附胆固醇和胆汁酸，从而降低血清胆固醇，可有效地减轻高血压和心脑血管疾病；魔芋中的膳食纤维可以增强肠胃蠕动，促进排便。

怎么搭配更有营养

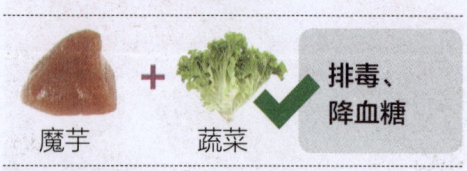

魔芋 + 蔬菜 ✓ 排毒、降血糖

食用宜忌

魔芋一次不宜吃得过多，否则会引起腹胀等不适的感觉。魔芋无论炒、炖、煮、煨、凉拌都是不错的选择。

魔芋炖鸡腿

材料 魔芋300克，鸡腿150克。
调料 葱花、花椒粉、盐、酱油各适量，植物油4克。

做法

1. 鸡腿洗净，切块；魔芋洗净，切块。
2. 炒锅倒入植物油烧至七成热，下葱花、花椒粉、酱油炒出香味。
3. 放入鸡腿和魔芋块炒匀，加适量水炖熟，用盐调味即可。

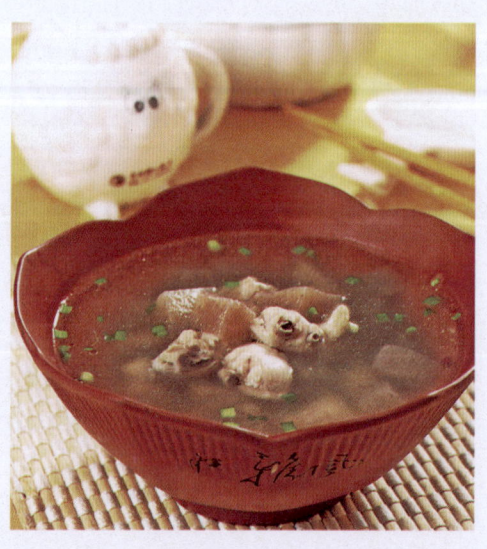

青椒

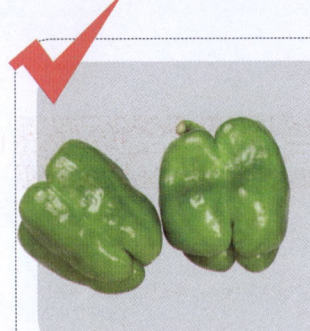

修复胰岛 β 细胞

推荐用量 每天 60 克为宜
关键营养素 硒

为什么适合吃

青椒中的硒能防止胰岛 β 细胞氧化破坏，修复胰岛 β 细胞，使其功能正常，降低血糖和尿糖，改善糖尿病患者的症状。

对预防并发症有什么益处

青椒中的硒能防止糖分、脂肪等物质在血管壁上的沉积，降低血液黏稠度，可以防治动脉硬化、冠心病、高血压等疾病。此外，青椒还能减缓糖尿病并发症的进程，具有减轻糖尿病视网膜的病变及肾病的作用。

怎么搭配更有营养

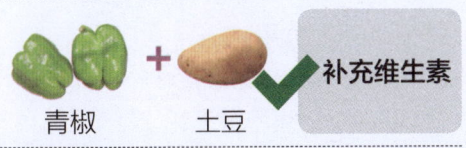

青椒 ＋ 土豆 ✓ 补充维生素

食用宜忌

眼疾患者、食管炎、胃肠炎、胃溃疡、痔疮患者应少吃或忌食。另外，患有火热病证、肺结核病、面瘫的人慎食。青椒采用炒、拌、炝、凉拌等烹饪方法均可。

青椒绿豆芽

材料 绿豆芽 250 克，青椒 100 克。
调料 姜丝 5 克，料酒 10 克，盐 1 克，醋 8 克，植物油 5 克。

做法

1. 青椒洗净，去蒂和子，切丝；绿豆芽洗净，用沸水焯烫，沥干备用。
2. 炒锅置火上，倒油烧至七成热，倒入姜丝、青椒丝、绿豆芽，调入料酒，加醋、盐调味即可。

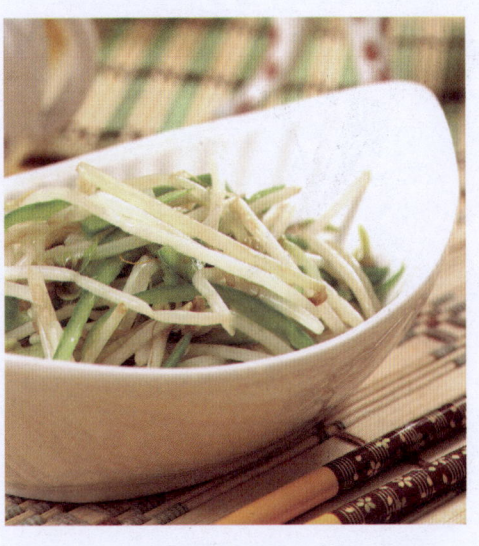

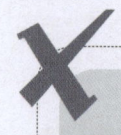

百合

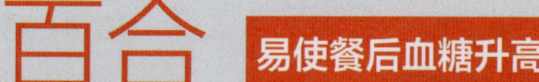
易使餐后血糖升高

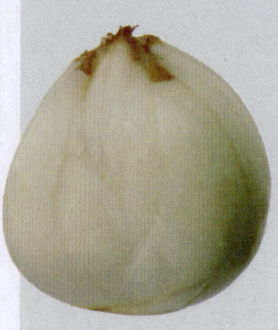

百合的糖类含量较高，不应算在蔬菜种类中，而是应该作为主食来食用。因此对于糖尿病患者来说，虽然可以食用，但必须做好食物交换份。

干百合相对于鲜百合来说糖类含量更高（干百合每100克糖类的含量为57.1克），糖尿病患者如果想食用百合，可以用鲜百合代替干百合。

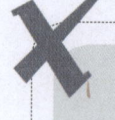

甜菜

含糖量高

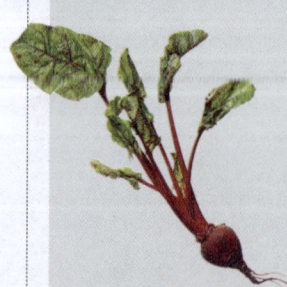

甜菜中的甜菜糖由蔗糖和转化糖组成，易溶于水，在人的消化器官中，通过蔗糖酶的作用，分解成葡萄糖和果糖，可迅速被人体吸收。糖尿病患者食用后血糖会明显升高，因此糖尿病患者不宜食用。

甜菜的热量、含糖量都较高，如果安排在一日三餐中，对于需要控制总热量的糖尿病患者来说，易饥饿，不利于血糖的控制，还会造成营养失衡。

芋头　不利于血糖的控制

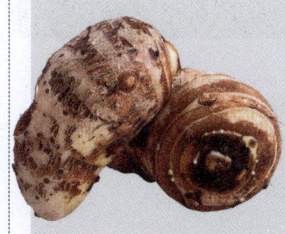

芋头含高淀粉质，而淀粉质经消化后会变为葡萄糖，对血糖的控制和降低极为不利，不能正常调节体内血糖的糖尿病患者不宜食用。另外，由于芋头含有丰富的钾，会增加糖尿病并发肾功能不全患者的负担，因此不宜食用。

芋头含糖量也非常高，煮熟以后热量和糖分均会升高，不利于血糖的控制。所以芋头即使不蘸糖吃，糖尿病患者也应少吃或不吃。

香椿　加重肝火

香椿，性干、味苦，有解毒化湿的作用，本身带有发散性，可以助阳，所以一般阳虚的人吃香椿是有好处的。但是相对的，如果阴虚的人吃了香椿后容易加重肝火，尤其是像糖尿病人这样属于阴虚、燥热的患者，吃了不利于病情的控制。

腌制的香椿含盐量高，不利于控制血压，因此糖尿病并发高血压的患者不宜食用。

另外，患有眼疾的人，也应少吃香椿，因为香椿不利于糖尿病并发眼病的控制。

肉类应该怎么吃

红肉可提高免疫力、防贫血

猪肉、牛肉、羊肉等畜肉统称为红肉，富含蛋白质，其氨基酸的组成与人体需要十分接近，是构建肌肉的重要物质，能提高免疫力，促进生长发育。红肉是膳食铁的极佳来源，其所含的铁以红血素铁的形式存在，极易吸收利用，可以预防贫血。但红肉同时也存在饱和脂肪酸较高的情况，进食过多会导致心脑血管疾病。红肉的饮食秘诀是优选瘦肉，每餐不过量，去除肥肉和脂肪层，减少脂肪的摄入。

鸡鸭禽肉低脂高蛋白，不易造成脂肪堆积

鸡鸭等禽肉中，蛋白质含量高，是优质蛋白质来源之一，而且比红肉脂肪含量低，且以不饱和脂肪酸为主。同时，禽肉也是磷、铁、铜和锌等的好来源，并富含维生素 E、B 族维生素、维生素 A，以肝脏中的含量最高。

哪种肉都别过量，否则易致肥胖和心脑血管疾病

均衡的饮食要求我们每天要摄入一定量的动物性食物，但是任何一种肉类都不能过量，过多摄入都会增加肥胖、糖尿病和心脑脑血管疾病的发病风险。肉类在保证适量的前提下，还要注意选

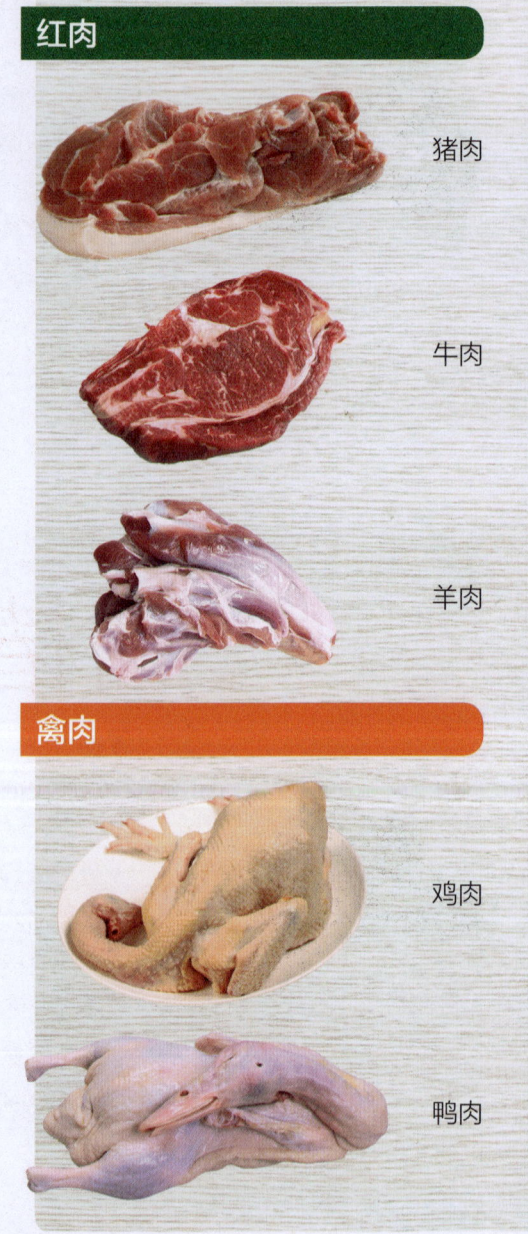

红肉
- 猪肉
- 牛肉
- 羊肉

禽肉
- 鸡肉
- 鸭肉

择，同一种肉类的不同部位脂肪含量不同。以同样 100 克肉类为例，红肉的脂肪含量大于白肉，而动物脑、动物内脏的脂肪含量又大于肉的部分。

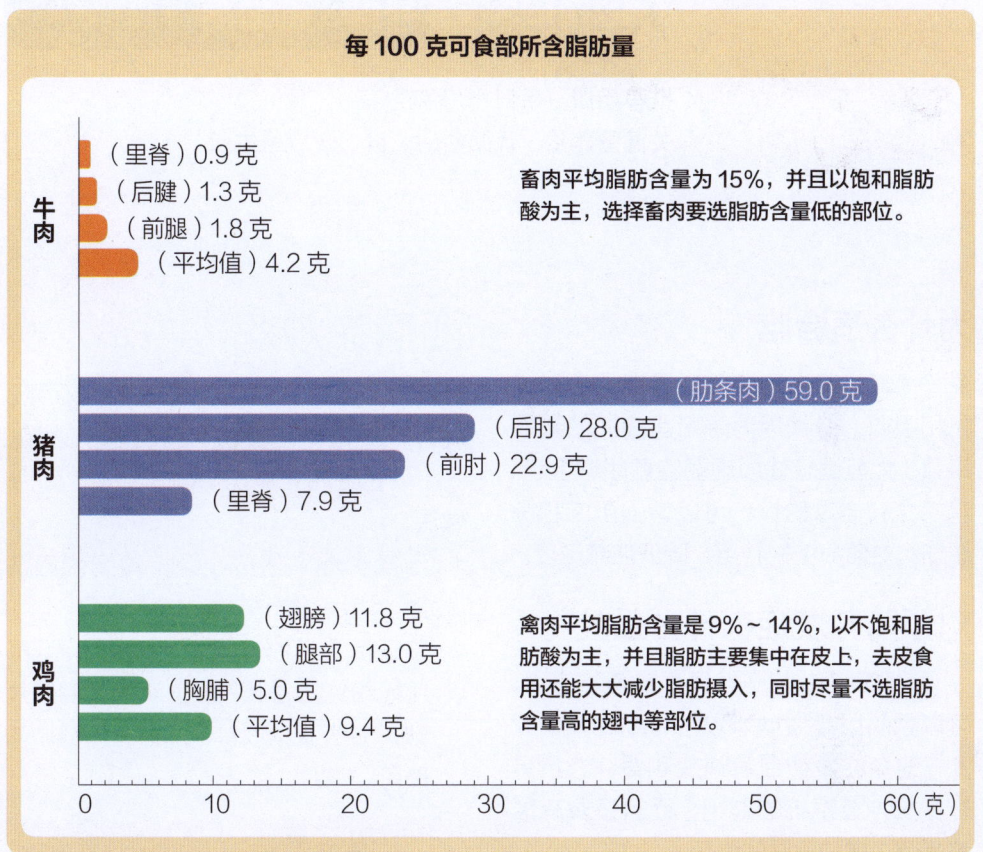

以周为单位，不同种类的肉交替吃

每种肉类每天都有推荐摄入量，畜肉、禽肉每天分别以 40～75 克为宜，可以以周为单位，分散食用。比如每周鱼、肉类总量为 1000 克以内，鸡蛋不超过 7 个。可以将这些食物分散到每一天，甚至每一餐中。

如果做不到每天进食好几种肉类，也可以天为单位交替食用。比如今天吃猪肉，明天改吃鱼虾类，后天吃禽肉。总之，在总量不变的前提下要经常变化，以保证营养均衡，不要只吃一种肉类。

动物内脏要少吃或不吃

动物内脏含脂肪和胆固醇较多，糖尿病患者应尽量避免食用。

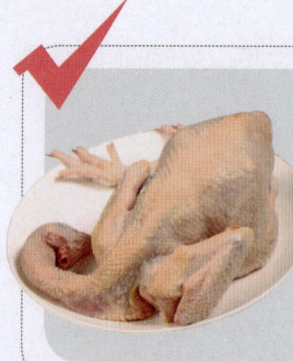

鸡肉 补虚、稳血糖

推荐用量 每日100克为宜
关键营养素 优质蛋白、锌、B族维生素

为什么适合吃

鸡肉含有丰富的优质蛋白且容易消化和吸收,是糖尿病患者蛋白质的重要来源,尤其适宜体质虚弱的糖尿病患者。鸡肉含有丰富的锌,可以增强肌肉和脂肪细胞对葡萄糖的利用,降低血糖浓度。

对预防并发症有什么益处

鸡胸脯肉中含有较多的B族维生素,可以预防因高血糖所致的肾细胞代谢紊乱,避免并发微血管病变和肾病,且具有保护神经系统的作用。而且还具有缓解疲劳、保护皮肤的作用。

怎么搭配更有营养

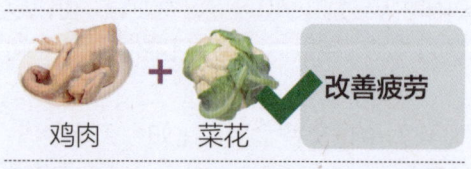

鸡肉 + 菜花 ✓ 改善疲劳

食用宜忌

鸡皮中的脂肪含量较高,糖尿病人食用时最好去皮食用。

西蓝花炒鸡肉

材料 西蓝花250克,鸡胸脯肉50克。
调料 葱花、花椒粉、盐、鸡精适量,植物油4克。

做法

1. 西蓝花洗净掰成小朵,鸡胸脯肉洗净,切片,焯透。
2. 砂锅倒入植物油烧至七成热下葱花、花椒粉炒出香味,放入鸡肉片翻炒片刻,加西蓝花炒软,加盐、鸡精调味即可。

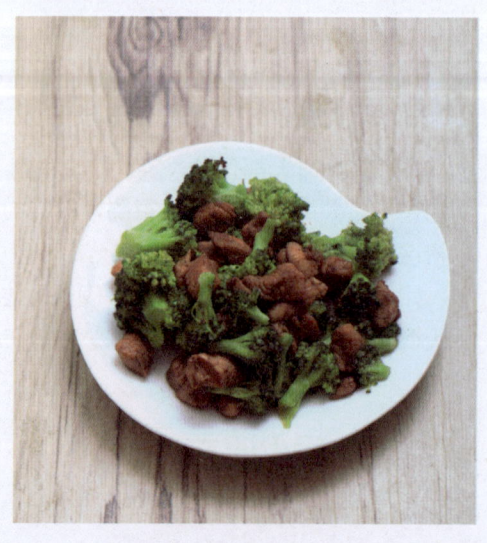

乌鸡

提高应激适应能力

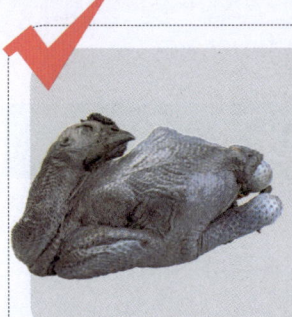

推荐用量 每天60克为宜
关键营养素 维生素 B_2、维生素 E

为什么适合吃

乌鸡含有较多的维生素 B_2、维生素 E，能提高糖尿病患者对环境的应激适应能力，并有助清除体内自由基，保护胰岛 $β$ 细胞。

对预防并发症有什么益处

乌鸡属于低脂肪、低胆固醇的肉类，是糖尿病患者补充优质蛋白的不错的选择。乌鸡还具有清洁人体血液的功效，能辅助治疗高血压、心肌梗死等心脑血管疾病。

怎么搭配更有营养

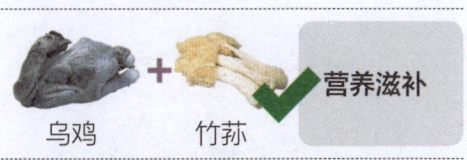

乌鸡 ＋ 竹荪　营养滋补

食用宜忌

乌鸡不能与苋菜一起食用，二者同食会加速维生素 C 的氧化，导致营养流失。乌鸡用炒、烧、炖、蒸、烤、焖等烹调方法，均可做出鲜美诱人的佳肴。

山药乌鸡锅

材料 乌鸡 500 克，山药 150 克。
调料 姜片 20 克，盐 3 克。
做法

1. 乌鸡切小块，放入沸水中焯去血污。
2. 山药去皮切滚刀块。
3. 将所有食材放入汤锅中，加入适量的清水，大火烧开后，小火煲 2 个小时，出锅前撒入适量盐即可。

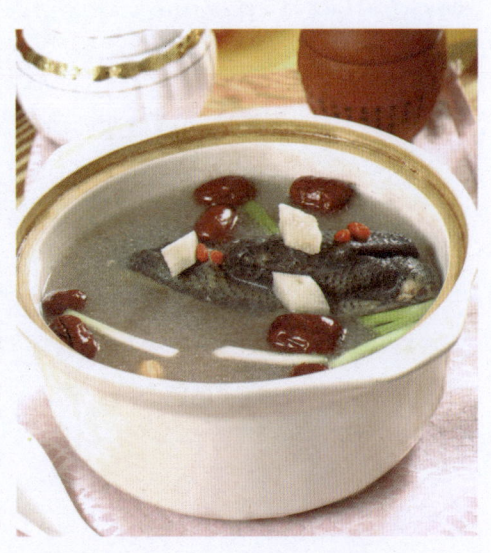

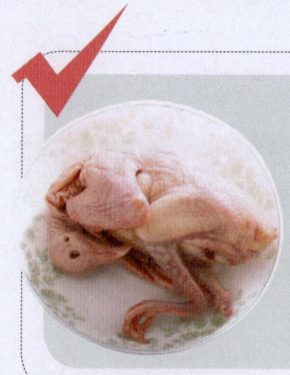

鸽肉

稳定血糖水平

推荐用量 每天 80～100 克为宜
关键营养素 高蛋白、维生素 A、B 族维生素、维生素 E

为什么适合吃

鸽肉是高蛋白的肉食，能补肝益肾、益气补血，可改善因肾虚引起的内分泌代谢紊乱，稳定血糖水平，是糖尿病患者补充优质蛋白的主要肉食之一。

对预防并发症有什么益处

鸽肉中含有维生素 A、B 族维生素和维生素 E，对眼睛和周围神经及心脑血管有保护作用。

怎么搭配更有营养

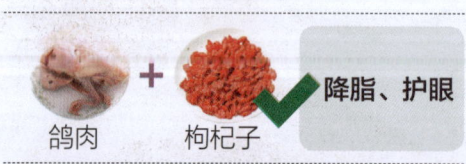

鸽肉 + 枸杞子　降脂、护眼

食用宜忌

鸽肉蛋白质含量很高，排尿量减少的肾衰竭者不宜食用。鸽肉鲜嫩味美，适合采用煮、炖、烧等烹调方法。

蚝油乳鸽

材料 乳鸽 250 克。
调料 葱段、姜片、花椒粉、盐、葱花、蚝油各适量，植物油 5 克。
做法
1. 乳鸽洗净，入大碗里，加葱段、姜片、盐和适量水，上蒸锅大火蒸 1 小时取出，拣去姜片、葱段。
2. 炒锅倒入植物油烧至七成热，下葱花、花椒粉、蚝油炒出香味，加蒸乳鸽时碗里留下的汤汁煮开，淋在乳鸽上即可。

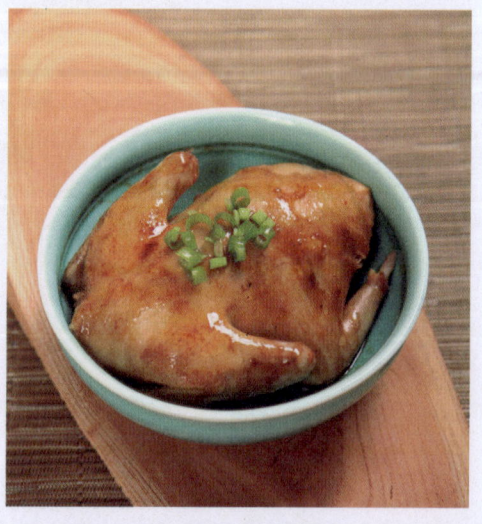

鸭肉 — 促进葡萄糖利用

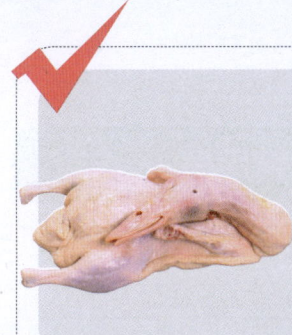

推荐用量 每天 60 克为宜

关键营养素 B 族维生素、锌、不饱和脂肪酸、烟酸

为什么适合吃

鸭肉相较于其他肉类，含有较多的 B 族维生素，能补充 2 型糖尿病患者因胰岛素抵抗消耗的 B 族维生素，从而稳定血糖水平。鸭肉中的锌能使肌肉和脂肪细胞对葡萄糖的利用率大大增强，有利于降低血糖。

对预防并发症有什么益处

鸭肉的脂肪含量低，且多为不饱和脂肪酸，常食可防治由糖尿病引发的心脑血管并发症。

怎么搭配更有营养

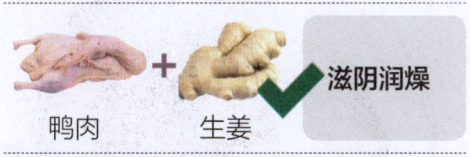

鸭肉 + 生姜 ✓ 滋阴润燥

食用宜忌

鸭肉适合烤、炒、熘、烧、煮、炖等烹饪方法。

白菜鸭肉汤

材料 大白菜 250 克，鸭胸肉 100 克。

调料 葱花、姜片各 5 克，盐 3 克，植物油 5 克。

做法

1. 大白菜洗净，切丝；鸭胸肉洗净，去皮，切成丝放入冷水锅中加热焯熟。
2. 锅置火上，倒入植物油烧至六成热时，爆香葱花、姜片，加入鸭胸肉和白菜丝煮熟，用盐调味即可。

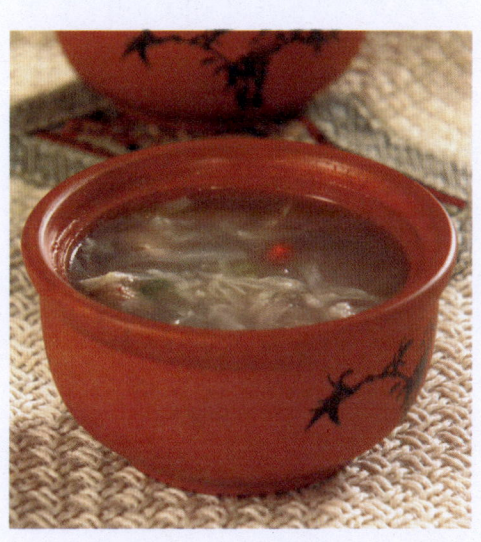

鹌鹑

辅助治疗糖尿病

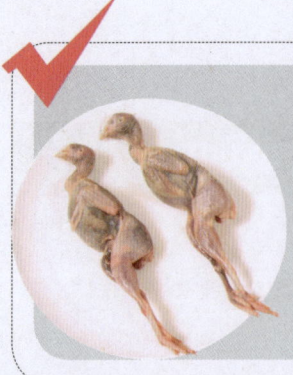

推荐用量 每天60克为宜
关键营养素 高蛋白、低脂肪、卵磷脂、芸香苷

为什么适合吃

鹌鹑是高蛋白、低脂肪的食物,可补中益气、清利湿热,还辅助治疗糖尿病,是一款适合中老年糖尿病患者的肉食之一。

对预防并发症有什么益处

鹌鹑含有丰富的卵磷脂,可生成溶血磷脂,有抑制血小板凝聚的作用,可阻止血栓形成,保护血管壁,阻止动脉硬化。卵磷脂是高级神经活动不可缺少的营养物质,具有健脑的作用。此外,鹌鹑蛋含有的芸香苷,有防治动脉硬化和高血压的作用。

怎么搭配更有营养

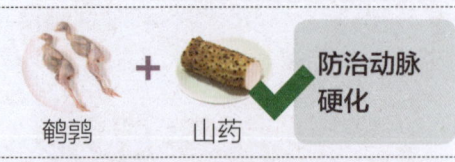

鹌鹑 + 山药 → 防治动脉硬化

食用宜忌

鹌鹑肉适用于炒、烤、焖等烹调方法,但感冒期间不宜食用。

春笋鹌鹑汤

材料 鹌鹑200克,春笋100克。
调料 姜20克,料酒10克,盐3克。
做法

1. 将鹌鹑洗净;春笋剥皮。
2. 锅中加入适量清水,将鹌鹑放入锅中去掉血沫;将春笋入沸水中焯一下。
3. 将鹌鹑放入砂锅中,倒入适量清水,加入姜片、料酒,大火煮开,小火炖1小时。放入春笋,继续焖10分钟即可。

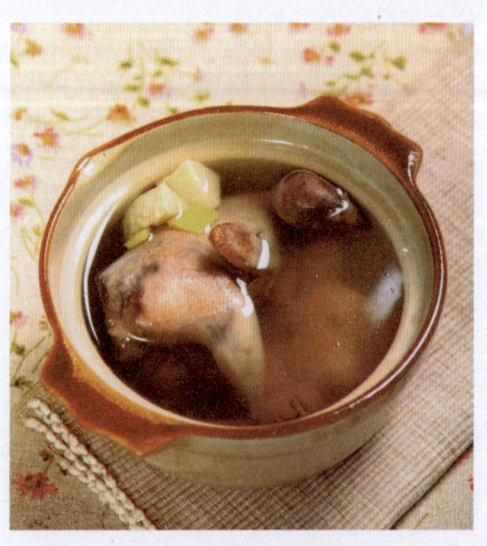

兔肉

低脂肪、控体重

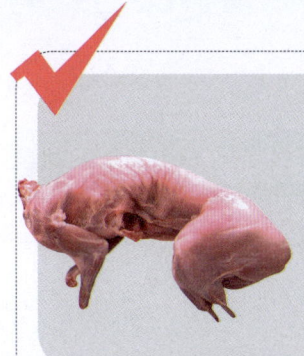

推荐用量 每天 80 克为宜
关键营养素 高蛋白、卵磷脂、不饱和脂肪酸

为什么适合吃

兔肉是低脂肪的肉食，且富含优质蛋白，可为糖尿病患者提供充足的蛋白质，补充因糖异生而消耗的蛋白质，防止负氮平衡，不会引起血糖的升高，有益于肥胖型的糖尿病患者。

对预防并发症有什么益处

兔肉含有丰富的卵磷脂，可以保护血管，预防动脉硬化，还可预防血栓的形成。此外，兔肉中的脂肪多为不饱和脂肪酸，常吃兔肉可强身健体，但不会增肥，是肥胖患者理想的肉食之一。

怎么搭配更有营养

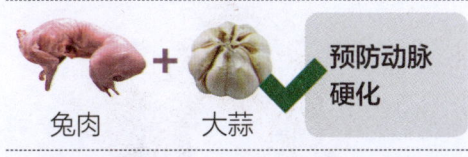

兔肉 + 大蒜 ✓ 预防动脉硬化

食用宜忌

孕妇及经期女性、有明显阳虚症状的女子、脾胃虚寒者不宜食用。兔肉适用于炒、烤、焖等烹调方法。

春笋烧兔

材料 兔肉、春笋各 200 克。
调料 豆瓣酱 20 克，肉汤、水淀粉、葱花、姜末、酱油、盐各适量。

做法

1. 兔肉洗净，切块；春笋洗净，切块。油锅烧热，下兔肉块炒干水分，再下入豆瓣酱同炒，加酱油、盐、肉汤一起焖，约 30 分钟后加入春笋块烧熟，撒上葱花、姜末。
2. 待兔肉软烂时倒入水淀粉，收浓汁即可。

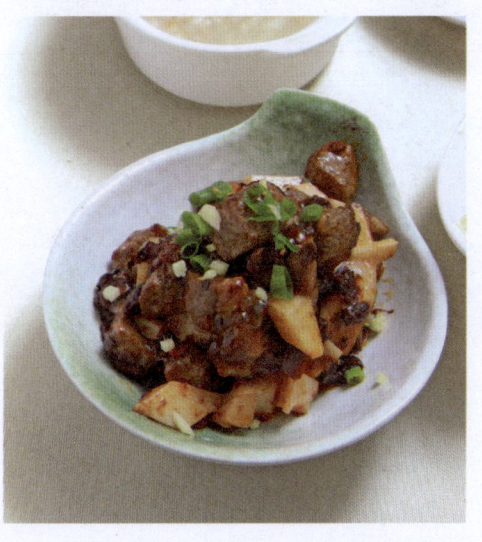

牛肉 升高血清中胰岛素水平

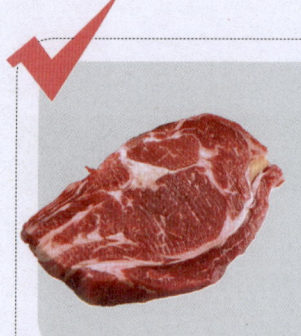

推荐用量 每天 80 克为宜
关键营养素 锌、镁、亚油酸

为什么适合吃

牛肉中的锌能升高血清中胰岛素的水平,从而使肌肉和脂肪细胞对葡萄糖的利用率大大提高。牛肉还含有镁元素,可提高胰岛素的敏感性,降低血糖。

对预防并发症有什么益处

牛肉中的亚油酸具有降低血脂、软化血管、降低血压、促进微循环的作用,可预防或减少心脑血管病的发病率,特别是对高血压、高脂血症、心绞痛、冠心病、动脉粥样硬化、老年性肥胖症等的防治极为有利。

怎么搭配更有营养

牛肉 + 白萝卜 ✓ 强身健体

食用宜忌

牛肉适用于炒、烧、炖、蒸、烤、焖等烹调方法。

萝卜烧牛肉

材料 白萝卜100克,牛肉100克,胡萝卜50克,板栗50克。
调料 葱花、姜片、酱油、植物油各适量。

做法

1. 将白萝卜和胡萝卜洗净,去皮,切成块;牛肉切块,入凉水锅中煮至七成熟;将板栗去皮。
2. 锅烧热放油,将葱、姜爆香,然后放牛肉、白开水、酱油,旺火烧开后放入白萝卜、胡萝卜、板栗,煮至熟即可,待板栗变软后再稍煮收汁即可。

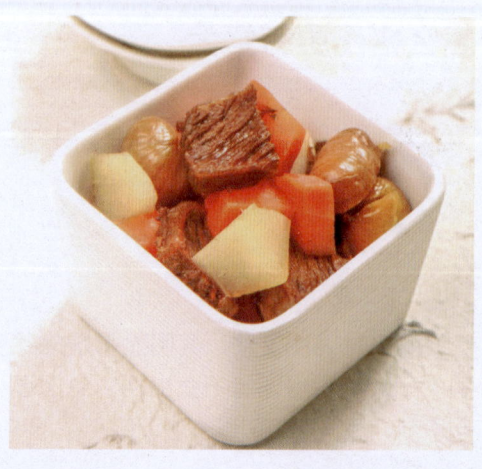

驴肉 改善胰岛功能

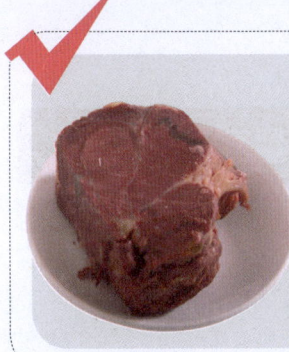

推荐用量 每天 80 克为宜
关键营养素 氨基酸、亚油酸、亚麻酸

为什么适合吃

驴肉是一种高蛋白、低脂肪、低胆固醇的肉类,可为糖尿病患者补充优质蛋白质。驴肉中的氨基酸含量丰富,能营养胰岛 β 细胞,改善胰岛功能,促进胰岛素的分泌,调节血糖水平。

对预防并发症有什么益处

驴肉中的不饱和脂肪酸,尤其是亚油酸、亚麻酸,有降低血液黏度和胆固醇的作用,对动脉硬化、冠心病、高血压患者有着良好的保健作用。

怎么搭配更有营养

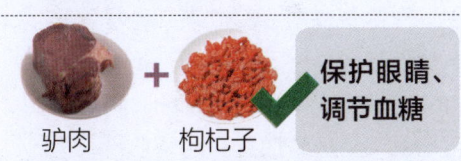

驴肉 + 枸杞子 ✓ 保护眼睛、调节血糖

食用宜忌

孕妇、脾胃虚寒、慢性肠炎、腹泻者最好不要食用驴肉。驴肉适用于炒、烧、焖、炖等烹调方法。

驴肉煲汤

材料 驴肉 150 克,驴骨头 100 克。
调料 生姜 10 克,香油 5 克,盐 2 克,鸡精 1 克,大料、胡椒粉适量。
做法

1. 驴肉和驴骨头用清水洗净;生姜洗净拍松。
2. 将驴肉、驴骨头放入大锅中加生姜、大料同煮,至肉烂时捞出,切片。
3. 待汤汁呈乳白色时,再放入驴肉片烧开,加盐、鸡精、胡椒粉即可。

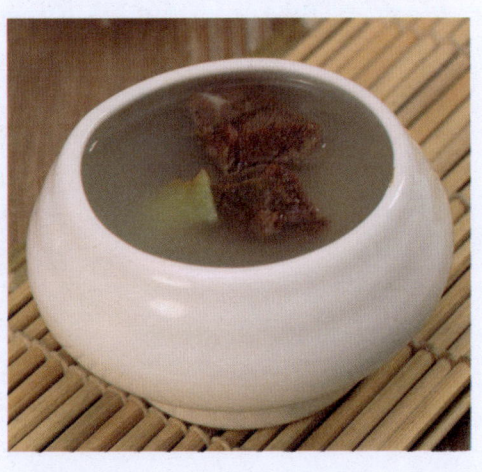

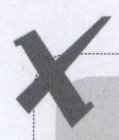

鸡心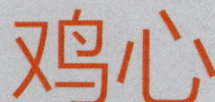

胆固醇含量高

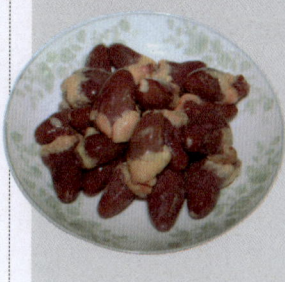

鸡心虽然含有丰富的营养元素，可补充人体缺乏的微量元素，但因其胆固醇含量较高，会加重糖尿病患者的脂质代谢紊乱，不利于血糖的控制。而且胆固醇既是糖尿病发病的一个因素，又严重影响糖尿病病情的控制，因此不宜食用。

鸡心中的脂肪富含的饱和脂肪酸，可促进胆固醇的吸收，导致血脂升高，促进动脉粥样硬化的发生发展及脂肪肝的形成，易引发糖尿病并发高脂血症。

鹅肝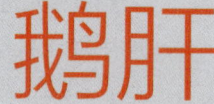

易引起糖尿病并发症

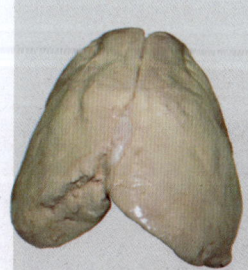

鹅肝含有的胆固醇和脂肪，会产生诸如体重增加、血管垃圾增多等诸多不利于糖尿病病情控制的因素，导致并发症的发生发展。而这些并发症反过来又会导致胰岛素的敏感性下降，促进糖原异生，使血糖升高，进一步加重胰岛 β 细胞的损害。鹅肝可使高血糖、高脂血症患者的血液黏稠度增高，易形成血栓，阻塞血管，引起相应组织器官的损害。

鹅肝中磷和钾的含量很高，糖尿病并发肾功能不全患者食用后会加重病情。

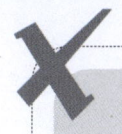

猪肝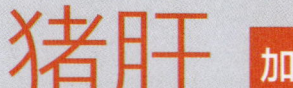

常吃猪肝的糖尿病患者,体内会储存较多的血红素铁,这对血糖控制极为不利。这是由于过量血红素铁会促进自由基的生成,从而加重机体的氧化损伤,使病情加重。实验表明,2型糖尿病患者铁负荷水平很高,比健康人的血清转铁蛋白饱和度要高17.59%。

糖尿病患者可以吃苋菜等含铁丰富的植物性食物,也可以使用铁锅、铁杯等,因为摄入其他形式的铁与2型糖尿病病情变化没有关联。

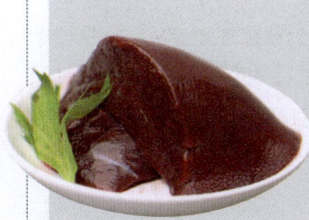

猪蹄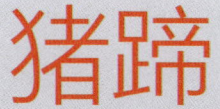

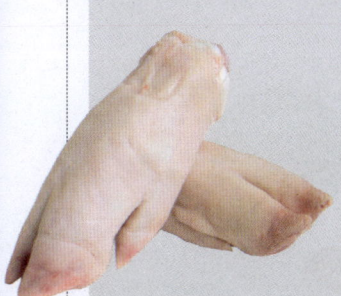

猪蹄是高热量、高脂肪的肉食,糖尿病患者若摄入过多热量(大部分是糖类和脂肪,而脂肪会因为机体细胞缺少可利用糖类,又分解成糖类进入血液)会使血糖浓度持续升高,并影响其他脏器,引发并发症。因此糖尿病患者不宜食用猪蹄,而且每日脂肪的摄入量应减少至占总热能的25%～30%,甚至更低,烹调油每日不应超过25克。

水果类应该怎么吃

根据血糖情况决定能否吃水果

大多数人认为水果甜度太高,血糖较高者和糖尿病患者不宜食用。其实这种想法是很片面的。水果中含有大量的维生素、膳食纤维和矿物质,对糖尿病患者是有益的。糖尿病患者可在血糖控制较好的前提下适当吃些水果,具体来说,空腹血糖控制在 7 毫摩尔每升以下、餐后 2 小时血糖控制在 10 毫摩尔每升以下时,适宜食用水果。

水果最好当加餐,两餐之间吃

对于血糖控制较好的糖尿病患者,水果最好作为加餐,也就是两餐之间吃,如上午 10 点或下午 3 点,或睡前 1 小时。不提倡饭后立即吃水果,否则容易导致一次性摄入过多的糖分,致使餐后血糖过高,加重胰岛的负担。

每天能吃多少水果

每 100 克新鲜水果产生的热量为 20～100 千卡。严格地讲,患者每天适宜吃多少水果都应该由医生进行计算,一般情况下,血糖控制稳定的患者,每天食用水果的量不宜超过 200 克(一到两个中等大小的水果),食用时间宜在两餐之间,以免全天总热量超标。

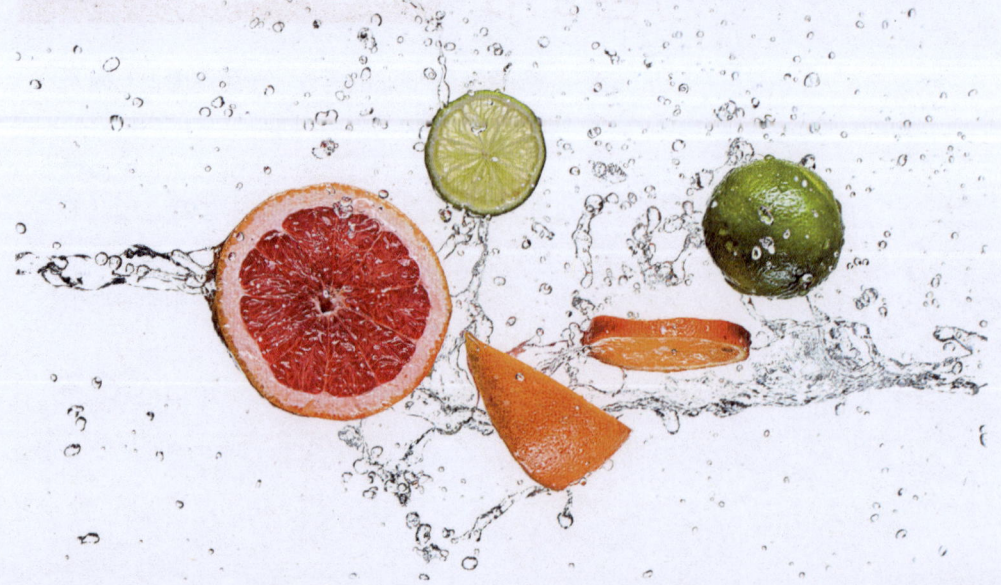

尽量吃完整水果

完整水果是指水果要尽量带皮吃。很多人在吃水果时往往会把果皮弃去不要,其实很多果皮不仅富含维生素C、果胶、纤维素,还含有抗氧化的花青素和其他多酚类物质,甚至其含量远非果肉所比。

例如,苹果皮中的总多酚含量达每百克307毫克,总黄酮为每百克184毫克,原花青素为每百克105毫克,这些成分对健康有益。

能喝果汁吗

对于喜欢喝果汁的糖尿病"预备军"和糖尿病患者来说,也可适当来一点,但是最好不要喝纯果汁,可以加入一些蔬菜打成果蔬汁,如胡萝卜梨汁、苦瓜柠檬汁、西芹苹果汁等,这样糖分减少了,而且蔬菜中含有丰富的膳食纤维,可以帮助消化、排泄,促进新陈代谢。

90千卡热量相当于吃多少水果

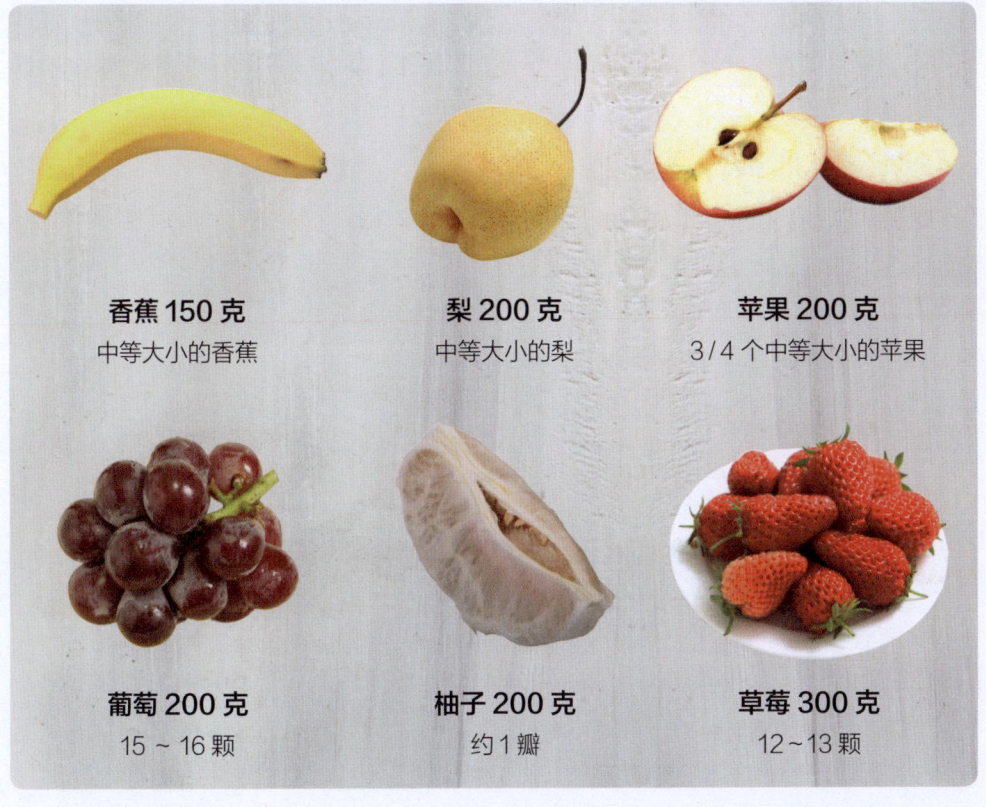

香蕉150克　中等大小的香蕉

梨200克　中等大小的梨

苹果200克　3/4个中等大小的苹果

葡萄200克　15~16颗

柚子200克　约1瓣

草莓300克　12~13颗

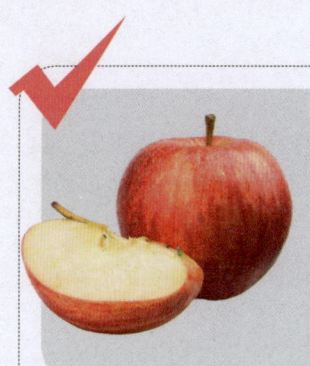

苹果
调节机体血糖水平

推荐用量 每日1个为宜
关键营养素 维生素C、胶质、铬、钾

为什么适合吃

苹果中的维生素C可维持胰岛素的功能，促进组织对葡萄糖的利用及胰岛素形成，调节机体血糖水平；还可以抑制醛糖还原酶的作用，延缓或改善糖尿病周围神经病变。苹果中的胶质和铬，能保持血糖的稳定，因此，苹果是一切想要控制血糖的人必不可少的水果。

对预防并发症有什么益处

苹果还含有较多的钾，能与过剩的钠盐结合，使之从体内排出，降低血压。苹果还可以减少血液中胆固醇含量，可避免胆固醇沉淀在胆汁中形成胆结石。

怎么搭配更有营养

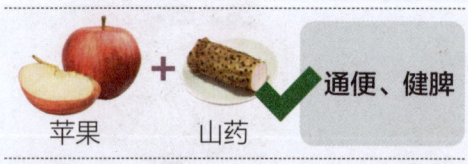

苹果 + 山药 ✓ 通便、健脾

食用宜忌

苹果不宜空腹食用，因为苹果所含的果酸和胃酸混合后会增加胃的负担。

苹果山药汤

材料 苹果100克，山药10克，麦芽10克。

做法
1. 将苹果洗净，切块；山药、麦芽洗净。
2. 将苹果、山药、麦芽一同入锅，加适量水，大火煮沸，小火熬煮半小时即可出锅。

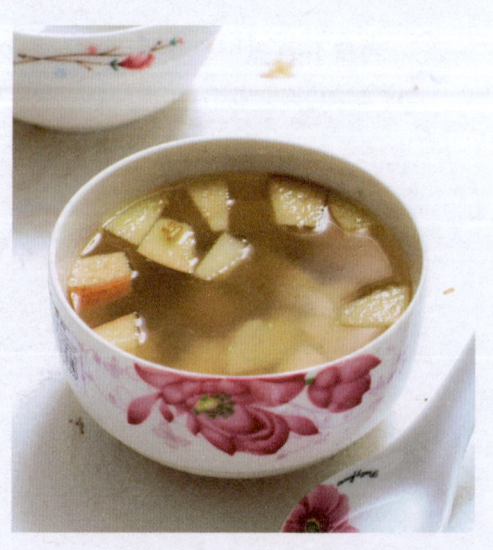

山楂

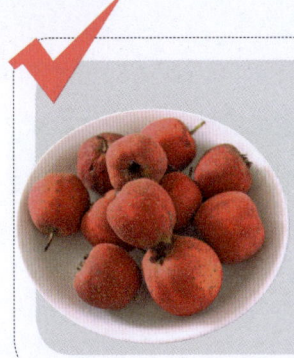

使血糖维持正常水平

推荐用量　每日3～4个为宜
关键营养素　钙、胡萝卜素、果胶

为什么适合吃

山楂中含有丰富的钙和胡萝卜素，具有刺激胰岛 β 细胞的作用，能够促进胰岛素的正常分泌，使血糖维持正常水平。山楂中含有的果胶，可促进胃肠蠕动，抑制血糖升高，还可促进排便。

对预防并发症有什么益处

山楂中含有三萜类及黄酮类等药物成分，具有显著的扩张血管及降压作用，有增强心肌、抗心律不齐、调节血脂及胆固醇含量的功能。山楂可有效防治动脉粥样硬化和心脑血管疾病。

怎么搭配更有营养

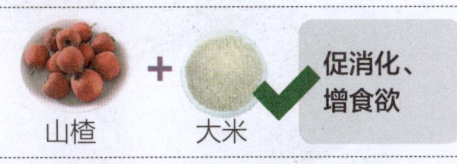

山楂 + 大米　促消化、增食欲

食用宜忌

山楂不能空腹吃，否则易加重饥饿感引起胃痛；胃酸过多者不宜食用。

山楂菊花茶

材料　干山楂片15克，菊花10克。
做法
1. 将干山楂片、菊花清洗干净。
2. 将干山楂片和菊花一起煎煮或用开水浸泡10分钟即可饮用。

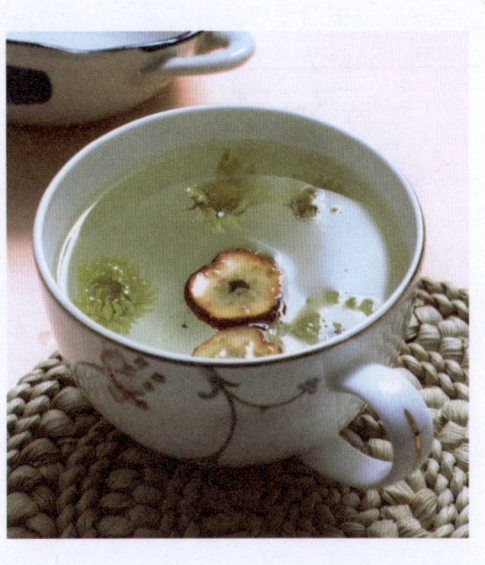

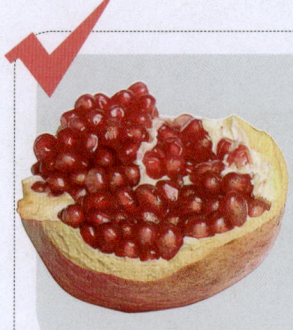

石榴 稳定血糖

推荐用量 每天 30 克为宜
关键营养素 铬、氨基酸、钙、镁、锌

为什么适合吃

石榴中含有的铬可以保护胰岛 β 细胞，有利于糖尿病的治疗，能帮助胰岛素促进葡萄糖进入细胞的效率，是重要的血糖调节剂，可以使糖尿病患者症状减轻，血糖控制平稳，减少降糖药的用量。

对预防并发症有什么益处

石榴汁含有多种氨基酸和钙、镁、锌，有助消化、抗胃溃疡、软化血管，有降血脂和血糖等多种功能，可防治冠心病、高血压，具有健胃提神、增强食欲、益寿延年之功效。

怎么搭配更有营养

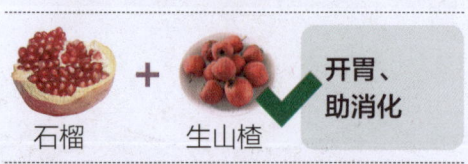

石榴 + 生山楂 = 开胃、助消化

食用宜忌

感冒、急性炎症、大便秘结、胃炎患者慎食石榴。

石榴开胃饮

材料 石榴 30 克，生姜 10 克，茶叶 5 克。
做法
1. 石榴洗净去皮，捣碎取汁；生姜洗净，切片。
2. 将锅置于火上，放入生姜片和适量的清水煮沸，淋入石榴汁，再次煮沸，放茶叶煮至茶叶片舒展，晾至温热饮用即可。

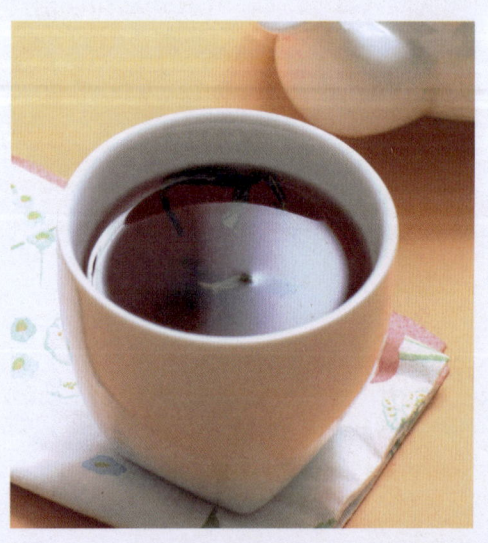

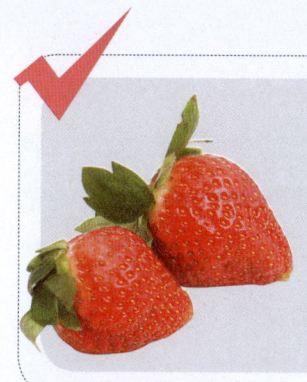

草莓

不会引起血糖的剧烈波动

推荐用量 每天150克为宜
关键营养素 维生素、矿物质、胡萝卜素、维生素C

为什么适合吃

草莓的热量较低，不会增加胰岛β细胞的负担，其所含的膳食纤维可延长食物在肠内的停留时间，降低葡萄糖的吸收速度，不会引起血糖的剧烈波动。

对预防并发症有什么益处

草莓中所含的胡萝卜素是合成维生素A的重要物质，可以防治糖尿病并发眼部病变。此外草莓还含有丰富的维生素C，对动脉硬化、冠心病、心绞痛、脑出血、高血压、高脂血症等疾病，都有积极的预防作用。

怎么搭配更有营养

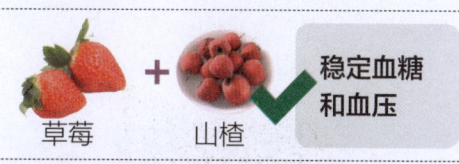

草莓 + 山楂 ✓ 稳定血糖和血压

食用宜忌

痰湿内盛、腹泻及尿路结石的患者忌服。

草莓拌黄瓜

材料 草莓150克，黄瓜100克。
调料 盐、鸡精、香油各适量。
做法
1. 草莓洗净、去蒂，对半切开，黄瓜洗净切块。
2. 取碗加盐、鸡精、香油调成调味汁。
3. 取盘放入草莓、黄瓜块加汁拌匀即可。

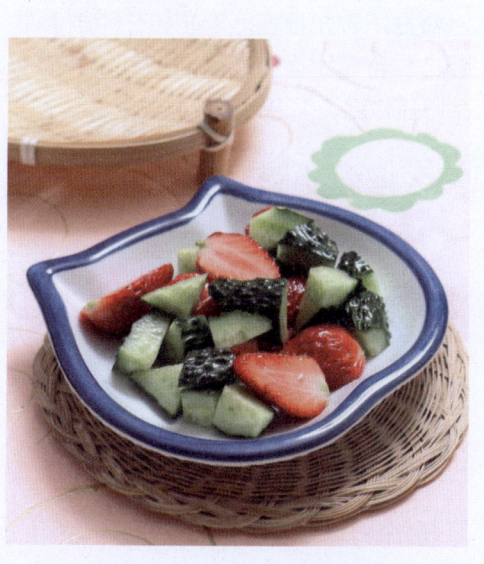

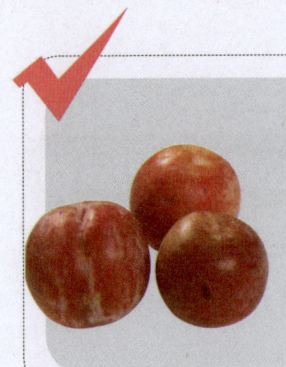

李子

促进组织对葡糖糖的利用

推荐用量 每日2～3个为宜
关键营养素 维生素C、苦杏仁苷、脂肪油

为什么适合吃

李子含糖量低，食用后不会使血糖快速升高，适合糖尿病患者食用。另外，李子含有的维生素C可维持胰岛素的功能，促进组织对葡萄糖的利用，有利于血糖的控制。

对预防并发症有什么益处

李子能促进胃酸和胃消化酶的分泌，有增加肠胃蠕动的作用，因而吃李子能促进消化，增加食欲，促进排便，可防治糖尿病并发便秘。李子核仁中含有的苦杏仁苷和大量的脂肪油，有显著的利水降压作用，同时还能止咳祛痰。

怎么搭配更有营养

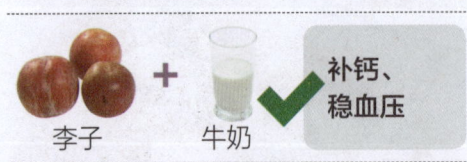

李子 + 牛奶 ✓ 补钙、稳血压

食用宜忌

李子食用过量会伤脾胃，引起腹泻，降低食欲。

苹果李子汁

材料 苹果100克，李子50克，桃50克，柠檬20克。

做法

1. 将苹果和桃洗净切块；李子洗净，去核切块；柠檬削皮切块。
2. 将材料分别放入榨汁机中打成纯汁。
3. 将四种果汁搅拌均匀后，室温下饮用或冷藏后饮用均可。

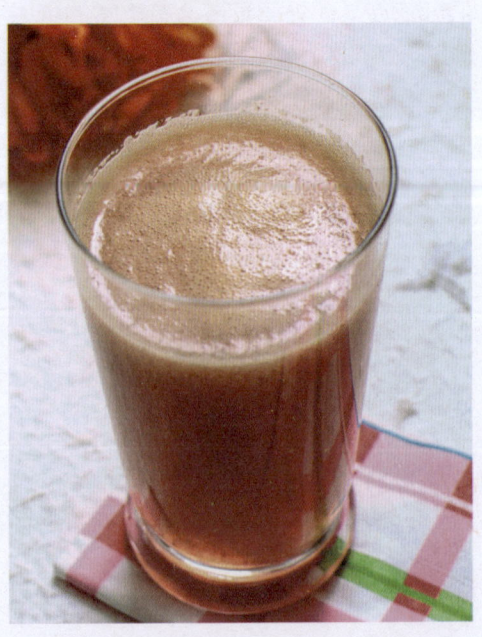

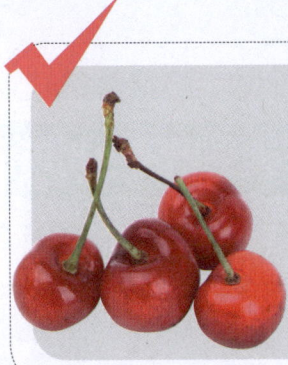

樱桃 促进胰岛素分泌

推荐用量 每天10～15个为宜
关键营养素 花青素、维生素E、铁

为什么适合吃

樱桃含有丰富的花青素,能够促进胰岛素的生成,增加人体内部胰岛素的含量,从而有效地降低血糖。此外,樱桃是低热量、低糖的水果,食用后不会快速升高血糖。

对预防并发症有什么益处

樱桃含有丰富的维生素E,有益于糖尿病并发肾病患者,同时,还能预防心脑血管系统的并发症。樱桃所含的铁,既可防治缺铁性贫血,又可增强体质。

怎么搭配更有营养

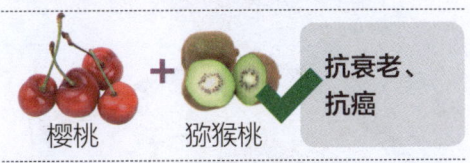

樱桃 + 猕猴桃 抗衰老、抗癌

食用宜忌

有溃疡症状、上火者慎食;热性病及虚热咳嗽的患者少服。

水果凉盘

材料 苹果、梨、李子、桃、菠萝肉、樱桃、西瓜瓤各50克。
调料 晶体木糖醇适量。
做法
1. 苹果、梨、李子、桃洗净,去核,切块;菠萝、西瓜分别切块;樱桃洗净。
2. 锅置火上,放入适量清水,加晶体木糖醇熬至溶化,晾凉后放冰箱冷藏40分钟。
3. 将所有水果一同放入盘内,倒入冷藏过的木糖醇水即可。

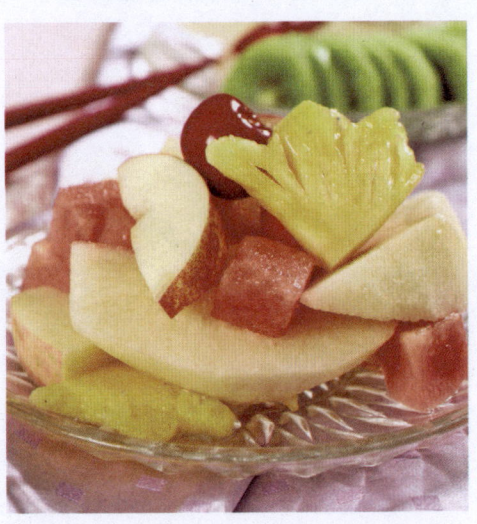

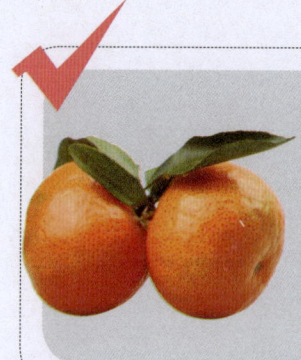

橘子
促进组织对葡萄糖的利用

推荐用量 每天1~2个为宜
关键营养素 维生素C、果胶、枸橼酸、芸香苷

为什么适合吃

橘子中的维生素C可维持胰岛素的功能，促进组织对葡萄糖的利用；还含有丰富的果胶，可延长食物在肠内的停留时间，降低葡萄糖的吸收速度，食用后不会造成血糖的急剧上升。

对预防并发症有什么益处

橘子的丝络中含有芸香苷，能使人的血管保持正常的密度和弹性，减少血管壁的渗透性和脆性，预防毛细血管渗血，可以预防糖尿病患者并发视网膜出血。

橘子炒西葫芦

材料 西葫芦200克，橘子100克。
调料 葱5克，蒜5克，植物油5克，盐2克，鸡精2克。

做法
1. 橘子去皮剥成瓣；西葫芦切开去子切成厚片；葱和蒜切碎。
2. 将西葫芦用开水焯一下，捞出晾凉。
3. 锅热放油放入蒜末爆香，加入西葫芦翻炒片刻，然后放入橘瓣，最后加盐、葱花、鸡精炒匀即可。

怎么搭配更有营养

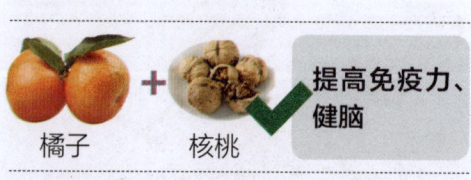

橘子 + 核桃 ✓ 提高免疫力、健脑

食用宜忌

橘络有去火的功效，吃橘子的时候最好带橘络一起吃。

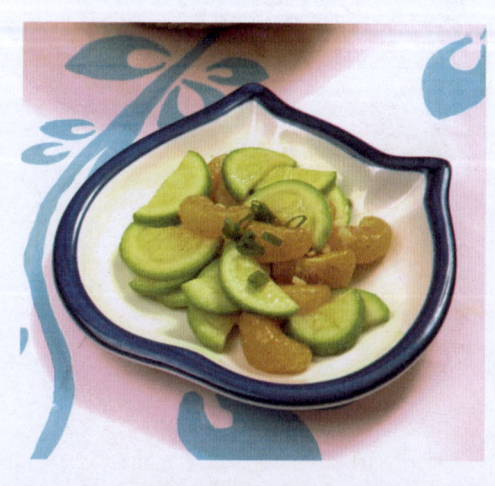

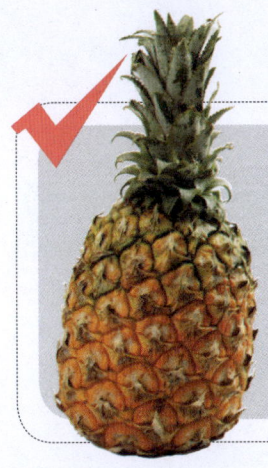

菠萝

减少对胰岛素依赖性

推荐用量 每天 100 克为宜

关键营养素 膳食纤维、菠萝朊酶、维生素 B_1

为什么适合吃

菠萝含有丰富的膳食纤维，可降低血糖水平，减少糖尿病患者对胰岛素和药物的依赖性。此外，还能增加饱腹感，促进胃肠蠕动，防止便秘。

对预防并发症有什么益处

菠萝含有一种菠萝朊酶，能分解人体摄入过多的蛋白质，还能溶解阻塞于组织中的纤维蛋白和血凝块，改善局部微循环，消除炎症和水肿。菠萝中含有的维生素 B_1，可以预防糖尿病周围神经病变。

怎么搭配更有营养

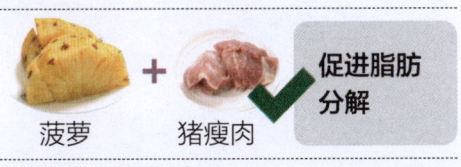

菠萝 + 猪瘦肉 ✓ 促进脂肪分解

食用宜忌

患有溃疡病、肾脏病、凝血功能障碍的人应禁食菠萝；发烧及患有湿疹疥疮的人也不宜多吃。

菠萝咕咾肉

材料 菠萝肉 100 克，猪里脊肉 150 克，青椒、红椒各 50 克。

调料 植物油 6 克，盐、番茄酱、鸡精各适量。

做法

1. 菠萝肉切块；青椒、红椒分别洗净切片；猪里脊肉洗净，切块，入凉水锅中煮至八成熟。
2. 锅中倒入油，放入少量清水、盐、鸡精和番茄酱搅拌均匀，放入菠萝块、煮好的肉块、青椒片和红椒片翻炒 2 分钟即可。

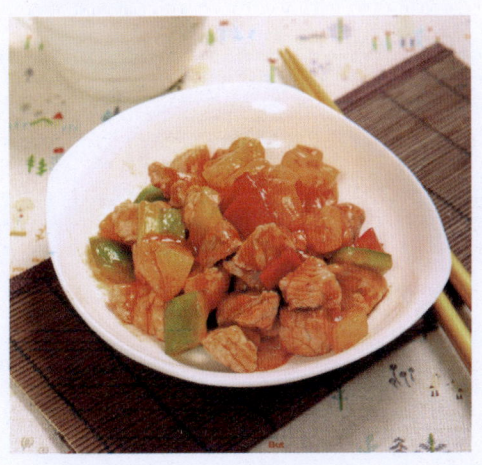

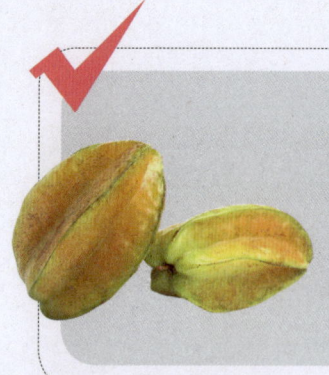

杨桃 维持血管健康

推荐用量 每天半个为宜
关键营养素 维生素 B_1、维生素 C、有机酸

为什么适合吃

杨桃含有的维生素 B_1，有调节体内糖代谢的功能，还能维持微血管健康，预防因高血糖所致的肾细胞代谢紊乱，避免并发微血管病变和肾病。

对预防并发症有什么益处

杨桃能减少机体对脂肪的吸收，有降低血脂、胆固醇的作用，对高血压、动脉硬化等心脑血管疾病有预防作用。杨桃中维生素 C 及有机酸含量丰富，且果汁充沛，能迅速补充人体的水分，消除疲劳感。

怎么搭配更有营养

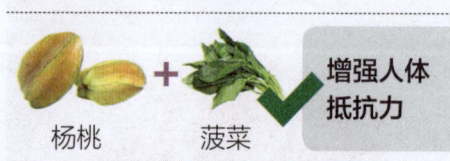

杨桃 + 菠菜 ✓ 增强人体抵抗力

食用宜忌

杨桃过量食用易导致脾胃湿寒，便溏泄泻，有碍食欲及消化吸收。

杨桃汁

材料 熟透杨桃 150 克，温开水适量。
调料 盐适量。
做法
1. 杨桃洗净晾干后，削去蒂涩味的菱形片部分，再切成星星片状。
2. 然后将盐放入水（600 毫升）中煮沸。
3. 再放入杨桃片，煮沸即熄火。
4. 冷却后即可饮用。

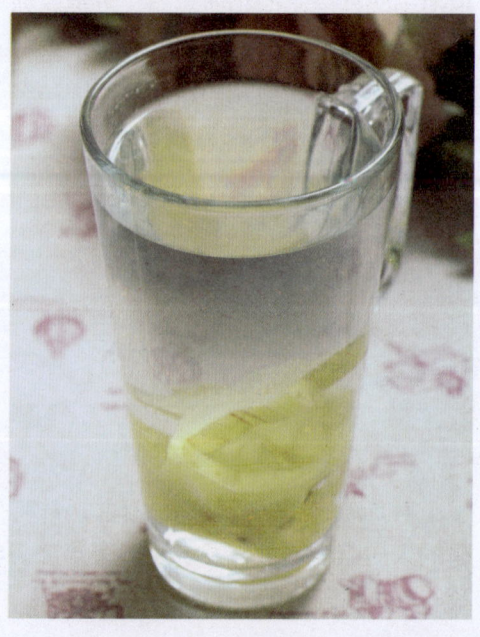

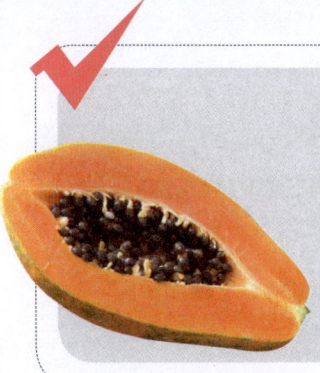

木瓜 增强糖尿病患者体质

推荐用量 每天1/4个为宜

关键营养素 蛋白分解酶、番木瓜碱、果酸

为什么适合吃

木瓜所含的蛋白分解，有助分解蛋白质和淀粉质，降低血糖，且对消化系统大有裨益。木瓜所含的番木瓜碱，有助于糖尿病患者增强体质。

对预防并发症有什么益处

木瓜含有的果酸，具有降低血脂、软化血管的功效，有益于糖尿病合并高血压、动脉硬化及高脂血症患者。此外，木瓜中含有大量的营养素，可有效补充人体的养分，增强机体的抗病能力。

怎么搭配更有营养

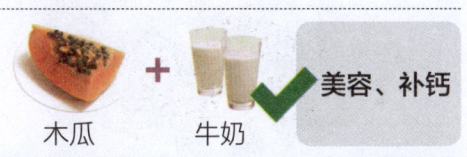

木瓜 + 牛奶 ✓ 美容、补钙

食用宜忌

木瓜中的番木瓜碱对人体有小毒，每次的食用量不宜过多，过敏体质者应慎食。木瓜的吃法多样，既可直接食用，亦可与各种食材搭配炖煮，使营养更丰富。

鲫鱼木瓜汤

材料 鲫鱼1条（约250克），木瓜块100克。

调料 香菜末、姜丝、盐、料酒各适量，植物油4克。

做法

1. 鲫鱼洗净，抹上料酒，腌渍10分钟。
2. 锅置火上，倒入适量植物油烧至五成热，放入姜丝爆香，然后放入鲫鱼，加适量清水大火烧沸，转小火煮20分钟，放入木瓜块煮熟，用盐调味，撒上香菜末即可。

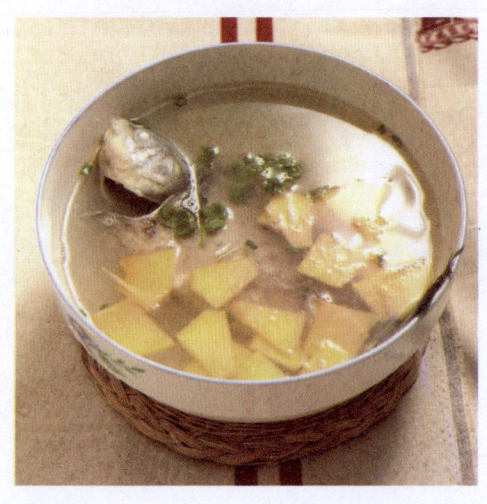

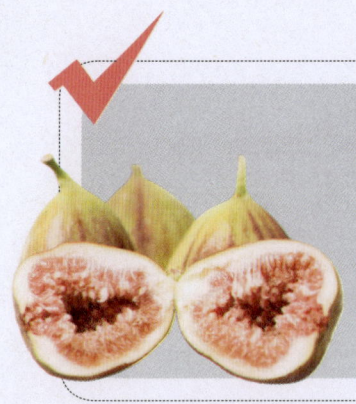

无花果　抑制血糖上升

推荐用量　每天1~2个为宜
关键营养素　果胶、半纤维素、脂肪酶、水解酶

为什么适合吃

无花果富含半纤维素，可使肠道内各种有害物质被吸附排出，净化肠道，能起到抑制血糖上升、维持正常胆固醇含量、排除致癌物质的作用。

对预防并发症有什么益处

无花果所含的脂肪酶、水解酶等物质有降低血脂和分解血脂的功能，可减少脂肪在血管内的沉积，进而起到降血压、预防冠心病的作用。

怎么搭配更有营养

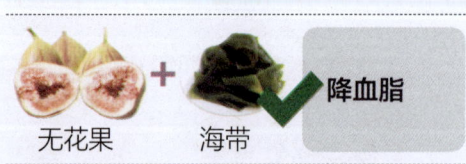

无花果 ＋ 海带　✓ 降血脂

食用宜忌

无花果干的含糖量较高，糖尿病患者最好少吃或不吃。

无花果蘑菇汤

材料　无花果50克，蘑菇100克。
调料　姜、蒜、花椒、盐适量。
做法
1. 先将无花果切碎，蘑菇切条。
2. 将无花果、蘑菇放入锅内，加入清水，放入姜、蒜、花椒炖煮至烂熟，放盐即可。

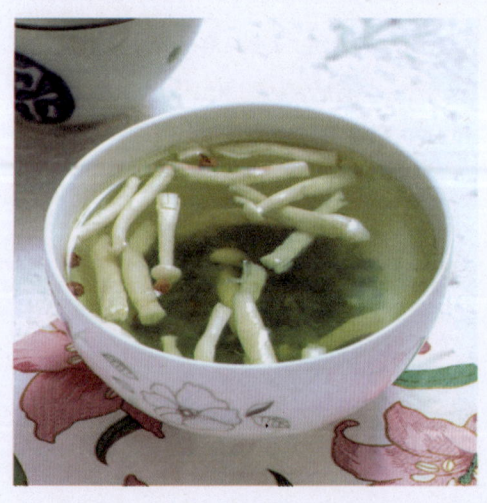

西瓜皮

改善烦渴症状

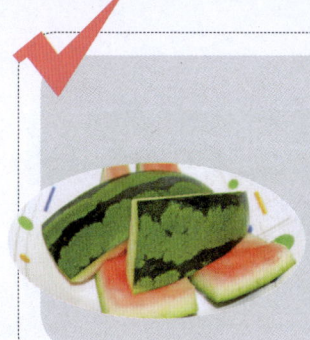

推荐用量 每天150克为宜
关键营养素 酶类、有机酸、维生素C

为什么适合吃

西瓜皮含酶类、有机酸及丰富的维生素C等成分，具有降糖的作用，适合糖尿病患者适量食用。西瓜皮还具有止渴利尿的功效，对改善糖尿病烦渴、多尿、多饮等症状有一定疗效。

对预防并发症有什么益处

西瓜皮具有促进人体代谢、降压、软化和扩张血管等功效。对治疗糖尿病合并高血压等并发症有较好的功效。

怎么搭配更有营养

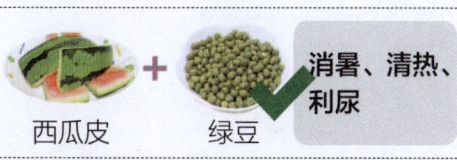

西瓜皮 + 绿豆　消暑、清热、利尿

食用宜忌

脾胃寒湿的人不宜食用西瓜皮。西瓜皮适合凉拌、炖、炒、烧等烹调方法。

绿豆西瓜饮

材料 绿豆25克，西瓜皮100克。
做法
1. 绿豆洗净，用清水浸泡4小时；西瓜皮洗净，去绿皮、去红瓤，切丁。
2. 将绿豆放入锅中，加适量水，大火烧沸，用小火煮熟，再倒入西瓜皮丁煮沸即可。

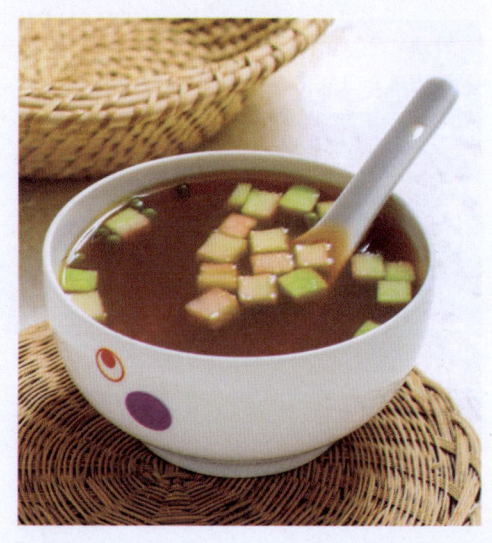

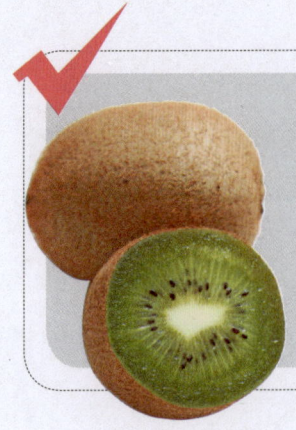

猕猴桃 有效调节糖代谢

推荐用量 每天 100～200 克为宜
关键营养素 肌醇、精氨酸、叶黄素

为什么适合吃

猕猴桃是一种营养价值极高的水果，素有"果中之王"的美誉。猕猴桃含有大量的天然糖醇类物质肌醇，能有效地调节糖代谢，调节细胞内的激素和神经的传导效应，对防止糖尿病有独特功效。

对预防并发症有什么益处

猕猴桃富含精氨酸，能有效地改善血液流动，阻止血栓的形成，可降低冠心病、高血压、心肌梗死、动脉硬化等心脑血管疾病的发病率。猕猴桃含有的叶黄素，在视网膜积累能防止斑点恶化导致的永久失明，可预防糖尿病性眼病。

怎么搭配更有营养

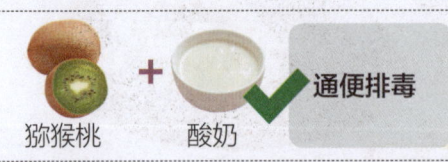

猕猴桃 + 酸奶 ✓ 通便排毒

食用宜忌

患有脾虚便溏、风寒感冒、慢性胃炎、痛经、闭经等疾病不宜食用猕猴桃。

猕猴桃杏汁

材料 猕猴桃 200 克，杏 50 克。
做法
1. 猕猴桃洗净，去皮，切小丁；杏洗净，去核，切小丁。
2. 猕猴桃丁和杏肉丁一同放入榨汁机中榨汁，倒入杯中饮用即可。

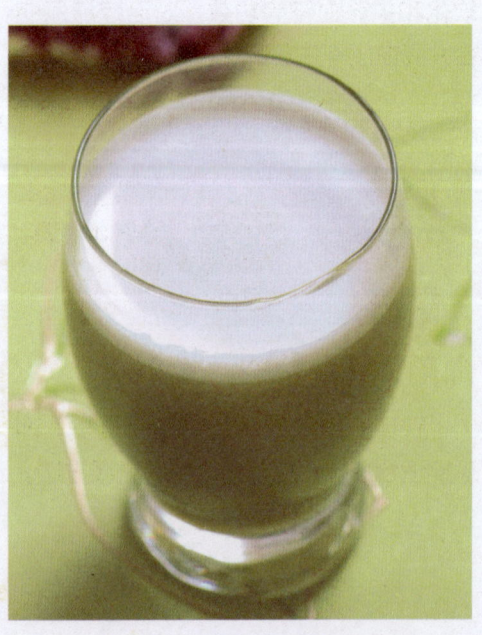

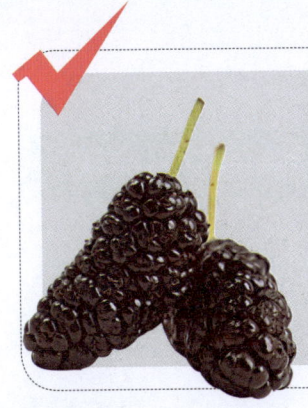

桑葚　保护胰岛 β 细胞

推荐用量　每天 30~50 克为宜
关键营养素　花青素、维生素 B_1、脂肪酸、芸香苷

为什么适合吃

桑葚中含有抗氧化能力很强的花青素，可清除自由基，保护胰岛 β 细胞，促进胰岛素分泌，降低血糖。其所含的维生素 B_1，可维持正常糖代谢。

对预防并发症有什么益处

桑葚中的脂肪酸具有分解脂肪、调节血脂、防止血管硬化等作用；桑葚所含有的芸香苷能保护毛细血管壁，预防糖尿病患者视网膜出血。

怎么搭配更有营养

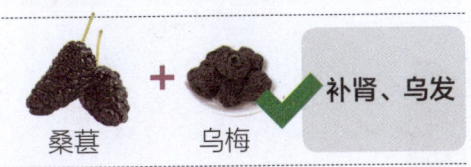

桑葚 + 乌梅　✓ 补肾、乌发

食用宜忌

桑葚不可过量食用，因其含有溶血性过敏物质及透明质酸，易发生溶血性肠炎。

桑葚黑豆饮

材料　干桑葚 50 克，黑豆 25 克。
做法
1. 将干桑葚、黑豆清洗干净，分别用清水浸泡。
2. 将桑葚和黑豆一起放入锅内，加适量的水，大火煮开，再用小火煲至黑豆软烂即可。

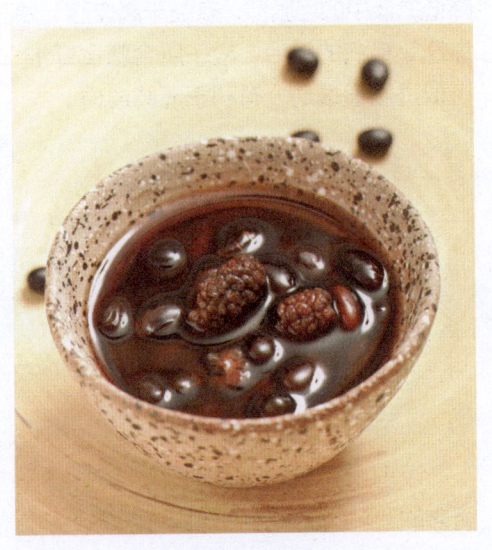

橙子

改善糖尿病的口渴症状

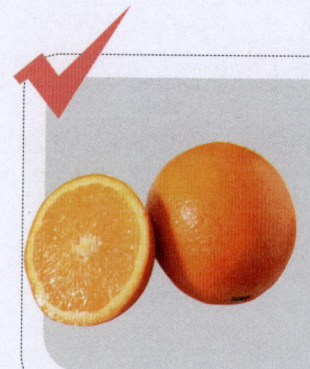

推荐用量 每天半个为宜
关键营养素 维生素 B_1、维生素 C、芸香苷、膳食纤维

为什么适合吃

橙子中含有大量的维生素 B_1，能维持微血管健康，预防因高血糖所致的肾细胞代谢紊乱，避免并发微血管病变和肾病。此外，橙子的含糖量低，食用后不会快速升高血糖，可改善糖尿病患者的口渴症状。

对预防并发症有什么益处

橙子中含有的维生素 C、芸香苷，能增加机体抵抗力，增强毛细血管的弹性，降低血液中的胆固醇，有益于高血脂、高血压等疾病的防治。橙子所含膳食纤维，可促进肠道蠕动，有利于清肠通便。

怎么搭配更有营养

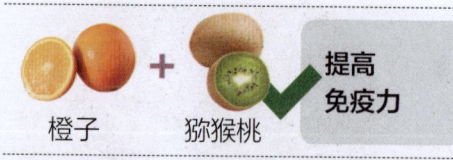

橙子 + 猕猴桃 ✓ 提高免疫力

食用宜忌

饭前或空腹时不宜食用，否则橙子所含的有机酸会刺激胃黏膜，对胃不利。

芹菜番茄橙子汁

材料 番茄 150 克，橙子 80 克，芹菜 50 克。
调料 蜂蜜适量。
做法
1. 芹菜择洗干净，切小段；番茄洗净，用开水烫一下，去皮，切小丁；橙子去皮、子，切小块。
2. 将上述食材放入榨汁机中，加入适量饮用水搅打，打好后加入蜂蜜调匀即可。

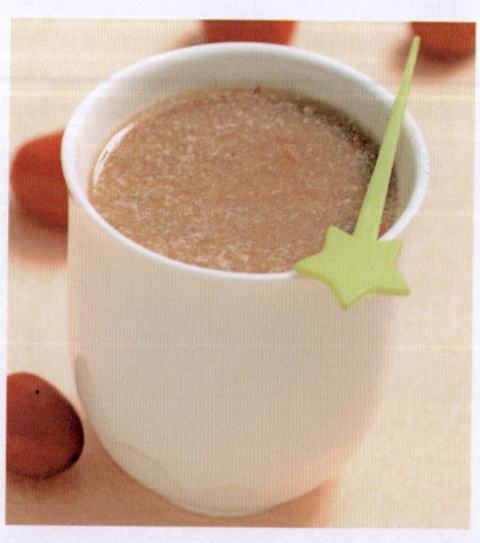

柚子 增加胰岛素分泌量

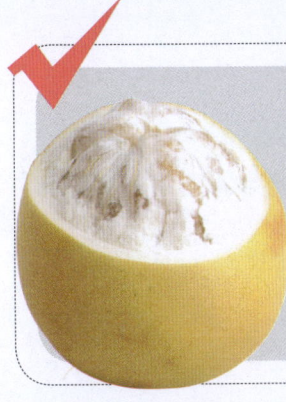

推荐用量 每天50克（1瓣）为宜
关键营养素 铬、钾、柚皮苷

为什么适合吃

柚子肉中含有作用类似于胰岛素的成分——铬，增加胰岛素分泌量，降低血糖。柚子生糖指数较低，其热量不会被迅速转化为脂肪，能控制血糖升高，是一款有益于糖尿病患者的水果。

对预防并发症有什么益处

柚子中含有丰富的钾元素，几乎不含钠，有益于高血压、心脑血管病及肾脏病患者。此外，柚子含有柚皮苷，可降低血液的黏滞度，减少血栓的形成，对心脑血管疾病有较好的预防作用。

怎么搭配更有营养

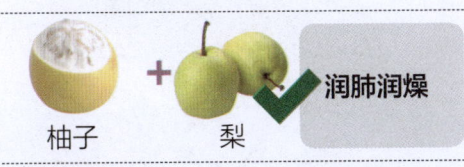

柚子 + 梨 润肺润燥

食用宜忌

在服用降压药期间，不要吃柚子，否则可产生血压骤降等严重的毒副反应。

柚子炖鸡

材料 童子鸡1只（约750克），柚子200克。
调料 姜片、葱段各5克，盐4克，料酒10克。

做法

1. 将柚子去皮留肉；童子鸡杀后除毛、去内脏，沸水氽熟，冲去血沫。
2. 把柚子肉纳入鸡腹中，放入锅中，加入葱段、姜片、料酒和适量的水，炖熟加盐调味即可。

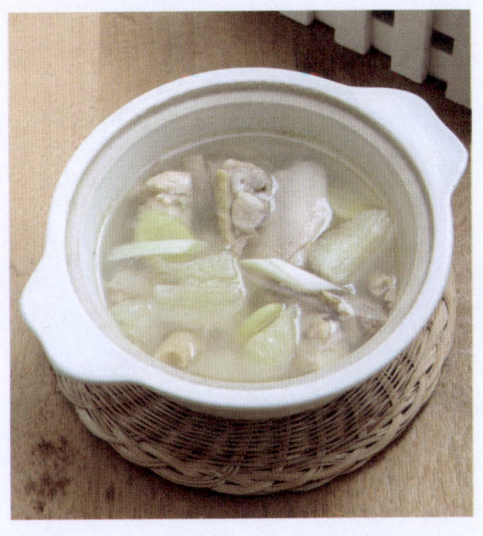

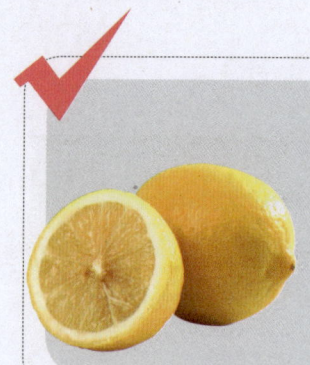

柠檬 — 稳定餐后血糖

推荐用量 每天1~2瓣为宜

关键营养素 有机酸、圣草枸橼苷、芸香苷

为什么适合吃

柠檬汁是有机酸，能改变食物与人体消化酶的接触面积，延缓胃排空时间，所以稳定餐后血糖。

对预防并发症有什么益处

柠檬中含有的圣草枸橼苷，可以减少糖尿病患者肝脏、肾脏以及血液中过酸化脂肪的含量，还能提高人体抗病的能力。柠檬表皮含有的芸香苷，可预防动脉硬化，缓解高血压和心肌梗死的症状。

怎么搭配更有营养

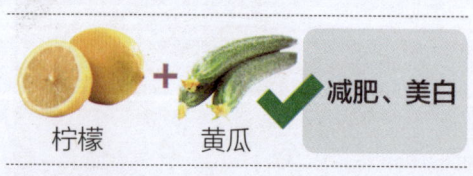

柠檬 + 黄瓜 ✔ 减肥、美白

食用宜忌

胃溃疡、胃酸分泌过多及患有龋齿的糖尿病患者慎食柠檬。

黄瓜柠檬饮

材料 黄瓜200克，柠檬50克，水100毫升。

做法

1. 黄瓜洗净、切丁；柠檬去皮，切小块。
2. 将黄瓜、柠檬放入榨汁机中，加入水搅打成汁即可饮用。

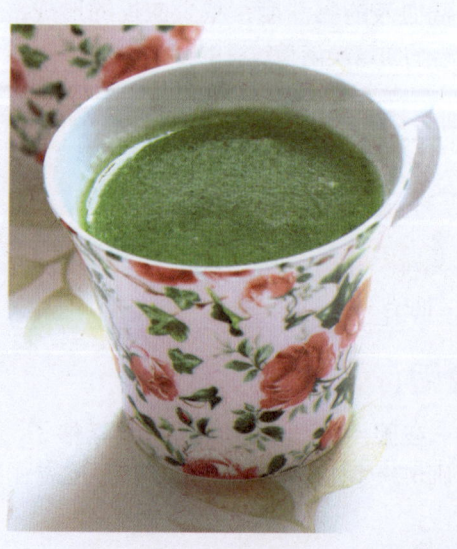

火龙果

促进葡萄糖分解

推荐用量　每天半个为宜
关键营养素　维生素C、酶、花青素

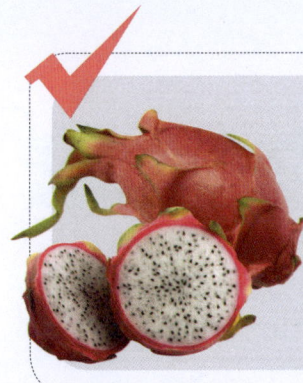

为什么适合吃

火龙果是低热量、低糖水果,不会快速升高血糖,而且火龙果中富含的维生素C,可以促进组织对葡萄糖的利用;还可以抑制醛糖还原酶的作用,延缓或改善糖尿病周围神经病变。

对预防并发症有什么益处

火龙果果肉中黑色籽粒含有各种酶和不饱和脂肪酸及抗氧化物质,有助于胃肠蠕动,对便秘有辅助治疗的作用。火龙果中含有的膳食纤维,可以增加饱腹感,具有减肥的功效。

怎么搭配更有营养

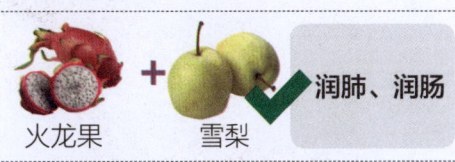

火龙果 + 雪梨　✓ 润肺、润肠

食用宜忌

女性体质虚冷者,不宜吃太多火龙果,如想食用可在餐后饮用火龙果汁。

火龙果银耳雪梨

材料　火龙果200克,雪梨100克,泡发银耳30克。

做法

1. 银耳洗净,撕成小朵;火龙果取果肉,果壳待用;火龙果肉和雪梨切成均匀的块。
2. 将切好的火龙果、雪梨块同银耳用文火熬制1小时。
3. 将炖好的汤盛入火龙果壳中即可。

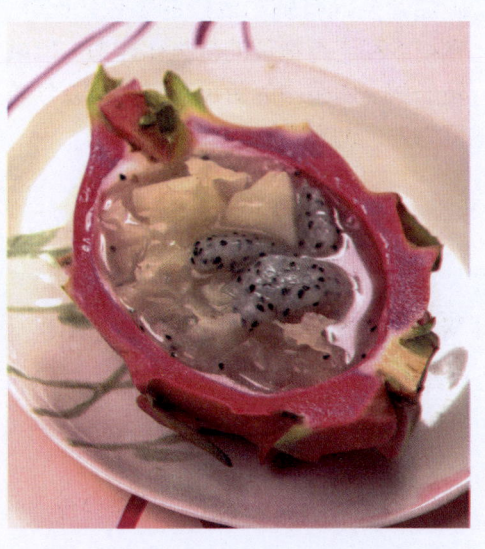

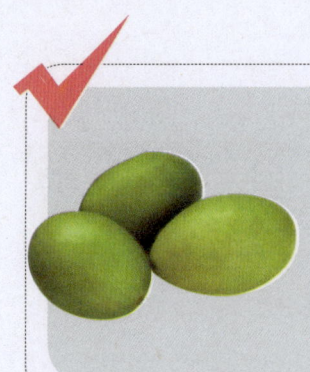

橄榄 预防感染

推荐用量 每天2~3个为宜
关键营养素 钙、维生素C、多酚

为什么适合吃

橄榄中含有丰富的钙质，而且易被人体吸收，钙可以促进胰岛β细胞分泌胰岛素，提高机体胰岛素受体的敏感性，降低血糖。橄榄中所含的维生素C有预防糖尿病性血管病变的作用，并能预防糖尿病患者发生感染性疾病。

对预防并发症有什么益处

橄榄中的多酚，具有舒缓血管平滑肌、降低血压的作用，对糖尿病并发心脑血管疾病有辅助治疗的功效。此外，橄榄多酚还有很强的抗氧化能力，能减轻低密度脂蛋白的氧化程度，可以预防冠心病、动脉粥样硬化的发生。

怎么搭配更有营养

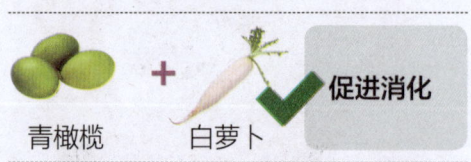

青橄榄 + 白萝卜 ✓ 促进消化

食用宜忌

橄榄甘酸性凉，胃痛反酸者忌食。

橄榄茶

材料 青橄榄10克，话梅20克。
做法
1. 将青橄榄（不去核）、话梅洗净。
2. 加水两碗，用文火慢慢煎成汤即可。

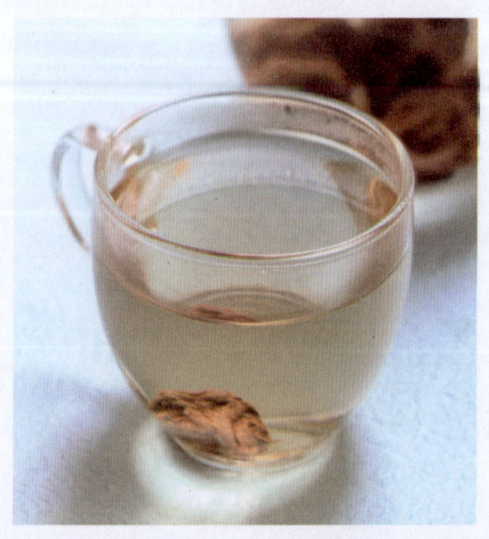

番石榴

保护胰岛 β 细胞

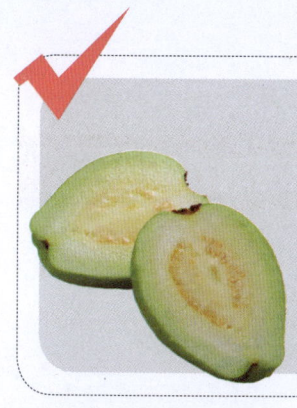

推荐用量 每天半个为宜
关键营养素 铬、番石榴多糖、维生素C

为什么适合吃

番石榴含有的铬元素和番石榴多糖，可以保护胰岛 β 细胞，有利于糖尿病的治疗，可以使糖尿病患者症状减轻，血糖控制平稳，减少降糖药的用量。

对预防并发症有什么益处

番石榴含有丰富的维生素C，可降低胆固醇，还可增加血管的致密性，防止脑出血，预防心肌梗死或脑卒中的发生。

怎么搭配更有营养

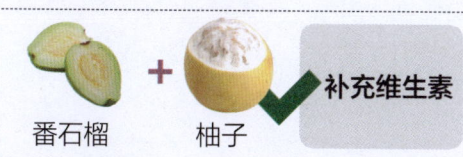

番石榴 + 柚子 ✓ 补充维生素

食用宜忌

儿童及有便秘症状或有内热的人不宜多吃番石榴。

番石榴汁

材料 番石榴100克，柚子100克。
做法
1. 番石榴洗净后剖开，挖出中间较软的部分和子，果实切小块；柚子剥皮取出果肉。
2. 将番石榴块和柚子果肉一起放入榨汁机中，加入适量清水搅打均匀，将果汁倒入杯中放入冰箱，2小时后即可饮用。

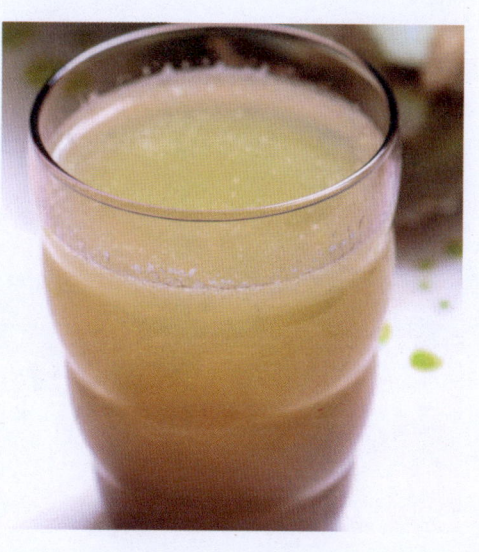

香蕉 引起血糖迅速升高

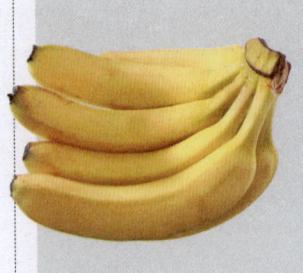

香蕉含糖量高，糖尿病患者食用后会迅速升高血糖，不利于控制血糖，所以糖尿病患者食用香蕉一定要限量。

香蕉虽然有润肠通便的作用，但只有熟透的香蕉才能润肠通便，如果吃了生的香蕉，不仅不能通便，反而会加重便秘。另外，没有熟透的香蕉含较多鞣酸，对消化道有收敛作用，会抑制胃肠液分泌并抑制胃肠蠕动。

香蕉含有较多的钾元素，糖尿病并发肾功能不全患者食用后会加重病情，不宜食用。

甘蔗 含糖量过高，不利于控制血糖

甘蔗是人们喜爱的冬令水果之一，其含糖量十分丰富，约为18%～20%。甘蔗的糖分是由蔗糖、果糖、葡萄糖三种成分构成的，食用后极易被人体吸收，迅速升高血糖，因此糖尿病患者不宜食用。

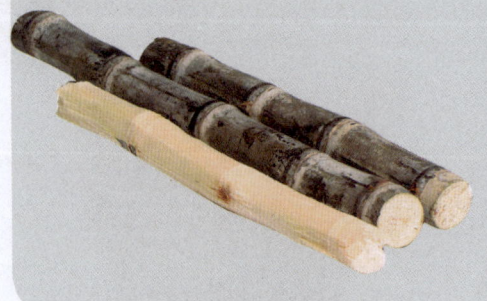

大枣　含糖量高且会造成胃肠不适

大枣中含有丰富的维生素和矿物质，尤其是维生素C的含量，在果品中名列前茅。大枣能够增强肌力、消除疲劳、扩张血管、增加心肌收缩力、改善心肌营养，对防治心脑血管系统疾病有良好的作用。但是糖尿病患者食用大枣不宜过量，因为大枣的含糖量较高，尤其是干枣（每100克鲜枣含糖20%以上，干枣达70%），不利于血糖的控制。

胃肠功能不好的糖尿病患者如果过量食用大枣，会损害消化功能，造成肠胃的不适。

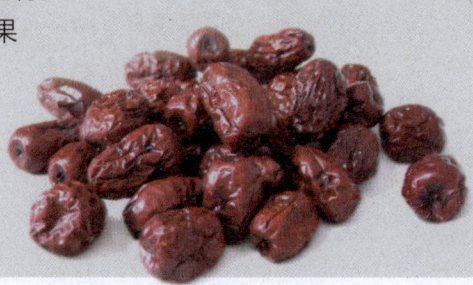

黑枣　迅速升高餐后血糖

黑枣是高热量、高糖的水果，糖尿病患者食用后会迅速升高血糖。但是黑枣中又含有丰富的营养素，其最大的营养价值在于它含有丰富的膳食纤维与果胶，可以帮助消化和软便。因此糖尿病患者虽然可以食用，但不宜过量。

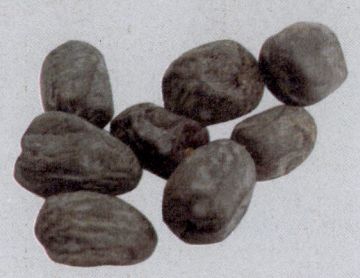

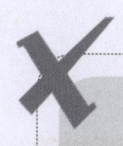

柿子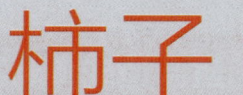

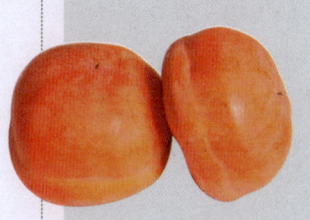

柿子是含糖量较高的一种水果，糖尿病患者食用后能迅速被机体吸收，不利于血糖控制，因此糖尿病患者即使食用柿子也要注意不要过量。

柿子不宜空腹食用，因为柿子含有大量的柿胶，当空腹进食柿子时，柿胶会与胃部分泌的胃酸在胃内凝聚成硬块；当硬块越积越大时，可能无法排出，医学上称为"胃柿石病"。

甜瓜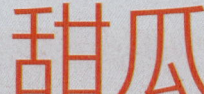

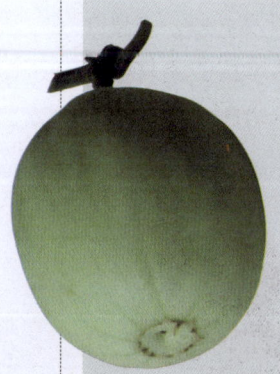

甜瓜的生糖指数较高，进入肠道后消化快、吸收好。甜瓜中的葡萄糖能够迅速进入血液，升高血糖，因此糖尿病患者不宜食用甜瓜。

甜瓜是性寒味甘的水果，吃多了很容易腹泻，因此胃肠功能不好的糖尿病患者不宜食用。

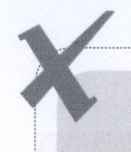

葡萄 迅速升高血糖

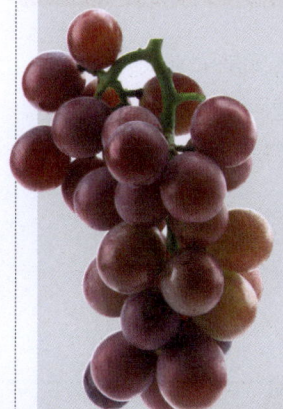

虽然葡萄能比阿司匹林更好地阻止血栓形成,并且能降低人体血清胆固醇水平,降低血小板的凝聚力,对预防心脑血管病有一定作用,但是糖尿病合并心脑血管病患者仍然不宜食用葡萄,因为葡萄中的糖主要是葡萄糖,能很快地被人体吸收,迅速升高血糖。

葡萄干的果糖含量高达 60%,比葡萄的含量更高,因此糖尿病患者忌食葡萄干。

桂圆 加重糖尿病患者阴虚火旺的症状

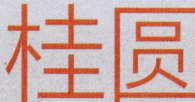

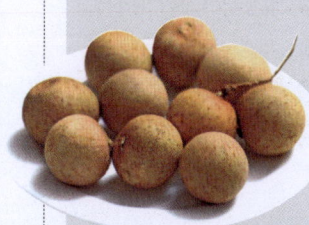

桂圆中含有较高的糖分,生糖指数高,食后消化吸收的速度快,可迅速导致血糖升高,对糖尿病患者不利。

桂圆性温、味甘,甘温极易助火,易加重糖尿病患者阴虚火旺的症状,尤其是妊娠期的糖尿病患者,食用桂圆后不仅不利于血糖的控制,还易造成流产,因此不能食用桂圆。

金橘 迅速升高血糖

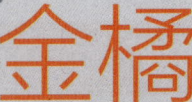

金橘所含维生素C可以与猕猴桃媲美，可延缓和改善周围神经病变，但是，金橘的含糖量高，食用后能迅速升高血糖，不利于糖尿病患者血糖的控制。因此糖尿病患者虽然可以食用金橘，但是一定注意不能过量，做好食物交换份。

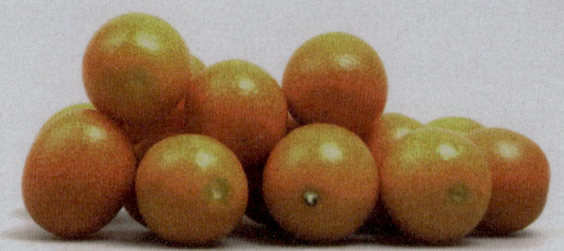

榴莲 迅速吸收，升高血糖

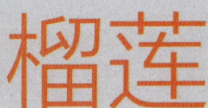

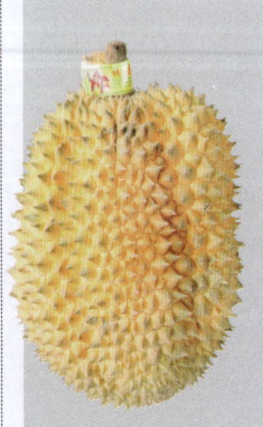

榴莲含糖量较高，糖尿病患者食用后会迅速被机体吸收，升高血糖，不利于糖尿病患者控制血糖，因此糖尿病患者不宜食用。此外，榴莲与酒皆属热燥之物，如糖尿病患者两者同吃，会导致血管阻塞，严重的会有脑卒中情况出现。

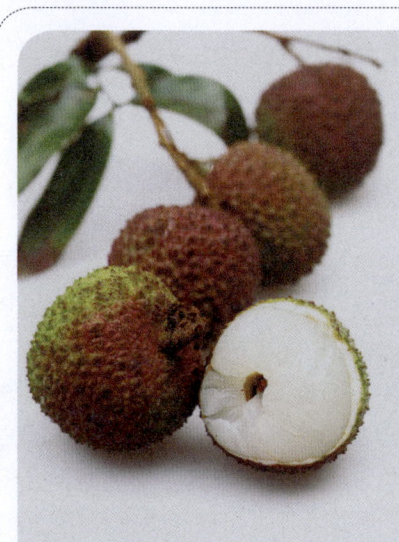

荔枝 — 加重胰岛素抵抗

荔枝果肉中含糖量高达20%，其中葡萄糖含量占糖总量的66%，糖尿病患者食用后也会导致血糖上升；同时，多吃荔枝使热量吸收过多，会导致体重增加，加重肥胖、高脂血症，加重胰岛素抵抗，不利于糖尿病治疗。

荔枝中含有精氨酸等氨基酸，有刺激胰岛素分泌作用，如果在空腹时进食过多荔枝可导致低血糖发作。

杨梅 — 加重糖尿病并发胃炎患者的病情

杨梅虽然含糖量不高，糖尿病患者在血糖控制良好的情况下可以适量食用。但是杨梅含有的果酸多，其对食物的蛋白质起凝固作用，影响消化吸收，因此糖尿病并发肾炎的患者不宜食用。

杨梅最好不要空腹食用，以免造成胃酸分泌过多，加重病情。

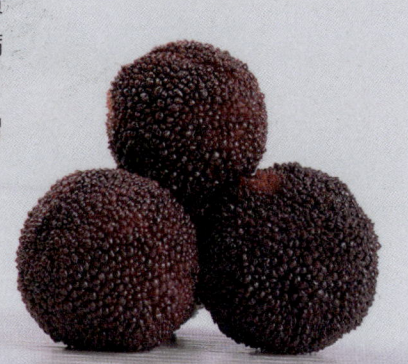

水产类应该怎么吃

鱼类可避免血脂升高，预防心脑血管疾病

　　鱼虾类水产品，除了含有易消化吸收的蛋白质外，脂肪含量普遍较低，并且以丰富的不饱和脂肪酸为主，尤其受人关注的是EPA（二十碳五烯酸）、DHA（二十二碳六烯酸），对于心脑血管疾病患者大有益处，可以帮助降低胆固醇。进食鱼虾类食物，除了补充营养外，还不用担心胆固醇、脂肪吸收过多。每天推荐摄入量为40~75克。

鱼类尽量清蒸或清炖

　　在鱼类的做法、吃法上，糖尿病患者要注意少脂烹调，最宜采用清蒸和清炖的做法，不仅可保证海鱼中的营养不易流失，得到最大限度的保留，而且味道也会更鲜美。尽量不要采用油炸的方法吃鱼，因为油脂在高温加热时，会将其中的不饱和脂肪酸转化为饱和脂肪酸，不利于血糖控制。

鱼身上最美味营养的几大部分

|鱼脑| 富含俗称"脑黄金"的多不饱和脂肪酸DHA，还有磷脂类物质，可促进脑发育。但鱼脑胆固醇含量较高，应控制食用量。

|鱼眼| 含有丰富的维生素B_1和不饱和脂肪酸，可增强人的记忆力，经常用脑的人可常吃。

|月牙肉| 位于鱼眼睛下面，肉质好，有嚼劲，是鱼身上最好吃的一块肉。

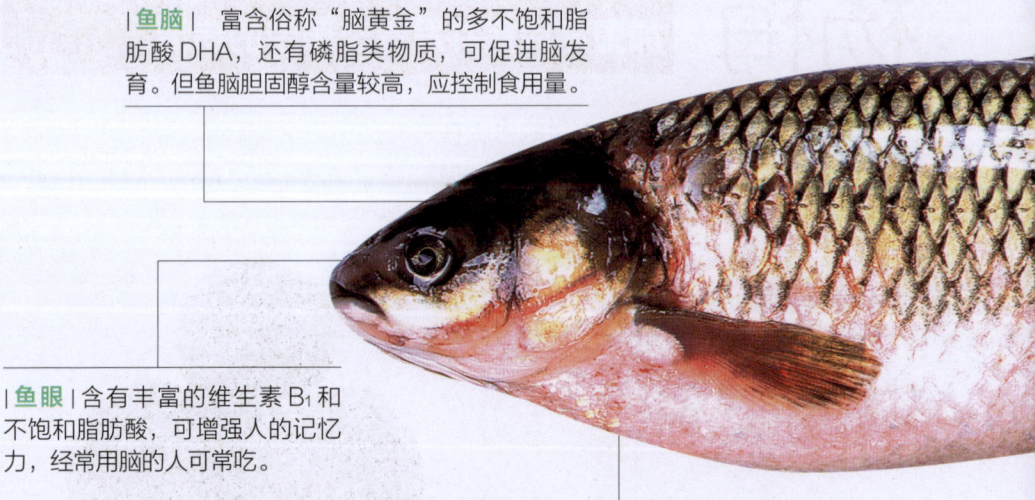

吃了豆制品可以少吃鱼和肉

大豆蛋白质含量相当高,而且是非常优质的植物蛋白质,有"地里长出来的肉"之称号。同时,还含有丰富的卵磷脂,可以降低血液中的胆固醇,并调节血脂;大豆中的低聚糖,可促进肠道内有益菌的繁殖,有利于胃肠的健康;大豆中含有的各种矿物质,有助于补钙补镁。

因此,糖尿病患者三餐中可以适当多吃一些豆类或豆制品,但要注意减少动物性食品的摄入,这样做不仅可以获得优质蛋白质,同时还可避免因食用动物食品而摄入过多的脂肪与胆固醇,从而降低患高血压的风险。

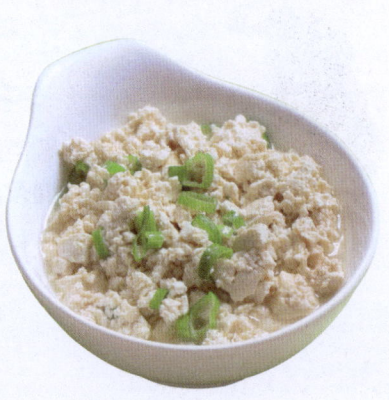

| 鱼肉 | 富含优质蛋白质,易消化吸收,脂肪含量低,还含有钙、磷、钾、碘、锌、硒等,属于优质白肉。

| 鱼鳞 | 含有胆碱、不饱和脂肪酸,可增强记忆力,对防治动脉硬化、高血压及心脏病都有一定作用,可做成鱼鳞冻食用。

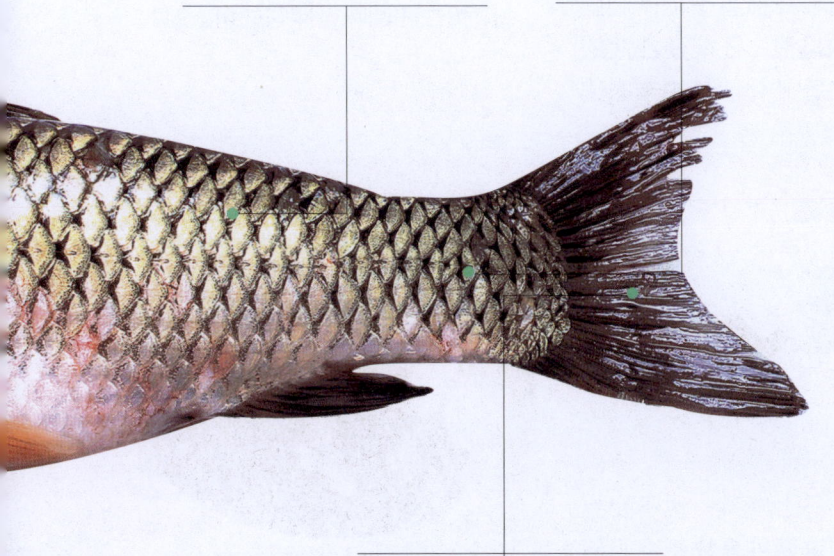

| 鱼尾和鱼骨 | 鱼骨确实有补钙的效果,但是一般人们吃得很少。

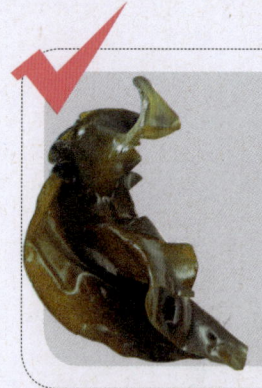

海带

延缓血糖吸收

推荐用量 每天150～200克（水发）为宜
关键营养素 岩藻多糖、脂肪酸、膳食纤维、钙

为什么适合吃

海带的膳食纤维能延缓胃排空和食物通过小肠的时间，如此，即使在胰岛素分泌量减少的情况下，血糖含量也不会上升，从而达到治疗糖尿病的目的。

对预防并发症有什么益处

海带含有大量的不饱和脂肪酸和膳食纤维，能清除附着在血管壁上的胆固醇，促进胆固醇的排泄，还能使血液的黏度降低，减少血管硬化。其中丰富的钙元素可降低血压。

怎么搭配更有营养

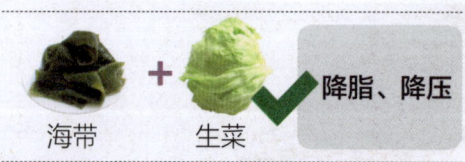

海带 + 生菜 ✓ 降脂、降压

食用宜忌

吃海带后不要马上喝茶，也不要立刻吃酸涩的水果，这两种食物都会阻碍人体对海带中的铁的吸收。

蒜泥海带丝

材料 水发海带100克。
调料 盐、鸡精、蒜泥、香菜末各适量，香油2克。

做法

1. 水发海带洗净，煮熟，切成细丝，装盘。
2. 在海带丝中加盐、鸡精、蒜泥、香菜末和香油调味，拌匀即可。

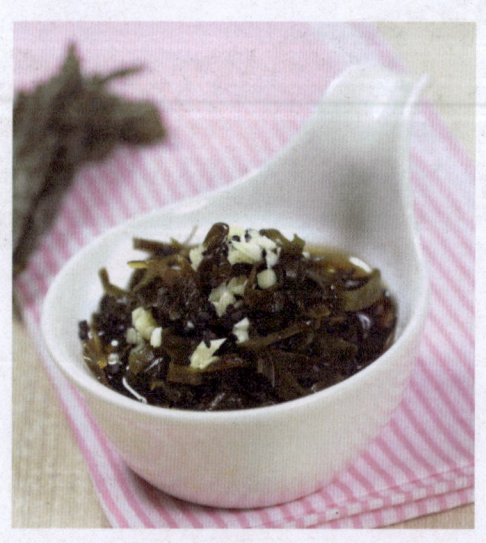

紫菜 增强胰岛素敏感性

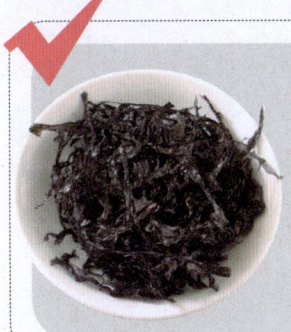

推荐用量 每天15克（水发）为宜
关键营养素 紫菜多糖、硒、镁、膳食纤维、钙

为什么适合吃

紫菜含有丰富的紫菜多糖，紫菜多糖能显著降低空腹血糖。紫菜还含有丰富的镁元素，镁能增强胰岛素的敏感性，调节血糖水平。此外，紫菜中的硒，能防止胰岛β细胞氧化破坏，修复胰岛β细胞，使其功能正常，促进糖分解代谢，降低血糖和尿糖。

对预防并发症有什么益处

紫菜含有的甘露醇，可消水肿，尤其适合糖尿病肾病伴有水肿的患者食用。

怎么搭配更有营养

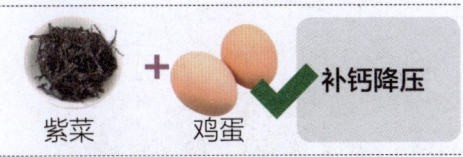

紫菜 + 鸡蛋 ✔ 补钙降压

食用宜忌

紫菜的吃法有很多，如凉拌、炒食、制馅或作为配菜与鸡蛋、肉类和蔬菜等搭配。

紫菜肉末羹

材料 干紫菜2克，猪瘦肉25克。
调料 葱花、姜末、鸡精各适量，香油3克。

做法

1. 紫菜放入水中泡发，去除杂质，洗净沥水；猪瘦肉洗净，切末。
2. 锅内倒入适量水，放入猪肉末，加盐煮开，放入紫菜、葱花、姜末、鸡精、香油调味即可。

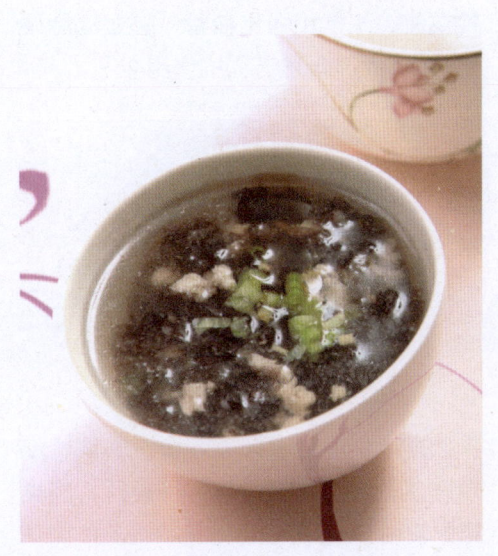

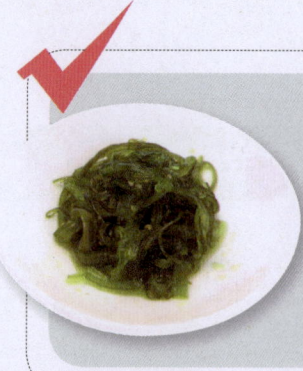

裙带菜 促进胰岛素分泌

推荐用量 每天15～20克为宜
关键营养素 钙、褐藻素、褐藻酸和岩藻固醇

为什么适合吃

裙菜带中含有的钙能够促进胰岛素正常分泌，同时还能避免发生骨质疏松。裙带菜含有的褐藻素，是一种能促进肝脏合成DHA的脂肪酸，可降低血糖，有利于糖尿病患者控制病情。

对预防并发症有什么益处

裙带菜的黏液中含有的褐藻酸和岩藻固醇，具有降低血液中的胆固醇、有利于体内多余的钠离子排出、防止脑血栓发生、改善和强化血管、防止动脉硬化及降低高血压等方面的作用。

怎么搭配更有营养

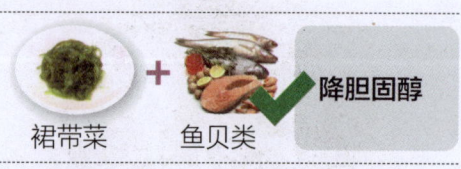

裙带菜 ＋ 鱼贝类 ✓ 降胆固醇

食用宜忌

裙带菜适合凉拌、炒食、脆爆、炖煮等烹调方法，亦可与各种蔬菜、肉类搭配食用。

裙带菜炖豆腐

材料 水发裙带菜100克，北豆腐100克。
调料 葱花、花椒粉、盐、鸡精各适量，植物油4克。

做法

1. 水发裙带菜洗净，切段；北豆腐洗净，切块。
2. 炒锅倒入植物油烧至七成热，下葱花、花椒粉炒出香味，放入豆腐块和裙带菜翻炒均匀。
3. 加适量水炖熟，用盐和鸡精调味即可。

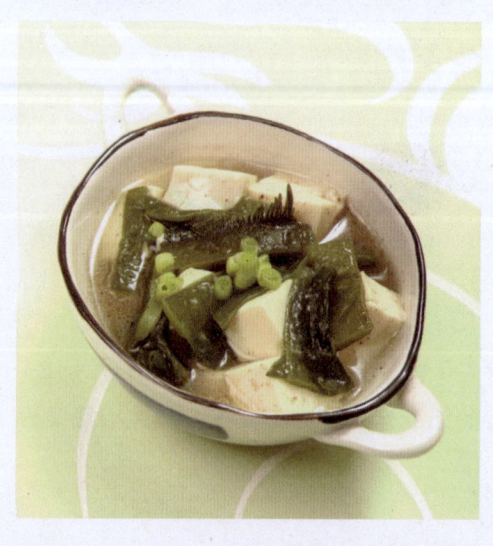

扇贝

防止胰岛 β 细胞氧化破坏

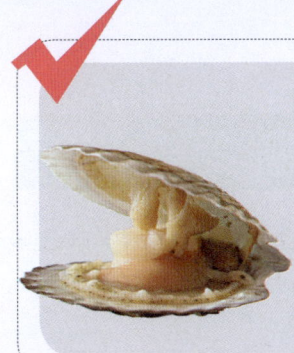

推荐用量 每天 50～100 克为宜

关键营养素 硒、代尔太 7-胆固醇、24-亚甲基胆固醇

为什么适合吃

扇贝中含有丰富的硒元素,它能防止胰岛 β 细胞氧化破坏,修复胰岛 β 细胞,能调节糖代谢,降低血糖和尿糖。

对预防并发症有什么益处

在贝类软体动物中,含一种具有降低血清胆固醇作用的代尔太 7-胆固醇和 24-亚甲基胆固醇,它们兼有抑制胆固醇在肝脏合成和加速排泄胆固醇的独特作用,从而使体内胆固醇下降。

怎么搭配更有营养

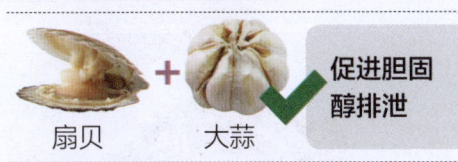

扇贝 + 大蒜 ✓ 促进胆固醇排泄

食用宜忌

扇贝适合蒸、烤、煲汤等烹调方法。

蒜蓉粉丝蒸扇贝

材料 扇贝 350 克(6 个),粉丝、蒜蓉各 50 克。

调料 白糖、豉汁各 5 克,盐 3 克,葱花、姜末各 2 克。

做法

1. 粉丝用温水泡软;扇贝洗净。
2. 取一小碗,放入白糖、豉汁、蒜蓉、姜末、盐拌匀。
3. 把粉丝放在扇贝上,淋上拌好的调料,上笼大火蒸约 5 分钟后取出,撒上葱花即可。

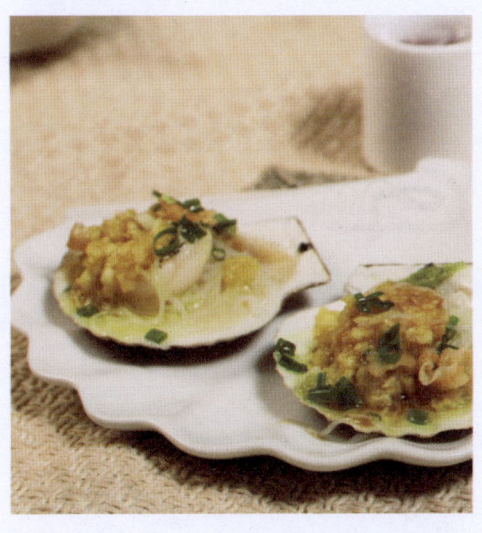

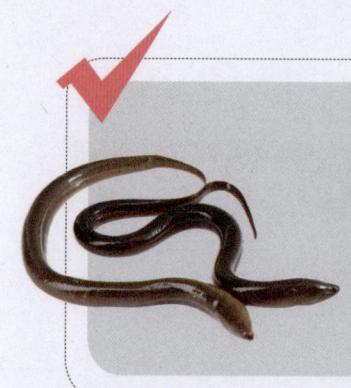

鳝鱼 稳定血糖

推荐用量 每天 100 克为宜
关键营养素 黄鳝鱼素 A、黄鳝鱼素 B、维生素 A、卵磷脂

为什么适合吃

鳝鱼含有的黄鳝鱼素 A 和黄鳝鱼素 B，具有显著降低血糖和恢复调节血糖的生理机能作用，对糖尿病有较好的治疗作用，而且鳝鱼所含脂肪极少，因而是糖尿病患者的理想食品。

对预防并发症有什么益处

鳝鱼中含有丰富的维生素 A，能够增进视力，具有保护视力的作用，可以防止糖尿病并发眼病。鳝鱼中富含卵磷脂，能够促进肝细胞的活化和再生，增强肝功能，从而有效预防脂肪肝等疾病。

怎么搭配更有营养

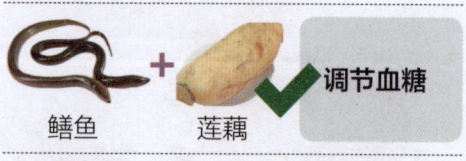

鳝鱼 + 莲藕 ✓ 调节血糖

食用宜忌

黄鳝可用炒、炖、烧等烹调方法，也可与鸡、鸭、猪等肉类清炖。

椒香鳝鱼

材料 净鳝鱼 200 克，青椒 50 克，红椒 50 克。
调料 葱花、姜片、酱油、盐各适量，植物油 5 克。
做法
1. 鳝鱼洗净，切丝；青、红椒分别洗净，切丝。
2. 炒锅放植物油，烧至四成热，放入鳝鱼块爆炒，下葱花、姜片炒出香味，淋入酱油，加适量水炖熟，放青、红椒丝炒熟，用盐调味即可。

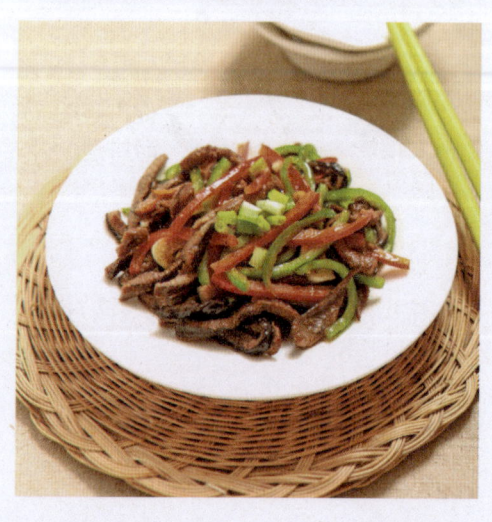

泥鳅 防止酮症酸中毒

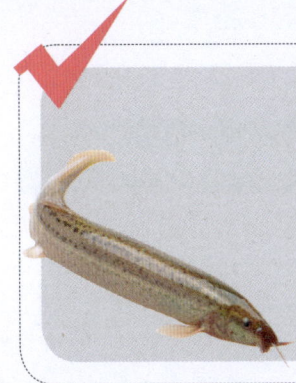

推荐用量 每天80克为宜
关键营养素 钙、磷、锌、硒、EPA、不饱和脂肪酸

为什么适合吃

泥鳅含有丰富的钙、磷、锌、硒等微量元素,能有效地遏制或阻断糖尿病酮症酸中毒和非酮症性高渗性综合征的发生、发展。另外,泥鳅所含脂肪中有类似EPA的不饱和脂肪酸,其抗氧化能力强,对胰岛β细胞有较强的保护作用。

对预防并发症有什么益处

泥鳅所含脂肪成分较低,胆固醇更少,属高蛋白低脂肪食品,且含一种类似EPA的不饱和脂肪酸,有益于老年人及糖尿病并发心脑血管病患者。

怎么搭配更有营养

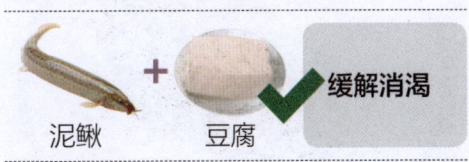

泥鳅 + 豆腐 ✓ 缓解消渴

食用宜忌

泥鳅适用炒、烧、炖等烹调方法。

泥鳅炖豆腐

材料 活泥鳅250克,南豆腐150克。
调料 葱段、姜片各5克,盐3克,植物油5克。

做法

1. 泥鳅冲洗干净,切段;豆腐洗净,切块。
2. 锅置火上,倒入植物油烧热,放入泥鳅段翻炒几下,淋入适量清水,放入豆腐、葱段、姜片,大火煮开后转小火煮至汤色发白,加少许盐调味即可。

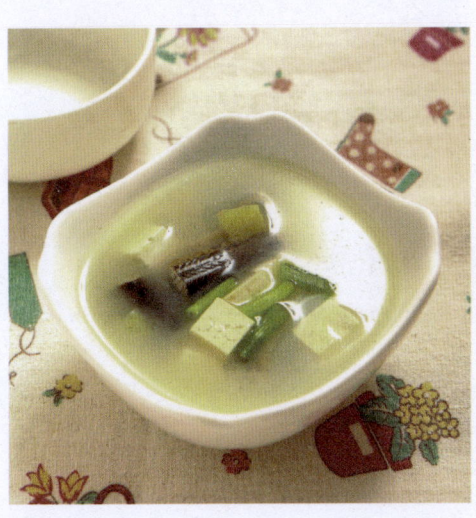

鲫鱼

促使胰岛素正常分泌

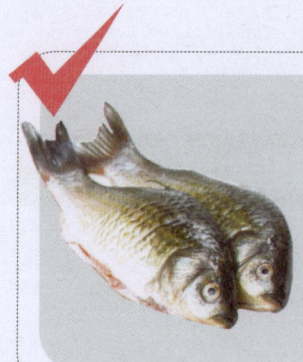

推荐用量 每天80克为宜
关键营养素 钙、镁、锌、硒、蛋白质

为什么适合吃

鲫鱼中的钙、镁、锌、硒等微量元素，有刺激胰岛β细胞的作用，促使胰岛素正常分泌，升高血清中胰岛素的水平，促进糖分解代谢，降低血糖和尿糖。

对预防并发症有什么益处

鲫鱼所含的蛋白是肝肾疾病、心脑血管疾病患者的良好蛋白质来源，常食可增强抗病能力，糖尿病并发肾功能不全、高血压、冠心病患者可经常食用。

怎么搭配更有营养

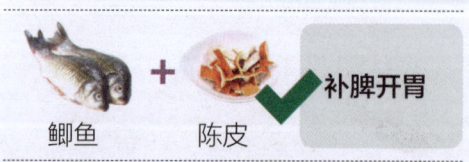

鲫鱼 + 陈皮 ✓ 补脾开胃

食用宜忌

鲫鱼肉嫩味鲜，尤其适于做汤，鲫鱼汤不但味香汤鲜，而且具有较强的滋补作用。

清蒸鲫鱼

材料 鲫鱼500克。
调料 香葱2克，盐3克，蒸鱼豉油适量。
做法

1. 鲫鱼洗净，两面打花刀，用盐抹于鱼身两面，腌制10分钟。
2. 蒸锅上鱼盘一起烧开，再放入鲫鱼，中火蒸10分钟，蒸鱼豉油均匀淋在鱼身上，再蒸3分钟出锅。
3. 均匀撒上香葱末。炒勺上火，放适量油烧热，浇在香葱末上即可。

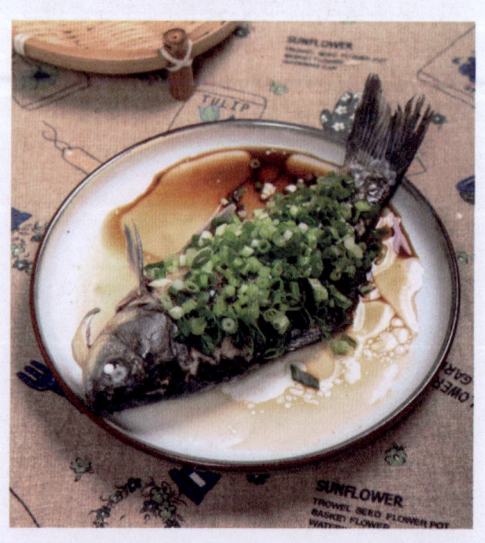

海参 抑制血糖升高

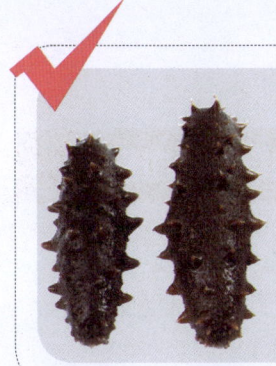

推荐用量 每天 50～100 克为宜
关键营养素 酸性黏多糖、钒、牛磺酸

为什么适合吃

海参中的酸性黏多糖具有在机体中降低血糖活性、抑制糖尿病发生的作用。而它所含有的钾对机体中胰岛素的分泌起着重要作用。

对预防并发症有什么益处

海参中含有钒和牛磺酸等，可以影响体内脂肪的代谢过程，具有防止脂肪肝形成的作用。常食用海参能够抑制胆固醇的合成、增强心脑血管的弹性，可以预防心脑血管、高血压等疾病。

怎么搭配更有营养

海参 + 葱 ✓ 强身健体

食用宜忌

海参发好后适合红烧、葱烧、烩等烹调方法。

葱丝蒸海参

材料 水发海参 400 克，葱白段 50 克。
调料 生抽、香油各适量。
做法

1. 葱白段洗净，切丝铺盘底；海参洗净，切成四瓣码在葱白丝上，淋上生抽。
2. 蒸锅水开后，入锅蒸 15 分钟，取出淋上香油即可。

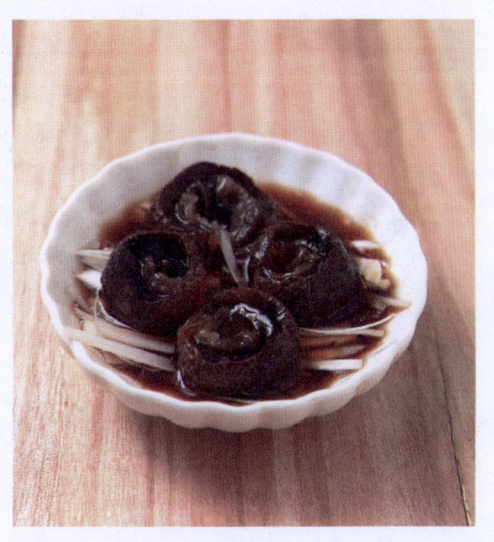

墨鱼 促进脂肪转化为血糖

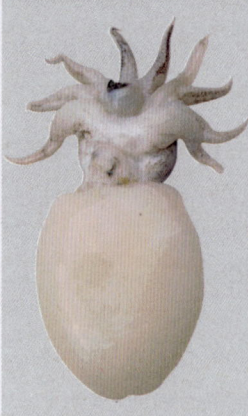

墨鱼的胆固醇含量很高，过多摄入会加重糖尿病患者的脂类代谢紊乱，促进脂肪转化为血糖，从而使血糖升高，所以糖尿病患者不宜过量食用墨鱼。

鲍鱼 胆固醇含量高

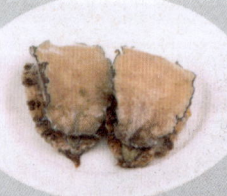

鲍鱼胆固醇含量较高，食用过多鲍鱼易导致血栓的形成，还可引起心、脑、肾等重要器官的血管动脉粥样硬化，引发糖尿病并发心脑血管疾病。另外，鲍鱼含钠元素极高，糖尿病患者食用过量，可使血压升高，引发糖尿病并发高血压症。因此不宜过量食用。

鲍鱼肉不易消化，胃肠虚弱的糖尿病患者慎食。

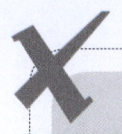

河虾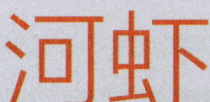

易致动脉血管粥样硬化

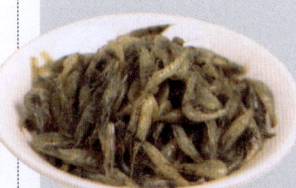

河虾中含有丰富的镁、钙、钾等微量元素，对心脏活动具有重要的调节作用，还能扩张冠状动脉。虽然河虾的好处众多，但是糖尿病患者需要注意的是，河虾胆固醇含量很高，食用过多会导致动脉血管粥样硬化，引发心脑血管并发症。因此，糖尿病患者在食用河虾时一定不要过量，做好食物交换份。

螃蟹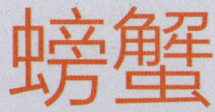

不利于心脑血管健康

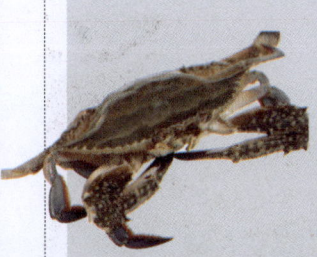

螃蟹的胆固醇含量很高，每100克蟹肉含胆固醇235毫克，每100克蟹黄含胆固醇460毫克，每人每日胆固醇的摄入量以不超过300毫克为宜。吃一只中等大小的大闸蟹，一天的胆固醇摄入量已经超标。糖尿病患者及并发肾病患者，不宜多吃大闸蟹。患有高血压、心脏病、动脉硬化的人，也不宜多吃。

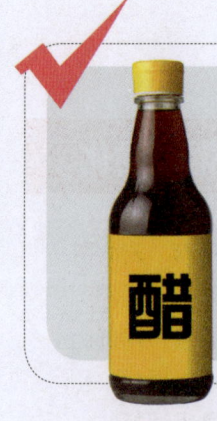

醋

促进糖尿病患者体内糖类的排出

推荐用量 每天 20 克为宜
关键营养素 有机酸、钾

为什么适合吃

醋中的有机酸能够促进糖尿病患者体内糖类的排出，使食物的血糖指数降低，起到抑制血糖上升的作用，有利于改善糖尿病患者的病情。

对预防并发症有什么益处

醋有扩张血管、降低血压、防止心脑血管疾病发生的作用；还可使体内过多的脂肪转变为体能消耗掉，并促进糖和蛋白质的代谢，可防治肥胖。

怎么搭配更有营养

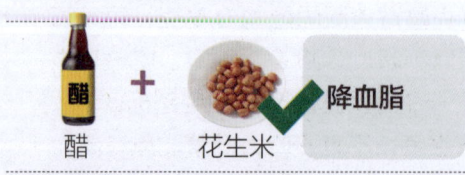

醋 + 花生米 ✓ 降血脂

食用宜忌

烹调时适当加点醋，可以减少用盐量，还能提升口感，增进食欲。

醋熘白菜丝

材料 白菜 200 克。
调料 植物油 4 克，醋、盐、葱花、花椒粒各适量。

做法
1. 白菜洗净，切细丝。
2. 锅置火上，倒入植物油，待油温烧至五成热，下花椒粒炸至表面开始变黑，捞出，放入白菜丝翻炒至熟，然后加入醋、盐、葱花调味即可。

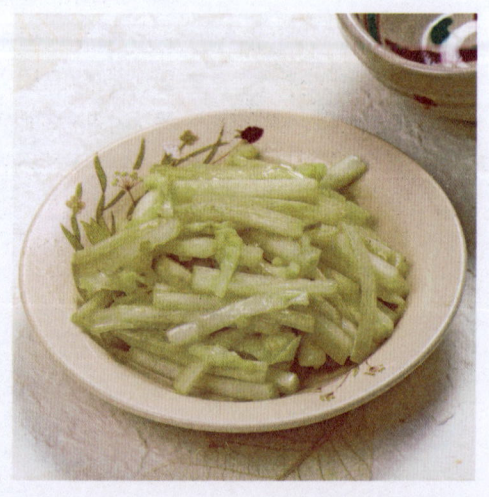

黄酱 减轻胰岛素抵抗

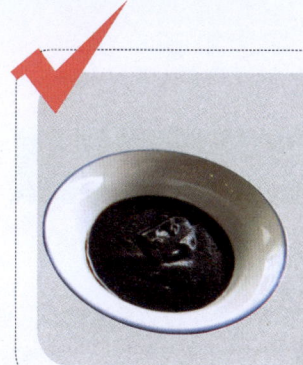

推荐用量 每天 10 克为宜
关键营养素 镁、钙、B 族维生素、亚油酸、亚麻酸、不饱和脂肪酸、大豆磷脂

为什么适合吃

黄酱中含有丰富的镁元素，可增强胰岛素的敏感性，减轻胰岛素抵抗，还可提高胰岛 β 细胞反应能力；而黄酱中含有的钙有刺激胰岛 β 细胞的作用，能够促进胰岛素正常分泌，有效控制血糖。

对预防并发症有什么益处

黄酱中富含亚油酸、亚麻酸，可降低胆固醇，减轻动脉粥样硬化，预防脑卒中和心肌梗死，从而降低患心脑血管疾病的概率。

怎么搭配更有营养

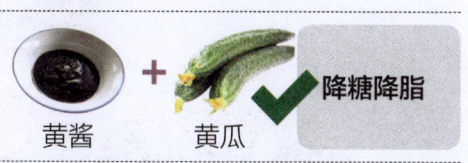

黄酱 + 黄瓜 ✓ 降糖降脂

食用宜忌

严重肝病、肾病、痛风、消化性溃疡、低碘者不食或少食黄酱。

炸酱面

材料 宽面条 200 克，猪肉馅 100 克。
调料 豆腐干、虾米各 20 克，黄瓜丝、香菇丝各 10 克，蒜末、食用油、香油、豆瓣酱、甜面酱各适量。

做法

1. 虾米泡软；豆腐干洗净切末。
2. 锅中倒油烧热，爆香蒜末，放入猪肉馅、香菇丝等所有调料，焖至出味，做成炸酱。
3. 面条煮熟，捞出盛入碗中，加入炸酱及黄瓜丝，拌匀即成。

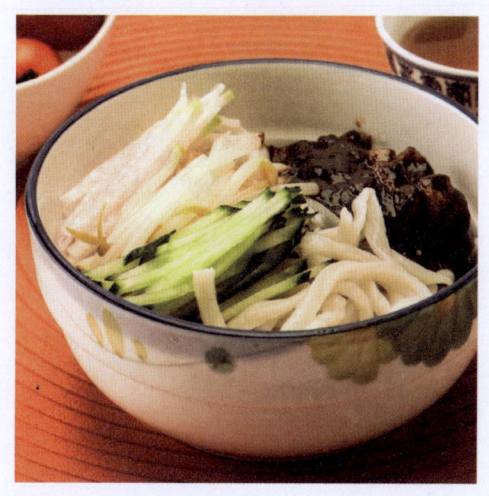

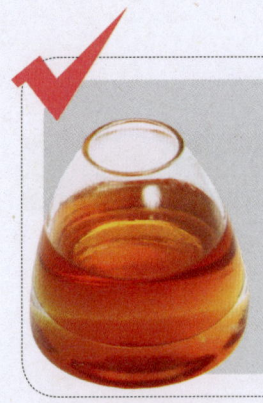

香油 防治糖尿病慢性并发症

推荐用量 每天 10~20 克为宜
关键营养素 维生素 E、亚麻酸

为什么适合吃

香油中含有丰富的维生素 E，能清除体内自由基，还能帮助改善机体对胰岛素的敏感性，有利于控制血糖。

对预防并发症有什么益处

香油同时含有亚麻酸、维生素 E，不但加强了对动脉硬化和高血压的治疗效果，还具有软化血管和保持血管弹性的功能。香油还有很好的润肠通便作用，对糖尿病并发便秘有一定的预防作用和疗效。

怎么搭配更有营养

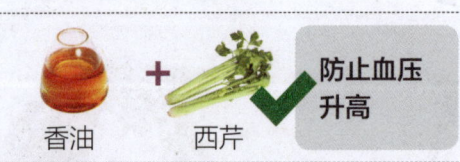

香油 + 西芹 ✓ 防止血压升高

食用宜忌

香油一次不宜食用过多，否则易诱发胰腺炎及胆囊炎。

香油鸡丝

材料 鸡胸脯肉 200 克。
调料 芝麻酱、白芝麻、醋、鸡精、酱油、盐各适量，香油 3 克。

做法

1. 鸡脯肉洗净，煮熟，晾凉，撕成细丝，放入盘中。
2. 芝麻酱加水调稀，放醋、香油、鸡精、酱油、盐拌匀，做成调味汁。
3. 淋上调味汁，撒上白芝麻即可。

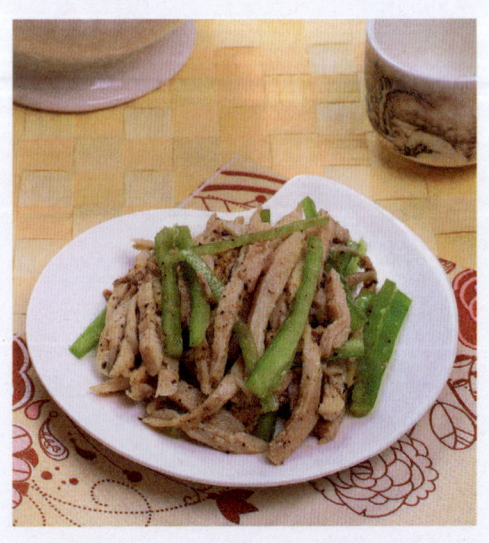

葵花子油

避免脂肪沉积

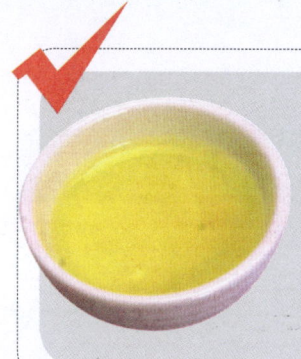

推荐用量 每天25克为宜
关键营养素 维生素E、甾醇、泛酸、亚油酸

为什么适合吃

葵花子油中含有丰富的维生素E，具有降低非胰岛素依赖型糖尿病患者红细胞脂质过氧化的作用，有利于糖尿病患者控制血糖。

对预防并发症有什么益处

葵花子油含有甾醇、泛酸、亚油酸等多种对人体有益的物质，有显著降低胆固醇、三酰甘油及血压的作用，可有效防止血管硬化和预防冠心病。而且葵花子油中的亚油酸含量与维生素E含量的比例比较均衡，便于人体吸收利用。

怎么搭配更有营养

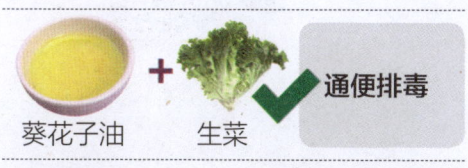

葵花子油 ＋ 生菜 ✓ 通便排毒

食用宜忌

每日食用油的总量以25~30克为宜，不要过量。

蛋香萝卜丝

材料 白萝卜200克，鸡蛋1个。
调料 葱花、盐各适量，葵花子油5克。
做法

1. 白萝卜洗净，切丝；鸡蛋磕入碗中，打散。
2. 炒锅置火上，倒入葵花子油，待油烧至七成热，倒入蛋液炒成鸡蛋块，盛出。
3. 锅内留底油，加葱花爆香，放入白萝卜丝和适量清水炒至熟透，放入鸡蛋块，用盐调味即可。

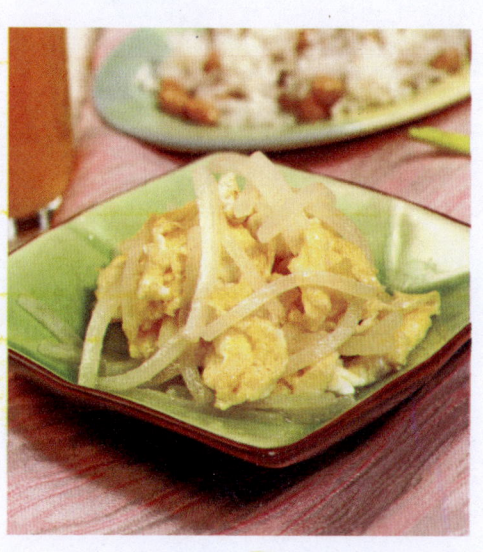

橄榄油 改善代谢

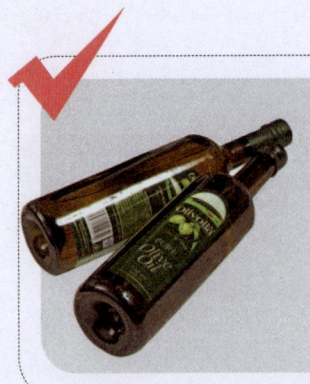

推荐用量 每天 10 克为宜
关键营养素 油酸、单不饱和脂肪酸

为什么适合吃

橄榄油中的油酸可增加胰岛素的敏感性,降低胰岛素抵抗,能够调节和控制血糖水平,改善糖尿病患者的总体代谢状况。

对预防并发症有什么益处

橄榄油富含单不饱和脂肪酸,能够调节血脂,降低血压,预防动脉粥样硬化,保护心脑血管,降低糖尿病并发心脑血管的发病率。

怎么搭配更有营养

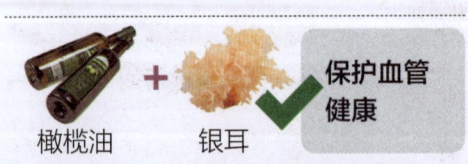

橄榄油 + 银耳 → 保护血管健康

食用宜忌

橄榄油不太适合煎炸食物,因为高温会增加橄榄油的香味,掩盖住食物本身的味道。

橙香鱼柳

材料 鱼柳 100 克,橙子 1 个。
调料 橄榄油 7 克,盐、白胡椒粉各 2 克。
做法

1. 鱼柳洗净,切成小块,用盐腌渍 15 分钟;橙子去皮和白膜,切成小块。
2. 锅置火上,倒入橄榄油,将腌好的鱼块煎成金黄色,盛出。
3. 将橙子打成汁和细蓉,均匀地浇在鱼块上即可。

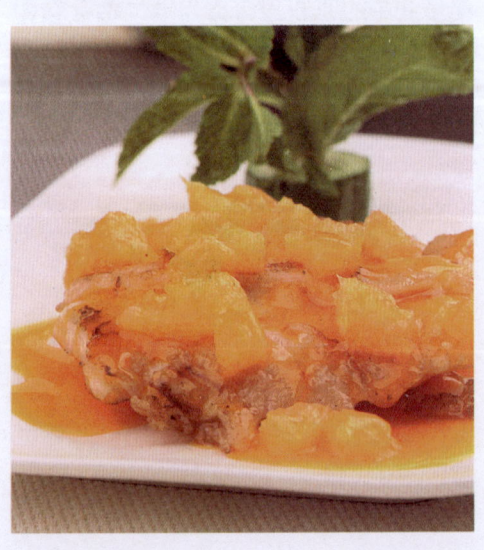

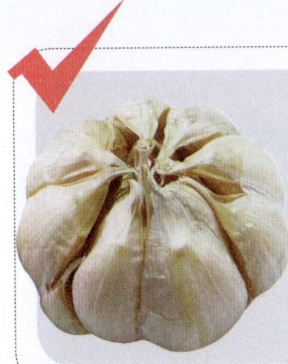

大蒜 提高人体葡萄糖耐量

推荐用量 每天3瓣为宜
关键营养素 硒

为什么适合吃

大蒜中含硒较多，可促进人体胰岛素的合成，有助于糖尿病患者减轻病情。另外，大蒜还可促进胰岛素的分泌，增加组织细胞对葡萄糖的吸收，提高人体葡萄糖耐量，迅速降低体内血糖水平，有效预防和治疗糖尿病。

对预防并发症有什么益处

大蒜可防止血管中的脂肪沉积，降低胆固醇及三酰甘油，抑制血小板的聚集，调节血压，增加血管的通透性，从而抑制血栓的形成和预防动脉硬化。

怎么搭配更有营养

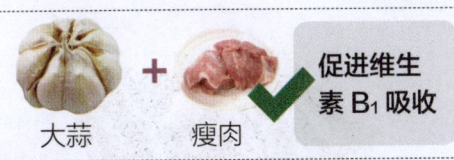

大蒜 + 瘦肉 ✓ 促进维生素 B_1 吸收

食用宜忌

大蒜性温，阴虚火旺及慢性胃炎溃疡病患者慎食。

蒜泥肉片

材料 猪瘦肉250克，去皮大蒜25克。
调料 香菜末、鲜酱油各适量，香油3克。
做法
1. 猪瘦肉洗净，煮熟，切片，装盘；大蒜捣成蒜泥，加鲜酱油和香油调匀。
2. 将蒜泥淋在肉片上，撒上香菜末即可。

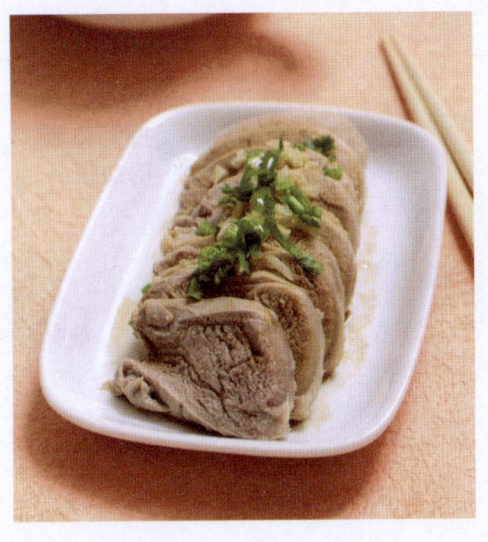

生姜

减少糖尿病并发症的发生

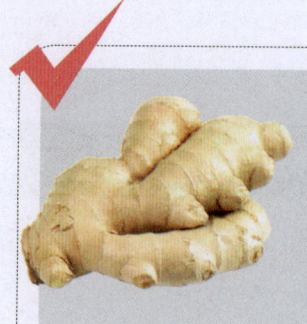

推荐用量 每天10克为宜
关键营养素 姜黄素

为什么适合吃

生姜中的姜黄素不但具有显著的抗肿瘤、抗诱变作用，还能改善糖尿病所伴随的脂质代谢紊乱，降低血糖，减少糖尿病并发症的发生。

对预防并发症有什么益处

生姜中的姜黄素可以减轻肾小球高滤过和肾脏肥大，降低尿白蛋白，改善肾功能，防治糖尿病性肾病。还可以激活肝细胞，缓解糖尿病性、酒精性脂肪肝。

怎么搭配更有营养

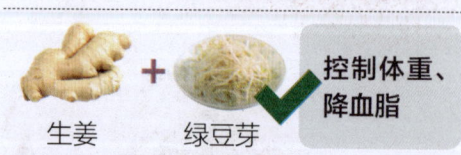

生姜 ＋ 绿豆芽 ✓ 控制体重、降血脂

食用宜忌

冻姜、烂姜不能食用，因为姜腐烂后，会产生黄樟素，易诱发肝癌。

姜拌海带

材料 水发海带150克。
调料 盐、酱油、醋、姜末、鸡精、香油各适量。
做法
1. 水发海带用温水洗净，切成细丝；将姜末、盐、酱油、醋、香油、味精调成调味汁。
2. 海带放入沸水中焯透，捞出沥干水分，浇上调味汁拌匀即可。

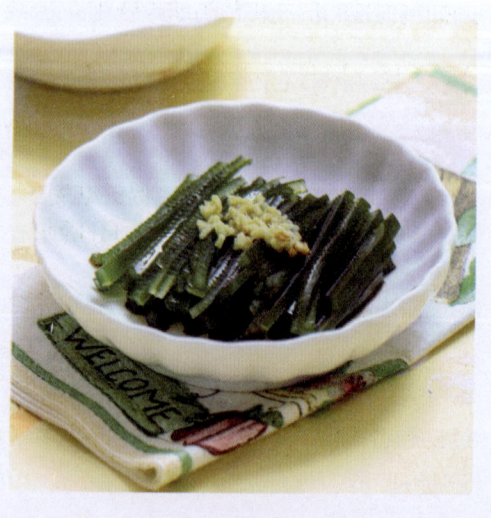

绿茶

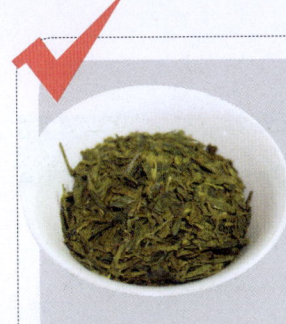

有效预防和治疗糖尿病

推荐用量 每天 5 克为宜
关键营养素 儿茶素、茶多酚、维生素 C

为什么适合吃

绿茶中的儿茶素，可以减缓肠内糖类的吸收，抑制餐后血糖的快速升高，有利于血糖的控制。绿茶中的茶多酚对人体的糖代谢障碍具有调节作用，能降低血糖水平，从而有效地预防和治疗糖尿病。

对预防并发症有什么益处

由于绿茶中的儿茶素抗氧化作用较强，可以防止血管的氧化，有效预防糖尿病合并动脉硬化。其含有的茶多酚、维生素 C，有降血脂、抗凝血和促进纤维蛋白溶解的功效，扩张冠状动脉，使血液充分地输入心脏，提高心脏本身的功能。

怎么搭配更有营养

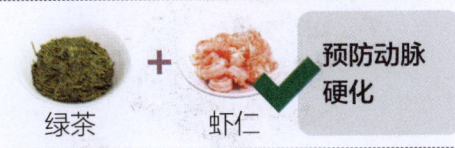

绿茶 + 虾仁 ✓ 预防动脉硬化

食用宜忌

不要用茶水送服药物；服药前后 1 小时内不要饮茶。

绿茶娃娃菜

材料 娃娃菜 300 克，绿茶水 200 毫升，枸杞子 5 克，熟海带丝 25 克。
调料 植物油 6 克，葱段、姜片、盐各 3 克。

做法

1. 娃娃菜洗净，焯水过凉；枸杞子洗净；海带丝放入盘底待用。
2. 锅内倒油烧热，用葱段、姜片炝锅，下娃娃菜、枸杞子炒匀，加水，放盐调味，将娃娃菜盛放在海带丝上，淋上锅内汤汁，倒入绿茶水即可。

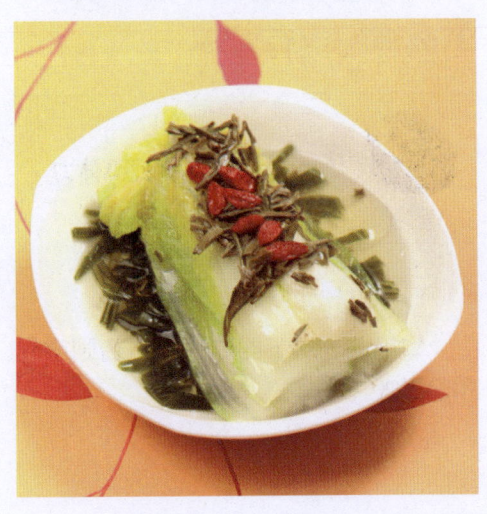

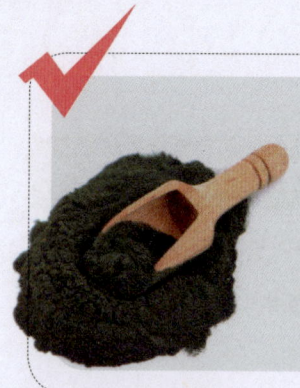

螺旋藻

提高胰岛功能

推荐用量　每天3~5克为宜
关键营养素　γ-麻酸、锌、镁、硒、螺旋藻多胺、螺旋藻多糖、γ-亚麻酸

为什么适合吃

螺旋藻所含的丰富的γ-麻酸，以及锌、镁、硒等微量元素可以提高胰岛素的活性，促进胰岛功能的恢复，促进糖分解代谢，降低血糖和尿糖。

对预防并发症有什么益处

螺旋藻多胺、螺旋藻多糖和γ-亚麻酸能够调节胆固醇浓度，提高高密度脂蛋白，降低低密度脂蛋白，具有调节人体血脂的功能，对动脉粥样硬化以及冠心病有辅助治疗的作用。

怎么搭配更有营养

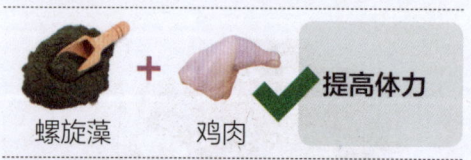

螺旋藻 + 鸡肉 ✓ 提高体力

食用宜忌

螺旋藻一次不要吃太多，否则容易引起胃胀气。

鸡肉螺旋藻

材料　螺旋藻5克，鸡胸肉200克。
调料　花椒1克，料酒、蚝油各3克，盐、香菜段、葱花各少许，植物油5克。

做法

1. 鸡胸肉切厚片，加料酒、蚝油、葱花略腌，在锅中焯熟。
2. 锅中倒入植物油，下入花椒煸炒，然后放入葱花、鸡胸肉、螺旋藻，再加盐、香菜段炒匀，装盘即可。

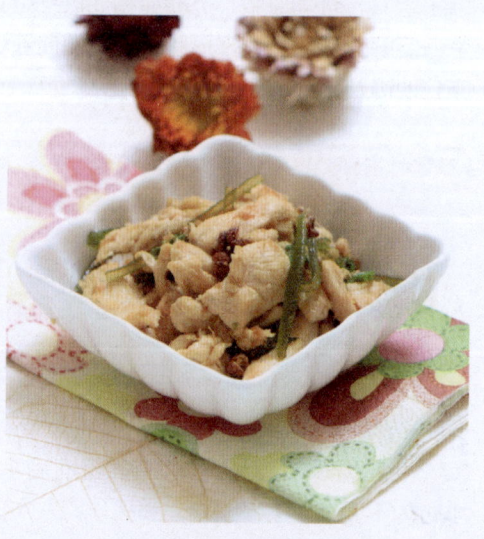

白砂糖 不利于控制血糖水平

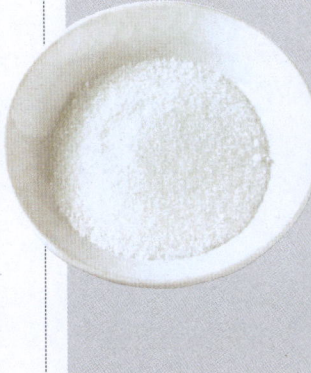

白砂糖在人体经过消化吸收之后转变为葡萄糖，会导致其血糖含量进一步升高，不利于控制血糖水平，破坏人体的稳态，对健康危害极大。

糖的主要功能是提供热能，如果摄取过量而无法及时消耗，多余的热量就会转化成脂肪，造成肥胖，增加糖尿病并发心脑血管疾病的危险。因此糖尿病患者不宜吃糖。

猪油 引发高血压、冠心病等并发症

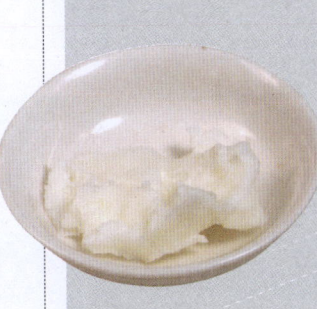

猪油中饱和脂肪酸和胆固醇含量较高，糖尿病患者食用过多易导致动脉硬化，引发高脂血症、高血压、冠心病等心脑血管等并发症。

猪油具有独特的香味，用猪油烹调菜肴时可大大提高人的食欲，导致过食，不利于血糖的控制。

猪油是一种高能量食品，进食过多能量，易导致肥胖。

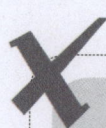

黄油　引起动脉粥样硬化

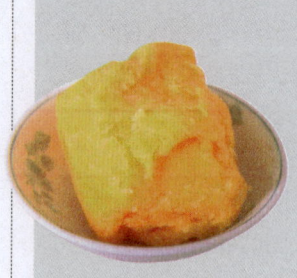

黄油是高热量、高脂肪、高胆固醇食品，糖尿病患者食用后，会加重脂类代谢紊乱，使脂肪沉积在血管壁上，引起动脉粥样硬化，增加糖尿病并发高脂血症、高血压、冠心病等心脑血管疾病的风险。

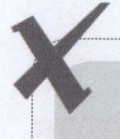

鸡蛋黄　增加胆固醇

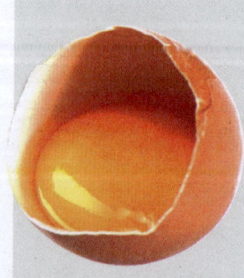

鸡蛋黄中含有较高的胆固醇和脂肪，糖尿病并发高血脂的患者如果过量食用，会造成脂质代谢紊乱，增加血液中三酰甘油和胆固醇的含量，引起动脉粥样硬化，导致糖尿病并发心脑血管疾病的发生。因此，糖尿病患者食用蛋黄一定要有度。

啤酒 — 易致昏迷

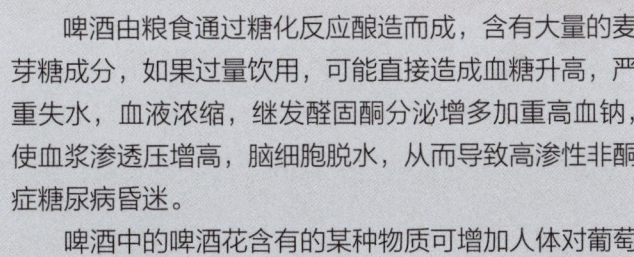

啤酒由粮食通过糖化反应酿造而成，含有大量的麦芽糖成分，如果过量饮用，可能直接造成血糖升高，严重失水，血液浓缩，继发醛固酮分泌增多加重高血钠，使血浆渗透压增高，脑细胞脱水，从而导致高渗性非酮症糖尿病昏迷。

啤酒中的啤酒花含有的某种物质可增加人体对葡萄糖的吸收，若饮酒后未进主食，会加速机体低血糖反应，加上其本身有镇静、催眠作用，在机体出现低血糖的情况下，更易出现低血糖深昏迷的严重后果。所以，糖尿病患者还是不饮用啤酒为好。

白酒 — 损伤肝肾

白酒中的乙醇会增加分泌胰岛素的胰岛 β 细胞的血流量，从而引起胰岛素分泌明显增加，造成喝酒后的低血糖，尤其是老年糖尿病患者身体调节功能差，更易发生低血糖。

糖尿病患者常伴有并发神经病变，合并心、肝、肾功能不全等，因此发生低血糖时症状常不典型，容易被忽视，导致严重后果。

中药

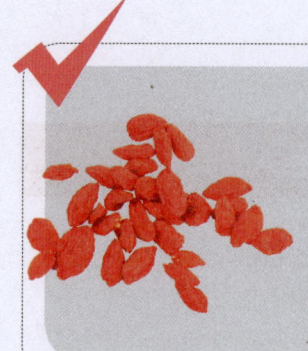

枸杞 增加胰岛素敏感性

推荐用量 每次6～15克为宜
关键营养素 枸杞多糖

为什么适合吃

枸杞中丰富的多糖可通过改善胰岛 β 细胞功能，增加胰岛素敏感性及肝糖原的储备，降低血糖水平，还可防止餐后血糖升高，提高糖耐量。

对预防并发症有什么益处

枸杞能使肝细胞新生，保护肝脏，还可显著降低血清胆固醇、三酰甘油含量，有利于预防糖尿病并发脂肪肝和血脂异常症。

怎么搭配更有营养

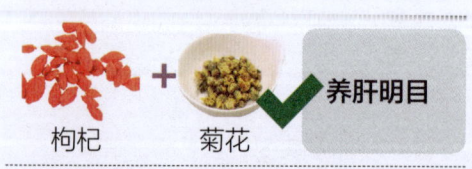

枸杞 ＋ 菊花 ✓ 养肝明目

食用宜忌

枸杞温热身体的效果相当强，正在感冒发烧、腹泻的人不宜食用。

菊花枸杞茶

材料 菊花6克、枸杞2克。
做法
将菊花、枸杞一起放入杯中，倒入沸水，浸泡约5分钟后饮用。

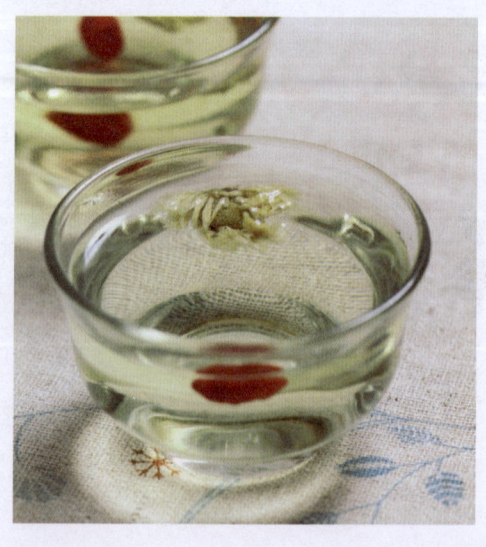

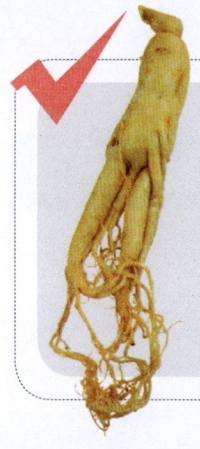

人参

促进糖代谢和脂肪代谢

推荐用量 每次 3～15 克为宜
关键营养素 人参皂苷

为什么适合吃

人参中的人参皂苷能增强胰岛素的作用,起到"类胰岛素"的作用,此外,人参还有类似胰岛素增敏剂样的作用,从而降低血糖。

对预防并发症有什么益处

人参具有改善心脏功能、增加心肌收缩力的作用,可以在一定程度上改善糖尿病并发高血压、冠心病、动脉硬化的症状。

怎么搭配更有营养

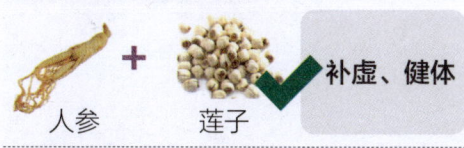

人参 + 莲子 ✓ 补虚、健体

食用宜忌

人参是一种补气药,如没有气虚的病症而随便服用,是不适宜的。体质壮实的人,如无虚弱现象,则不必进服人参。

人参羊肉汤

材料 羊肉 250 克,人参 15 克。
配料 葱段、姜片、盐各适量。
做法

1. 人参洗净,放入砂锅中,用清水浸泡 30 分钟,置火上,大火烧开后转小火煎 30 分钟,取汁;羊肉洗净,切块。
2. 人参汁倒入砂锅中,放入羊肉、葱段、姜片和没过锅中食材的清水,小火炖至羊肉烂,加盐调味即可。

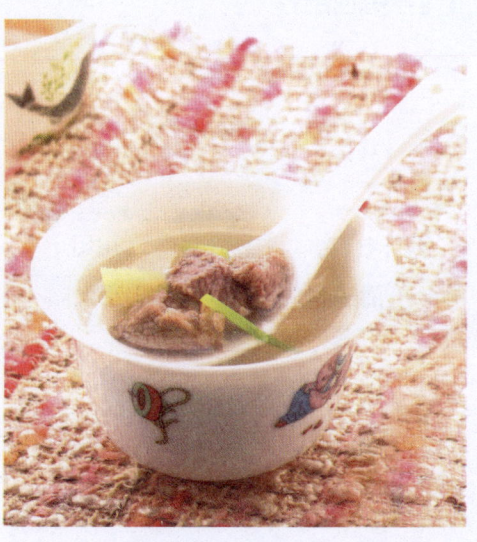

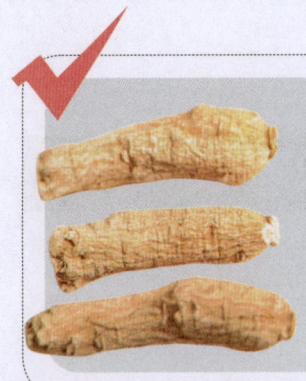

西洋参

降糖、降脂

推荐用量 每次 5 克为宜
关键营养素 皂苷

为什么适合吃

西洋参富含皂苷，可以降低血糖，调节胰岛素分泌，促进糖代谢和脂肪代谢，对治疗糖尿病有一定的辅助作用。

对预防并发症有什么益处

西洋参可以抗心律失常、抗心肌缺血、抗心肌氧化、强化心肌收缩能力。西洋参还可以调节血压，可有效降低暂时性和持久性血压，有助于高血压、心律失常、冠心病、急性心肌梗死、脑血栓等疾病的治疗。

怎么搭配更有营养

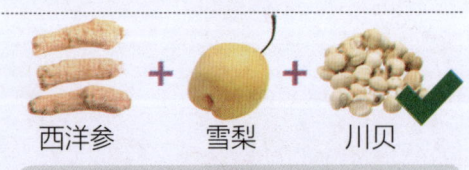

西洋参 + 雪梨 + 川贝

清热润燥、化痰、养阴清火

食用宜忌

西洋参性偏寒凉，脾胃虚寒或夹有寒湿、腹部冷痛、腹泻的人不宜服用。

西洋参炖瘦肉

材料 西洋参 10 克，猪瘦肉 150 克。
配料 姜片 5 克，盐 2 克。
做法
1. 西洋参洗净；瘦肉洗净后切片。
2. 将西洋参和肉放入炖盅中，加入姜片和适量清水。
3. 隔水炖 2 小时，然后再加入盐调味即可。

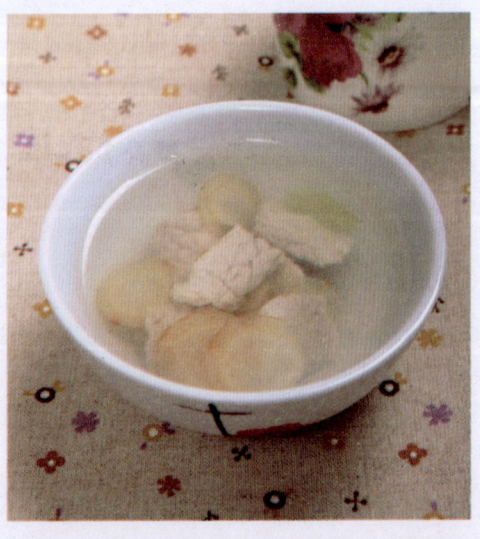

玉竹

修复胰岛 β 细胞

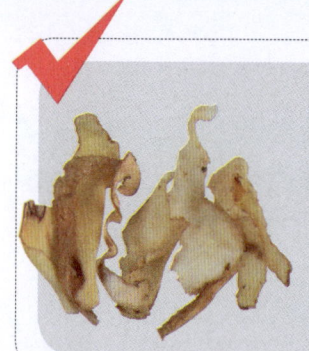

推荐用量 具体用量须遵医嘱
关键营养素 铃兰苷、黏液质、维生素A、维生素C

为什么适合吃

玉竹含有铃兰苷和黏液质等，能养阴润燥，润肠通便，可消除胰岛素抵抗，平衡胰岛功能，修复胰岛 β 细胞，增加胰岛素的敏感性。

对预防并发症有什么益处

玉竹中的维生素A、维生素C可以降低三酰甘油、胆固醇及 β - 脂蛋白，对动脉粥样硬化斑块的形成有一定的缓解作用，可以使外周血管和冠脉扩张，延长耐缺氧时间，有强心、抗氧化、抗衰老等作用。

怎么搭配更有营养

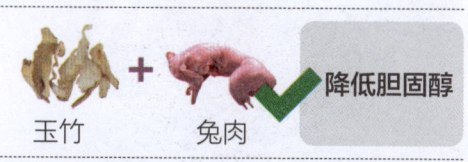

玉竹 + 兔肉 ✓ 降低胆固醇

食用宜忌

脾虚便溏者慎服，痰湿内蕴者禁服。

玉竹炖肉

材料 玉竹15克，猪瘦肉250克。
配料 盐、料酒、葱、姜、胡椒粉适量。
做法

1. 猪肉洗净，入沸水锅焯去血水，捞出切成块。玉竹洗净切段。葱、姜拍破，待用。
2. 将肉、玉竹、葱、姜、料酒一同放入锅内，注入适量清水。大火烧沸，小火炖至肉熟烂。拣去玉竹、葱、姜，加入盐、胡椒粉调味即成。

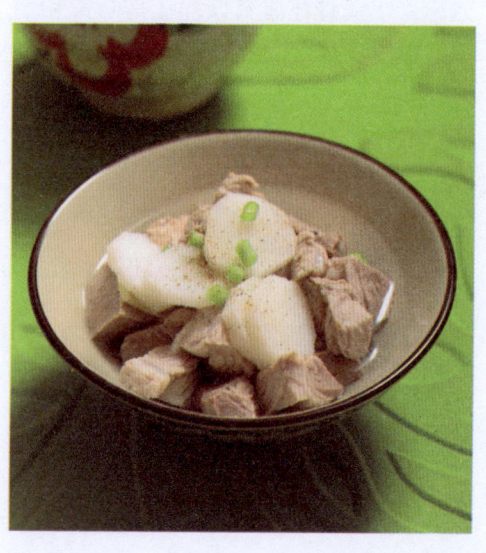

黄连　降低血糖

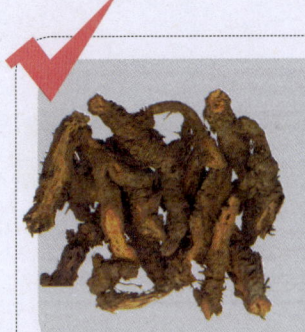

推荐用量　具体用量须遵医嘱
关键营养素　小檗碱

为什么适合吃

黄连中所含的小檗碱可帮助2型糖尿病患者降低血糖。因为小檗碱可以降低肝脏和膈肌糖原含量，抑制丙氨酸为底物的糖异生作用，促进葡萄糖酵解，产生降血糖效果。

对预防并发症有什么益处

黄连中的小檗碱能降低高三酰甘油和胆固醇水平，扩张周围血管，降低血管阻力，对降低收缩压和舒张压有良好效应。小檗碱还具有恢复正常心律和增强心肌收缩力的双重作用。

怎么搭配更有营养

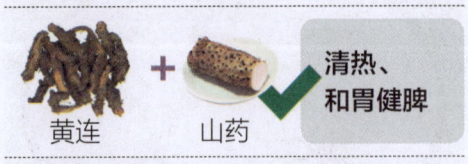

黄连 + 山药　清热、和胃健脾

食用宜忌

胃虚呕恶，脾虚泄泻，五更肾泻，慎服。本品性苦寒，久服伤胃。

黄连山药饮

材料　黄连10克，山药200克。
配料　盐3克，生姜8克。
做法

1. 黄连洗净，烘干，切成薄片，放入纱布袋中，扎口备用；山药洗净，除去须根，连皮切成厚片。
2. 砂锅置火上，放入黄连药袋和山药片，加足量水，用大火煮沸后，改小火煨煮30分钟，取出药袋即可。

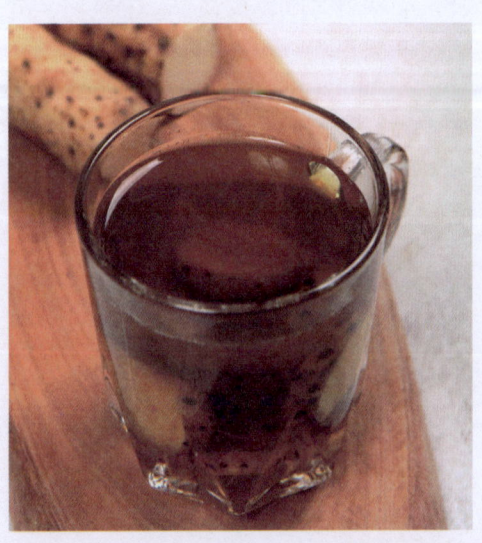

葛根

减轻胰岛素抵抗

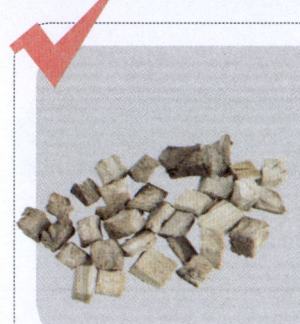

推荐用量 具体用量须遵医嘱
关键营养素 总黄酮、葛根素

为什么适合吃

葛根中的葛根素可通过抑制蛋白非酶糖基化反应和醛糖还原酶活性，提高胰岛素敏感性，减轻胰岛素抵抗并清除自由基而产生降血糖的作用。

对预防并发症有什么益处

葛根中的总黄酮和葛根素能改善心肌的氧代谢，对心肌代谢产生有益作用，同时能扩张血管，改善微循环，降低血管阻力，使血流量增加，故可用于防治心肌缺血、心肌梗死、心律失常、高血压、动脉硬化等病症。

怎么搭配更有营养

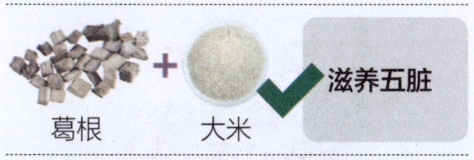

食用宜忌

葛根性偏凉，胃寒者及夏日表虚汗多者慎用。

葛根山楂炖牛肉

材料 葛根10克，山楂片15克，牛肉500克，白萝卜150克。

配料 料酒10克，盐5克，生姜8克。

做法

1. 葛根洗净，切片；牛肉和白萝卜洗净，切成3厘米见方的块；生姜拍松。
2. 将葛根、山楂、牛肉、料酒、白萝卜、生姜放入炖锅内，适量加水，用大火烧沸，再改小火炖2小时，加盐调味即可。

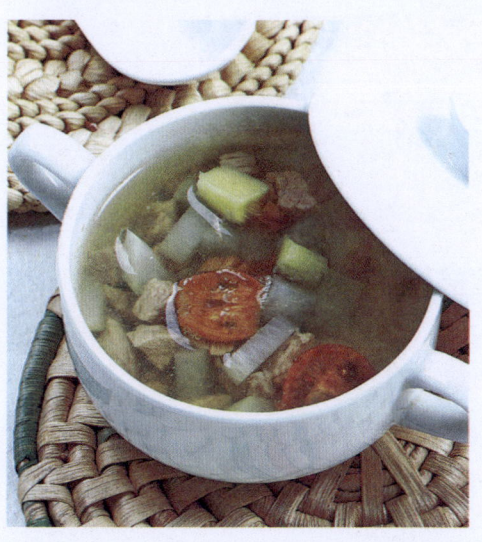

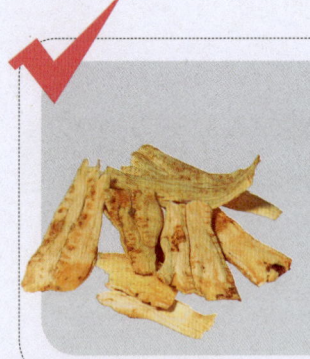

桔梗

缓解咽干口渴

推荐用量 具体用量须遵医嘱
关键营养素 桔梗皂苷、三萜皂苷

为什么适合吃

桔梗中含有的桔梗皂苷有较显著的降血糖作用,可恢复降低的肝糖原,抑制食物性血糖上升,并对糖尿病咽干口渴、烦热也有很好的疗效。

对预防并发症有什么益处

桔梗含有的桔梗皂苷和三萜皂苷能降低胆固醇含量,可以很好地降低血糖、血脂,保护肝脏,改善肝功能,对糖尿病肝病的防治有积极意义。

怎么搭配更有营养

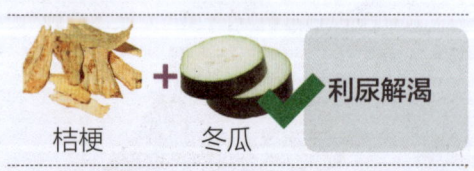

桔梗 + 冬瓜 ✓ 利尿解渴

食用宜忌

桔梗的吃法很多,凉拌、腌制、清炒或者搭配肉类一起都可以。

桔梗三丝

材料 桔梗100克,黄瓜、胡萝卜各50克。
配料 盐、香油、菊糖各适量。
做法
1. 将黄瓜、胡萝卜分别洗净切丝。
2. 桔梗根茎去老皮撕成丝,和黄瓜丝、胡萝卜丝及调料一起拌匀即可。

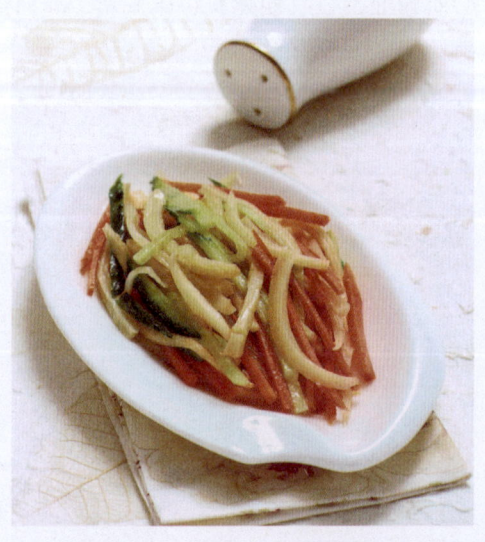

黄芪

双向调节血糖

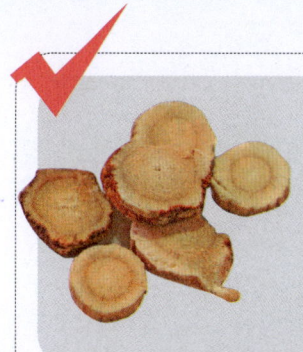

推荐用量 具体用量须遵医嘱

关键营养素 黄芪多糖、γ-氨基丁酸、黄芪皂苷甲

为什么适合吃

黄芪中含有黄芪多糖,既可以防止低血糖,又能对抗高血糖,具有双向调节作用。黄芪还可以通过增加糖原合成酶、胰岛素受体活性而发挥增加胰岛素敏感性、降低血糖的作用。

对预防并发症有什么益处

黄芪中含有降压成分 γ-氨基丁酸和黄芪皂苷甲,对低血压有升高作用,又可使高血压降低,保持稳定,具有双向调节作用。黄芪还能明显降低脑血管、外周血管、冠状动脉的阻力,对这些部位的血管有扩张作用,降低血管压力。

怎么搭配更有营养

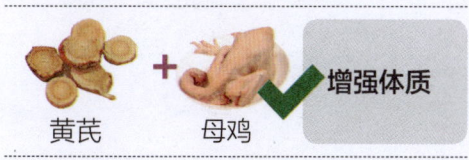

黄芪 + 母鸡 ✓ 增强体质

食用宜忌

有感冒发烧、胸腹满闷者不宜服用。

黄芪灵芝瘦肉汤

材料 猪肉(瘦)100克,黄芪15克,灵芝15克,大枣15克。

配料 盐2克,姜3克,大葱3克。

做法

1. 将黄芪、灵芝、大枣洗净;猪瘦肉洗净,切块。
2. 将全部材料一齐放入锅内,加适量清水,大火煮沸后,小火煮2~3小时,加盐调味即可。

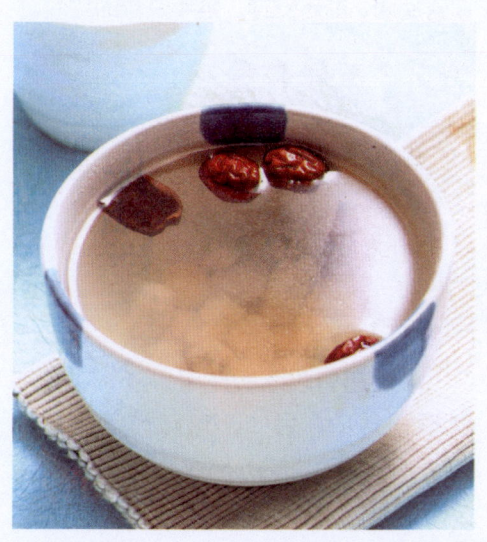

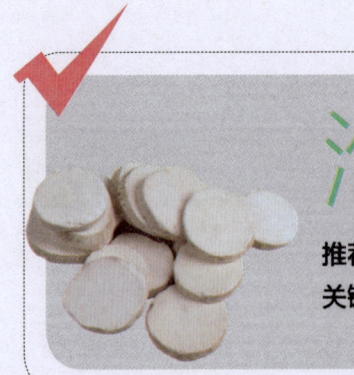

淮山药

增加胰岛素的分泌

推荐用量　具体用量须遵医嘱
关键营养素　山药多糖、黏液蛋白

为什么适合吃

淮山药中所含的山药多糖，具有降低血糖的功效，可增加胰岛素的分泌，改善受损的胰岛 β 细胞功能，是糖尿病患者的食疗佳品。

对预防并发症有什么益处

淮山药含有的黏液蛋白，能预防心血管系统的脂肪沉积，保持血管的弹性，防止动脉粥样硬化过早发生，减少皮下脂肪堆积，避免出现肥胖，具有预防心脑血管疾病、益志安神、延年益寿的功效。

怎么搭配更有营养

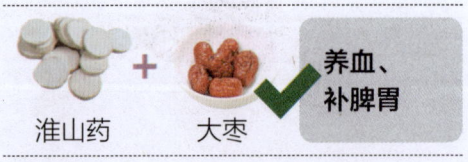

淮山药 ＋ 大枣　养血、补脾胃

食用宜忌

淮山药有收涩的作用，故大便燥结者不宜食用；另外，有实邪者忌食淮山药。

淮山药炖乌鸡汤

材料　乌骨鸡1/4只，淮山药150克。
配料　姜片和葱段各30克，水800毫升，盐3克，米酒10克。
做法
1. 乌骨鸡剁小块，放入滚水汆烫1分钟后捞出备用；淮山药去皮，切滚刀块，入滚水汆烫后捞出。
2. 将处理好的所有食材、水和调味料放入锅中大火煮开，小火慢炖1小时后，捞出姜片、葱段即可。

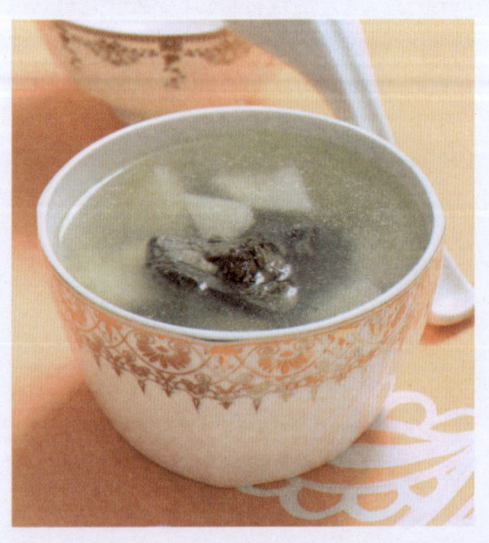

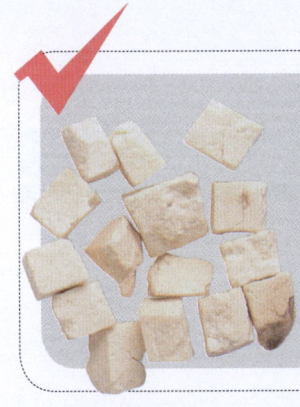

茯苓 恢复自身胰岛素功能

推荐用量 具体用量须遵医嘱
关键营养素 茯苓多糖、膳食纤维

为什么适合吃

茯苓中的多糖成分和不溶性膳食纤维，可以促进胃的排空，减少小肠对糖类与脂肪的吸收，降低糖尿病患者的空腹血糖浓度，减少胰岛素需要量，控制餐后血糖的代谢。茯苓还能直接渗透并修复受损细胞基因，恢复自身胰岛素功能，从而达到降糖的效果。

对预防并发症有什么益处

茯苓具有利尿作用，尤其对肾性和心性水肿病人利尿作用显著，辅助治疗糖尿病性肾病。茯苓中富含的茯苓多糖能增强人体免疫功能，提高人体的抗病能力，起到防病、延缓衰老的作用。

怎么搭配更有营养

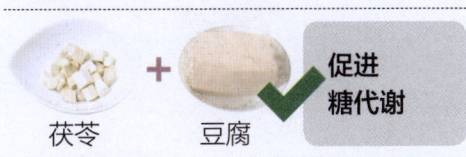

茯苓 + 豆腐 ✓ 促进糖代谢

食用宜忌

口干舌燥、便秘、滑精者不宜多用。

黑芝麻茯苓瘦肉汤

材料 黑芝麻、茯苓片各60克，猪瘦肉150克。
调料 盐适量。
做法
1. 黑芝麻、茯苓片分别洗净；猪瘦肉洗净，切块，用盐腌10分钟。
2. 把黑芝麻、茯苓片放入锅内，加适量清水，小火慢煮15分钟，放入猪瘦肉，炖至猪瘦肉熟烂，加入盐调味即可。

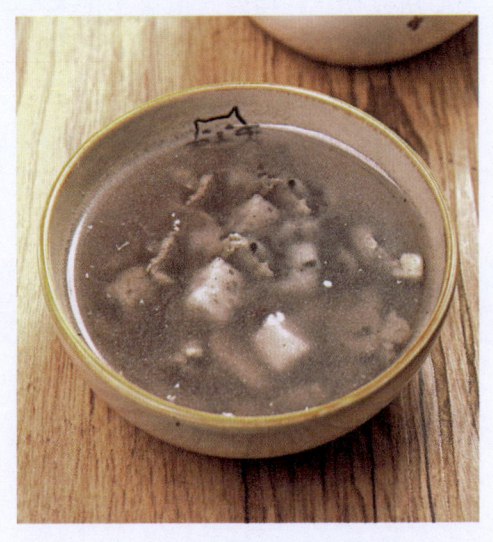

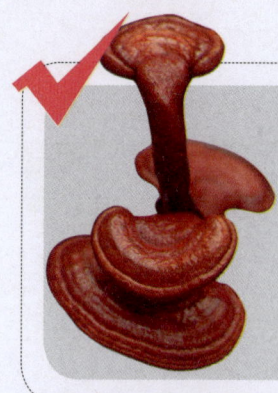

灵芝

促进胰岛素分泌

推荐用量　具体用量须遵医嘱
关键营养素　氨基酸、铬、钙、锌、灵芝多糖、灵芝多肽

为什么适合吃

灵芝中的氨基酸和铬、钙、锌等微量元素，具有促进胰岛β细胞产生胰岛素的能力，能加速胰岛β细胞血液循环，促进胰岛素分泌，从而纠正机体糖、蛋白质、脂肪的代谢紊乱，恢复原有的代谢平衡状态。

对预防并发症有什么益处

灵芝中含有的灵芝多糖、灵芝多肽，可扩张冠状动脉，增加冠脉血流量，改善心肌微循环，增强心肌氧和能量的供给，对冠心病、心绞痛有治疗和预防作用。

怎么搭配更有营养

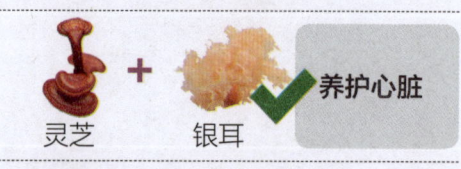

灵芝 + 银耳　养护心脏

食用宜忌

病人手术前后一周内，或正在大出血的病人不宜食用。

灵芝瘦肉汤

材料　猪瘦肉 100 克，灵芝 15 克。
配料　姜 5 克，盐 2 克。
做法
1. 将灵芝刮去杂质，洗净，切成小块；猪瘦肉洗净，切块。
2. 把全部用料一起放入锅内，加清水适量，大火煮沸后，小火煮三小时，调味即可。

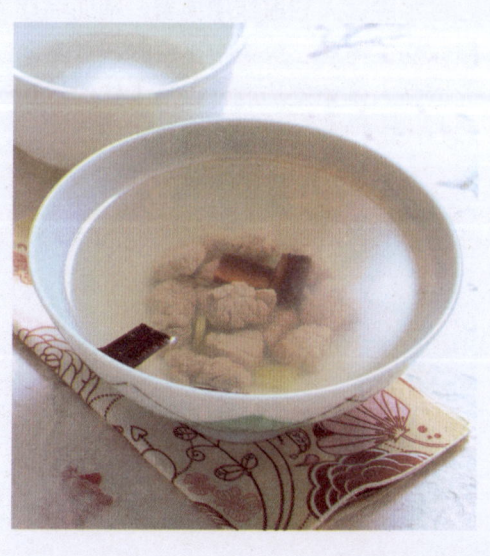

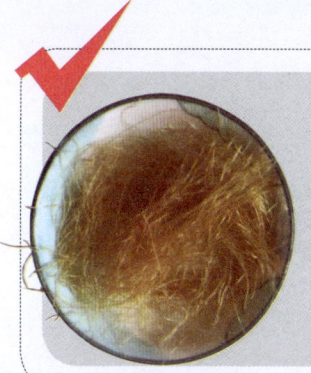

玉米须

促进肝糖原的合成

推荐用量 每天 50 克为宜
关键营养素 多糖、皂苷类物质

为什么适合吃

玉米须中的多糖能显著降低血糖，促进肝糖原的合成，其所含的皂苷类物质也有辅助治疗糖尿病的作用。

对预防并发症有什么益处

玉米须具有利尿、降血压，促进胆汁分泌、降低血液黏稠度等功效。可用于防治糖尿病性高血压。

怎么搭配更有营养

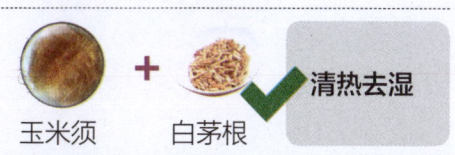

玉米须 + 白茅根 ✓ 清热去湿

食用宜忌

玉米须可泡水饮用，亦可将玉米须煮粥食用。

玉米须面条

材料 面条 250 克，玉米须 50 克，猪里脊肉 75 克。

配料 盐 2 克，胡椒粉 1 克，鸡精 1 克，小葱 10 克。

做法

1. 将玉米须洗净后置于砂锅中，加入适量清水煎取浓缩汁。
2. 将猪里脊肉切成肉丝，放入水中焯一下；葱去根洗净，切成 3 厘米长的葱段。
3. 将炒锅内加入适量油烧热后，放入葱段爆香。再放入已焯过的里脊肉丝，翻炒数下，放入玉米须汁。用大火快速炒片刻后加入精盐即可出锅。
4. 在煮锅中加入适量沸水上火，随即放入面条及适量鸡精，待煮沸 1 分钟后盛出。加胡椒粉调匀，盖浇上肉丝即成。

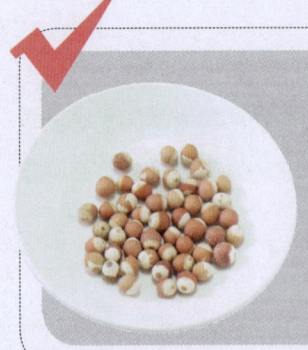

芡实

预防糖尿病性骨质疏松

推荐用量 每天50克为宜
关键营养素 膳食纤维、钙

为什么适合吃

芡实中含有的膳食纤维有助于减少胰岛素的用量,并控制餐后血糖上升的速度。其所含的钙有刺激胰岛 β 细胞的作用,能够促进胰岛素正常分泌,同时还能避免并发骨质疏松。

对预防并发症有什么益处

芡实中的膳食纤维具有调整糖类和脂类代谢的作用,能结合胆酸,避免其合成为胆固醇沉积在血管壁上升高血压,同时还能促进钠的排出,降低血压。

怎么搭配更有营养

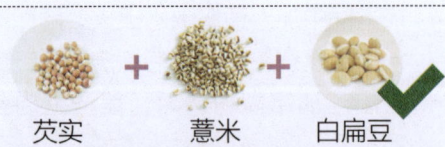

芡实 + 薏米 + 白扁豆

利水、祛湿、健脾

食用宜忌

芡实性质较固涩收敛,不但大便硬化者不宜食用,一般人也不适合把它当主粮吃。

淮山薏米芡实汤

材料 猪瘦肉150克,淮山药150克,芡实30克,薏米20克。
配料 盐2克。
做法
1. 薏米和芡实洗净后用清水浸泡2小时。
2. 瘦肉洗净切成大块,焯水撇去血沫;将淮山药去皮,切成大块。
3. 将薏米、芡实、猪瘦肉和淮山药放入砂锅中,倒入适量清水,大火煮开后,调成小火煮90分钟,放盐调味即可。

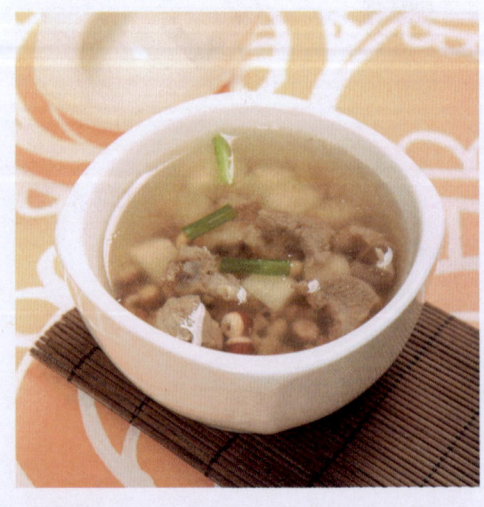

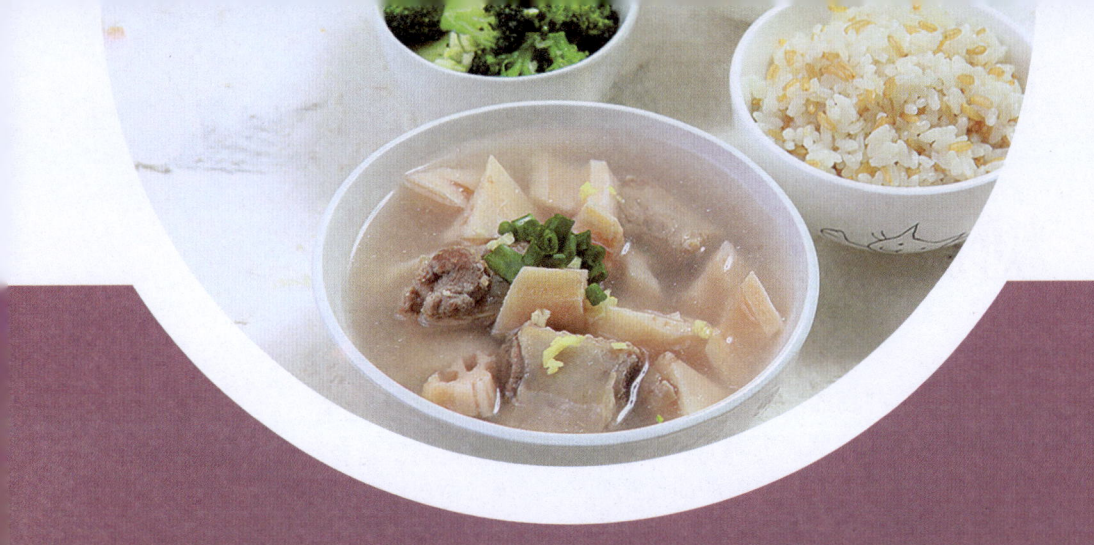

第五章
糖尿病并发症饮食宜忌

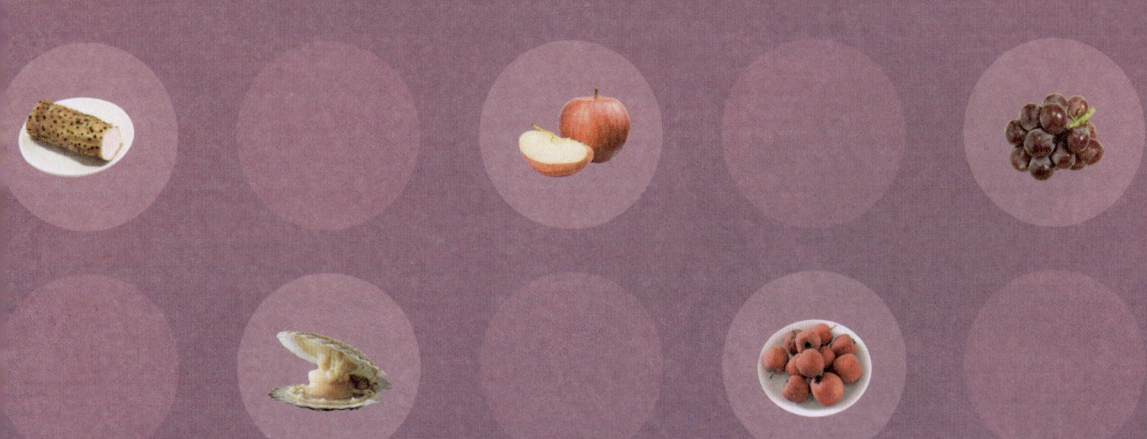

糖尿病并发高血压

糖尿病合并高血压一旦发生，无论病情轻重，都要注意饮食调节、适当运动、戒烟、戒酒，同时要监测血压和血糖情况，定期随诊，按随诊结果考虑是否给予抗高血压药物，但是即便到了用药的阶段，饮食治疗也要一直贯彻。

饮食原则宜忌

✓ 控制总热量

本书第二章详细讲述了关于每人每天需要摄入的总热量，知道计算方法就可以自己操作了。比如：一般一碗150克（3两）的大米饭的热量为220千卡、米粥的热量为140千卡，一个馒头的热量为60千卡，一杯240毫升的全脂牛奶的热量为150千卡，一片白面包的热量为75千卡，一个煮鸡蛋的热量为75千卡，100克牛肉的热量为450千卡。这样把一天所吃食物的热量加在一起，就知道总热量的摄入是否科学了。

✓ 多吃蔬菜

新鲜蔬菜含有大量的维生素和膳食纤维，可以防治血管硬化，保持大便通畅。每天蔬菜的摄入量不少于500克。糖尿病合并高血压的患者应多吃白菜、生菜、菠菜、豌豆苗、西蓝花、四季豆、茄子、番茄、洋葱、白萝卜、胡萝卜等蔬菜。

✓ 增加膳食纤维的摄入

膳食纤维能吸附体内多余的钠盐，促使其从体内排出，从而达到降血压的目的。同时，膳食纤维还能防止便秘，减少机体对胆固醇的吸收，减少其在血管壁上的沉积，防止血管硬化，保持血管弹性，这些对于控制血压升高都有重要意义。高膳食纤维的食物有各种豆类、全谷物以及蔬菜和低糖水果。

✓ 适当多食含钙量多的食物

充分的钙能增加尿钠排泄，减轻钠对血压的不利影响，有利于降低血压。因此，适当多食含钙量较多的牛奶、海带、豆腐以及各种豆类等，有利于病情的控制。

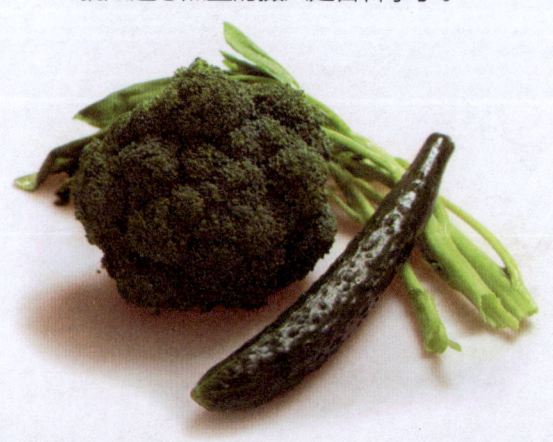

✘ 吃盐太多

限制食盐，重中之重。食盐在人体内含量过多，就会增加血容量和血液黏稠度，使血管收缩、血压升高。据调查，吃咸鱼、咸菜多的地方的人，心脑血管病的发病率高；吃盐越多，高血压发病率也越高。患者应避免吃咸鱼、咸菜、火腿等含盐量高的食物。每天食盐量控制在6克以内，可以使用控盐勺，一天用量可以分次使用，亦可集中到其中一餐。如果出现心力衰竭、肾功能减退、水肿、尿少、气短、咳喘等情况应该完全停止吃盐。

✘ 吃得太油腻

少吃含动物脂肪和胆固醇高的食物，如猪肝、牛肝、牛油、猪油、羊油、奶油、蛋黄、鱼子及动物脑、肾、肠等。每天烹调用油不超过25克，有条件的可以选用橄榄油、山茶油等油脂，这些油脂含有不饱和脂肪酸，对心脑血管可以起到很好的保护作用。

✘ 大量吃水果

水果易于消化和吸收，但含有较高的果糖，大量吃水果后会使血糖迅速升高，对患者稳定病情不利。糖尿病合并高血压患者要少吃甜瓜、葡萄、桂圆、榴莲、荔枝、杨梅、香蕉、甘蔗、大枣、柿子等水果。

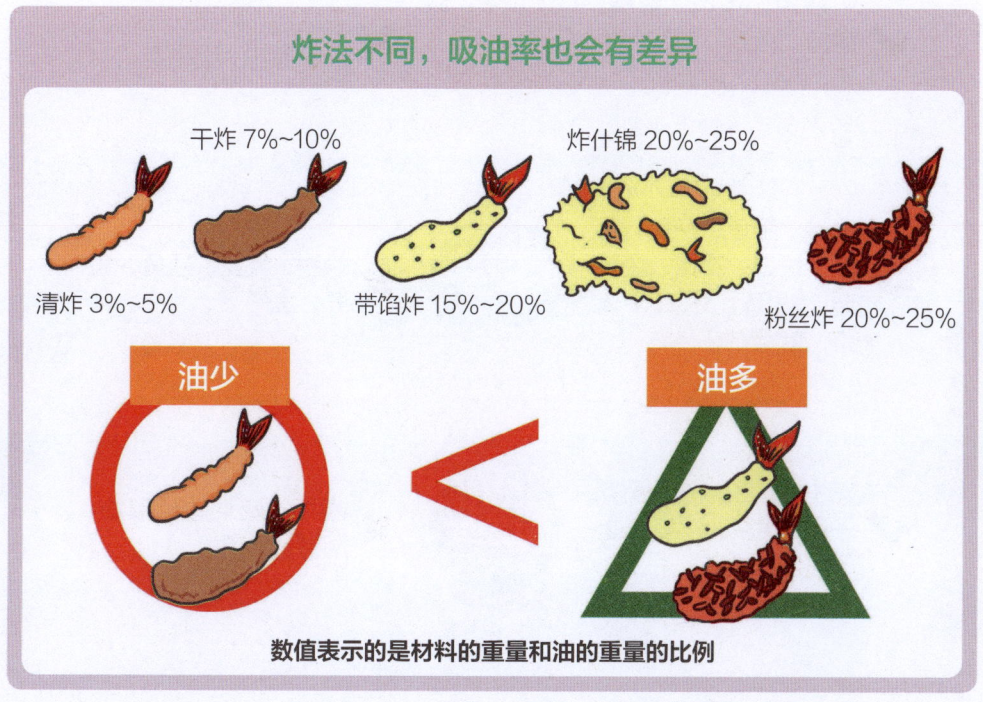

数值表示的是材料的重量和油的重量的比例

食物宜忌

谷物类
- ✓ 玉米、燕麦、黄豆、绿豆、红小豆
- ✗ 糯米

蔬果类
- ✓ 芹菜、菠菜、茼蒿、茭白、西蓝花、紫甘蓝、番茄、芦笋、洋葱、豌豆苗、芥菜、苹果、山楂、火龙果
- ✗ 柿子、大枣、枇杷、桂圆、金橘、杨梅、甘蔗、芒果、沙果

肉蛋乳类
- ✓ 牛瘦肉、鸡肉、鸭肉、鸽肉、猪胰、鹌鹑、牛奶、酸奶、鸡蛋
- ✗ 五花肉、狗肉、动物内脏、香肠、松花蛋

水产菌类
- ✓ 海参、鲫鱼、鳝鱼、带鱼、香菇、草菇、金针菇、银耳、木耳、海带、紫菜
- ✗ 螃蟹、鱿鱼、墨鱼、鱼肝、鱼子

其他类
- ✓ 花生油、玉米油、葵花子油、黄豆油、菜子油、橄榄油、大蒜
- ✗ 酱菜、咸菜、辣椒油、胡椒、肉汤

推荐菜谱

芹菜拌腐竹

材料 芹菜100克,水发腐竹50克。
调料 蒜末3克,香油6克,盐2克。
做法

1. 芹菜择洗干净,放入沸水中焯烫,捞出,沥干水分,切段;腐竹洗净,切段,用沸水快速焯烫,捞出,沥干水分。
2. 取小碗,加盐、蒜末、香油搅拌均匀,调成调味汁。
3. 取盘,放入芹菜段、腐竹段,淋上调味汁拌匀即可。

功效:芹菜中的钾可排出体内多余的钠,帮助降低血压;腐竹中维生素E的含量很高,可防止动脉粥样硬化、抑制血栓形成。

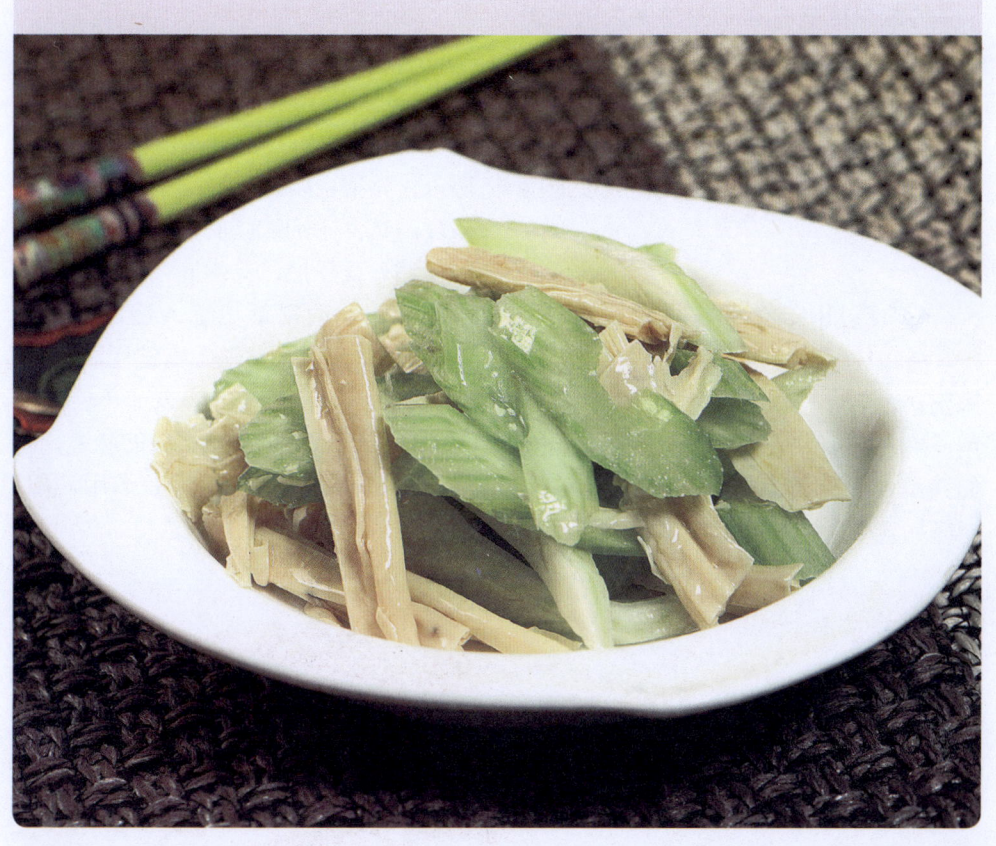

糖尿病并发血脂异常

糖尿病合并血脂异常的患者越来越多,与动脉硬化的发生有着紧密的联系。因此,患者应加强自身的敏感度,而饮食的调理对防止血脂异常十分关键,通过科学合理的饮食习惯和饮食选择,除了能够防止血脂异常外,还可以促进血脂异常患者的病情康复。

饮食原则宜忌

✓ 控制膳食总热量

控制总热量有利于改善体内糖代谢状况和降低体重,从而间接地达到纠正血脂异常的目的。过多地摄入热能,其中一部分转化成脂肪酸,会引起脂肪肝,这些都会加重血脂异常程度,或使血脂异常难以控制。

✓ 增加植物纤维摄取量

植物纤维可促进胆固醇从体内较快排出,对治疗动脉粥样硬化有较好的作用,所以应多吃含纤维素丰富的食物,如蔬菜中的芹菜、韭菜、豆芽、萝卜,粗粮如燕麦片、全麦面包、玉米面、荞麦、杂豆等,或食用膳食纤维制品以平衡膳食结构。

✓ 食用具有调脂作用的食物

有些食物含有天然的降脂成分,经常食用有利于降低胆固醇。如香菇中含有的香菇多糖,能使血液中胆固醇迅速转移到肝脏,从而使胆固醇下降。大蒜中含有的一种化合物能抑制体内胆固醇合成;豆类食物、绿茶、芹菜、大葱、洋葱、海产品等均能一定程度地降低血脂。

✓ 脂肪摄入太多

限制富含饱和脂肪酸的动物脂肪的摄入,如猪、牛、羊等动物脂肪,而应多食用富含不饱和脂肪酸的植物油,如橄榄油、菜子油、花生油、玉米油、芝麻油等,但通常每日摄入油量不应超过25克。在烹饪方法上宜选用蒸、煮、拌、炖、汆、涮、熬等方式,不但能减少营养流失保持其鲜美可口的味道,而且还可减少烹调油脂。不宜选用油煎、炸、烤、熏的烹调方法。

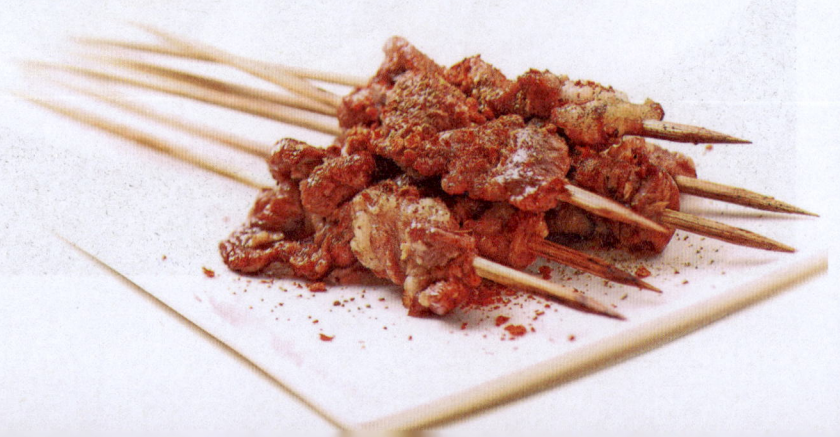

✘ 胆固醇摄入太多

胆固醇轻度升高者，每日膳食中胆固醇的摄入量应少于300毫克；重度胆固醇升高的患者，每日胆固醇摄入应限制在200毫克以内。通常一个鸡蛋含有250毫克的胆固醇，因此建议病患者每周食用鸡蛋3~4个。食物的胆固醇全部来自动物食品。动物内脏、动物油脂、蛋类（主要是蛋黄）以及墨鱼、干贝、鱿鱼、蟹黄、鱼子和脑等含胆固醇较高，应忌用或少用。

✘ 不限酒

最好不饮酒，或饮少量低度酒，最好选择葡萄酒，每次不超过50克。葡萄酒可以提高高密度脂蛋白胆固醇水平，对动脉粥样硬化有一定好处，但饮酒过多会引起高甘油三酯血症、肝硬化等疾病。因此，如果没有饮酒习惯的人最好不喝。

✘ 盐分摄入太多

每天食盐摄入量要少于6克。尽量不吃咸菜、腌制食品和一些咸点心，这些食品的含盐量极高，如一块酱豆腐的含盐量包含一个成人一天所需的食盐。调味时可用大蒜、葱、姜、大料、花椒、胡椒粉、小茴香、桂皮等天然调料增加菜肴的味道。需要注意的是，酱油中的含盐量也要计算在内，5毫升酱油含1克盐。

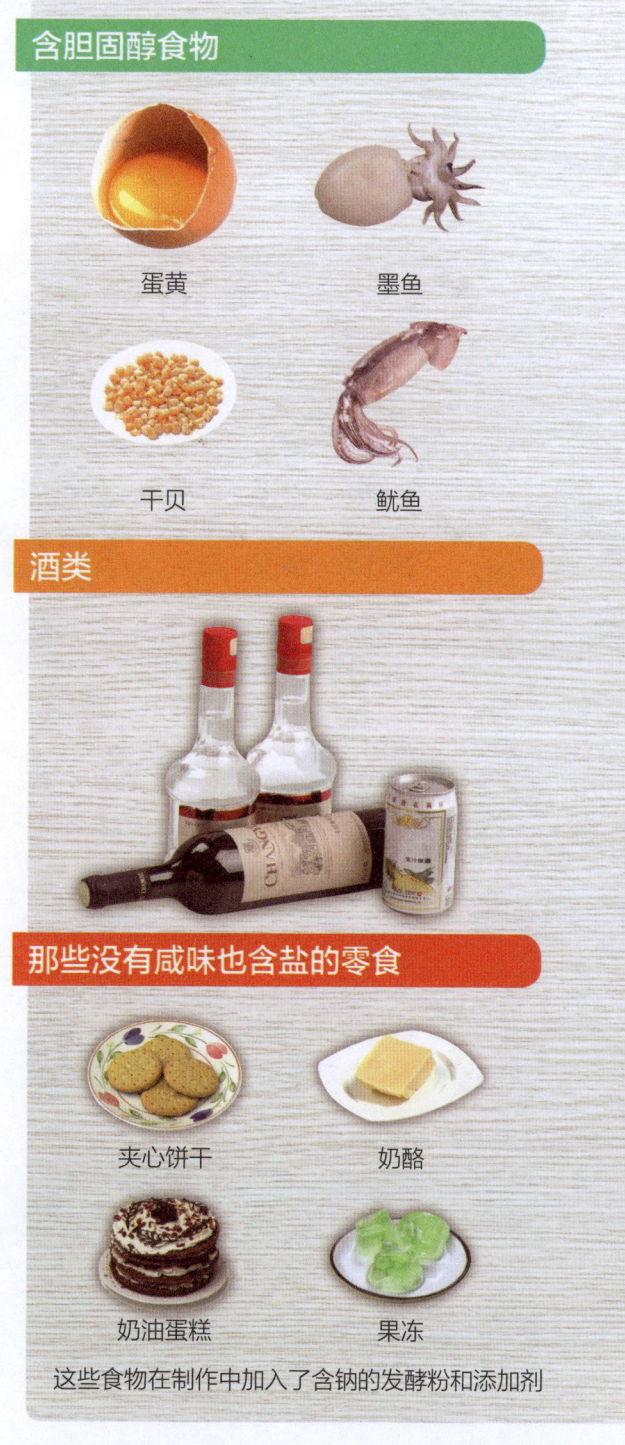

含胆固醇食物

蛋黄　　墨鱼

干贝　　鱿鱼

酒类

那些没有咸味也含盐的零食

夹心饼干　　奶酪

奶油蛋糕　　果冻

这些食物在制作中加入了含钠的发酵粉和添加剂

食物宜忌

	类别	
✓ 玉米、荞麦、燕麦、莜麦、黄豆、豆浆、红小豆、黑豆	谷物类	✗ 油炸类的食品油条、炸糕、豆泡等，面包、蛋糕
✓ 火龙果、山楂、苹果、猕猴桃、木瓜、黄瓜、石花菜、莴笋、魔芋、卷心菜、扁豆、白菜、茄子	蔬果类	✗ 黑枣、芋头、柿子、大枣、枇杷、桂圆、金橘、杨梅、甘蔗、芒果、沙果
✓ 鸡肉、鸽肉、猪瘦肉、牛瘦肉、脱脂牛奶	肉蛋乳类	✗ 动物内脏、肥肉、蛋黄、全脂乳品、腊肉
✓ 金枪鱼、带鱼、青鱼、沙丁鱼、木耳、银耳、金针菇、香菇、草菇、海带、紫菜	水产菌类	✗ 螃蟹、墨鱼、鱼子
✓ 橄榄油、茶花子油、花生油、葵花子油、大蒜	其他类	✗ 动物油、黄油、浓茶、咖啡、果汁、糖类

推荐菜谱

番茄肉片汤

材料 番茄、猪肉各100克。

调料 葱末5克,盐3克,料酒10克,淀粉适量,香油4克,胡椒粉少许。

做法

1. 番茄洗净,用开水烫一下,将表皮去除,切块;猪肉洗净,切片,用盐、料酒、胡椒粉、淀粉腌渍10分钟。
2. 锅中倒水烧开,加入番茄煮开,将肉片逐一放入,待肉片浮起,用勺子搅动,最后撒上盐、葱末,淋上香油即可。

功效:番茄是低脂、低热量、高维生素食物,富含番茄红素、维生素C等,可保护胰岛 β 细胞免受自由基侵害,还有助于降血脂,瘦肉可以提供优质蛋白质,提高免疫力。

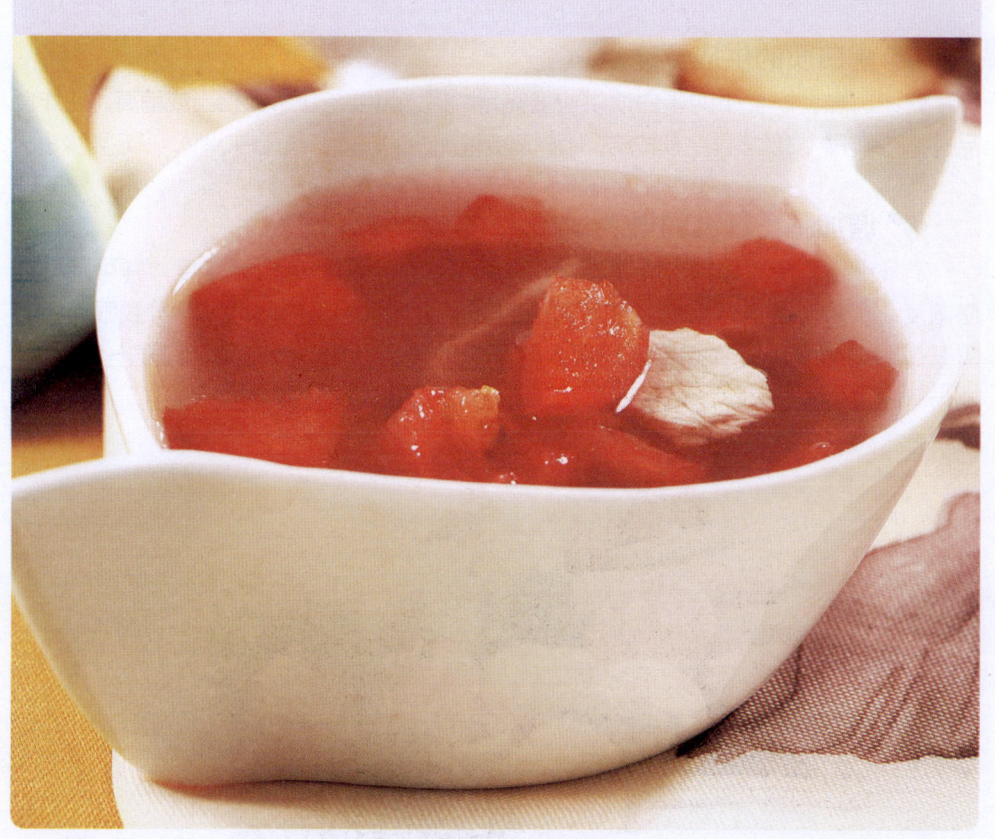

糖尿病并发视网膜病变

糖尿病对眼睛的损害，可使得患者出现白内障、玻璃体积血、青光眼、眼肌神经损害等，其中白内障最为常见。糖尿病性视网膜病变是糖尿病患者严重的并发症之一，可致盲。因此，伴有眼病的糖尿病患者，要控制好每天的能量供应，搭配好自己的饮食，使病情得以控制。

饮食原则宜忌

✔ 合理控制总热量

肥胖患者应先减轻体重，减少热能的摄入。消瘦患者应提高热能的摄入，增加体重，使之接近标准体重。孕妇、乳母、儿童要增加热能的摄入，维持其特殊的生理需要和正常的生长发育。每人每天总热量参看本书第二章。

✔ 蛋白质的供应要充足

糖尿病患者饮食中的蛋白质供应要充足，摄入量要与正常人相当或稍高。油炸食品、肥肉等肥腻食品多能生痰成结，阻碍已变性浑浊的晶体纤维蛋白吸收，一定要少食。

✔ 增加膳食纤维的摄入

膳食纤维可使葡萄糖的吸收减慢，降低空腹血糖和餐后血糖浓度，并可降低血脂浓度，预防心脑血管疾病，还可避免因排便困难引起腹内压增高，导致眼部切口裂开或眼内出血。食物纤维最好摄入自天然的食品，如：大白菜、白萝卜、芹菜、海带等蔬菜。

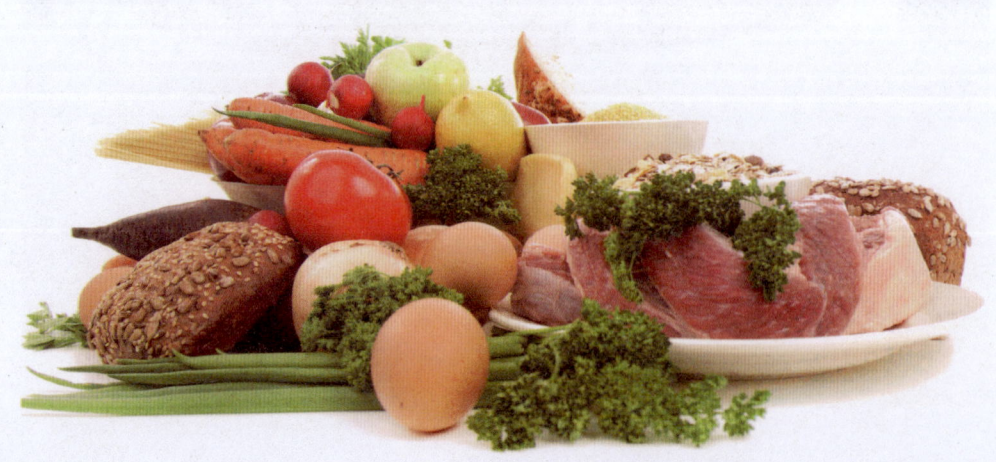

✅ 适当进食动物肝脏

糖尿病眼病患者每周应吃一次动物肝脏，增加维生素 A 的摄入，但有血脂紊乱及痛风的患者要合理选择动物肝脏。

✅ 适当补充维生素、矿物质和微量元素

在感染、并发其他疾病或控制不良的情况下，更要多补充些，特别是要注意维生素 B_1 的供应。富含维生素 B_1 的食物有粮谷类、豆类、干果、酵母、硬壳果类，尤其在粮谷类的表皮部分含量更高，故碾磨精度不宜过度。动物内脏、蛋类及绿叶菜中含量也较高，芹菜叶、莴笋叶中含量也较丰富，应当充分利用。

✅ 限制每日饮水量

糖尿病并发视网膜病变的患者，每天至少喝 2000 毫升水，一次不可饮用太多，可少量多次饮用。糖尿病性眼病患者可适当多饮有养肝明目作用的茶，如决明子茶、枸杞茶、菊花茶等，对延缓视力衰退有良好的效果。

❌ 糖类控制过严

原则上应根据病人的具体情况限制糖类的摄入量，但不能过低。饮食中糖类太少，不易被病人耐受，同时，机体因缺少糖而利用脂肪代谢供给热能，更容易发生酮症酸中毒。

❌ 不限制脂肪摄入

脂肪的摄入应根据病人的具体情况而定。高脂肪饮食可妨碍糖的利用，其代谢本身会产生酮体，容易诱发和加重酸中毒。肥胖病人应严格限制脂肪的摄入，每日不宜超过 25 克。消瘦病人由于糖类限量，热能来源不足，可适当提高脂肪摄入量。可选择富含不饱和脂肪酸的植物油，不食用动物性油脂，深海鱼油除外。

❌ 辛辣食物

如辣椒、葱、蒜等，这些食物容易导致血管扩张，甚至引发视网膜出血，糖尿病患者，尤其是有眼部病变的患者不宜食用。

❌ 油炸肥腻食物

油炸食物、肥肉等肥腻食品，能生痰成结，阻碍晶状体对纤维蛋白的吸收，对病情恢复不利。

食物宜忌

	宜	忌
谷物类	玉米、燕麦、荞麦、糙米、黄豆、红小豆、豌豆	经过油炸、烧烤的食品
蔬果类	山楂、柚子、苹果、草莓、柠檬、柑橘、胡萝卜、大白菜、芹菜、卷心菜、生菜、番茄、菠菜、空心菜、黄花菜	桂圆、黑枣、大枣、杨桃、甜瓜
肉蛋乳类	猪瘦肉、牛瘦肉、鸽肉、牛奶、酸奶	肥肉、经过腌制加工的肉类
水产菌类	青鱼、沙丁鱼、鳝鱼、泥鳅、木耳、银耳、松茸	虾米、鲍鱼
其他类	花生油、黄豆油、菜子油、核桃油、香油、醋	芥末、辣椒、大蒜、胡椒、葵花子

推荐菜谱

胡萝卜芹菜粥

材料 大米50克,胡萝卜20克,芹菜叶25克。

调料 盐3克。

做法

1. 将大米洗净,在水中浸泡20分钟;芹菜叶洗净,切碎。
2. 锅置火上,放入大米和清水煮沸,改小火熬成粥。
3. 胡萝卜削皮,洗净,切小丁,放入粥内同煮,待熟软后加盐调味,熄火盛出,再加入芹菜叶即可。

功效:大米中加入胡萝卜和芹菜叶,可以延缓餐后血糖上升的速度,胡萝卜还富含 β-胡萝卜素,进入人体可以转化成维生素A,能保护眼睛,防止病变。

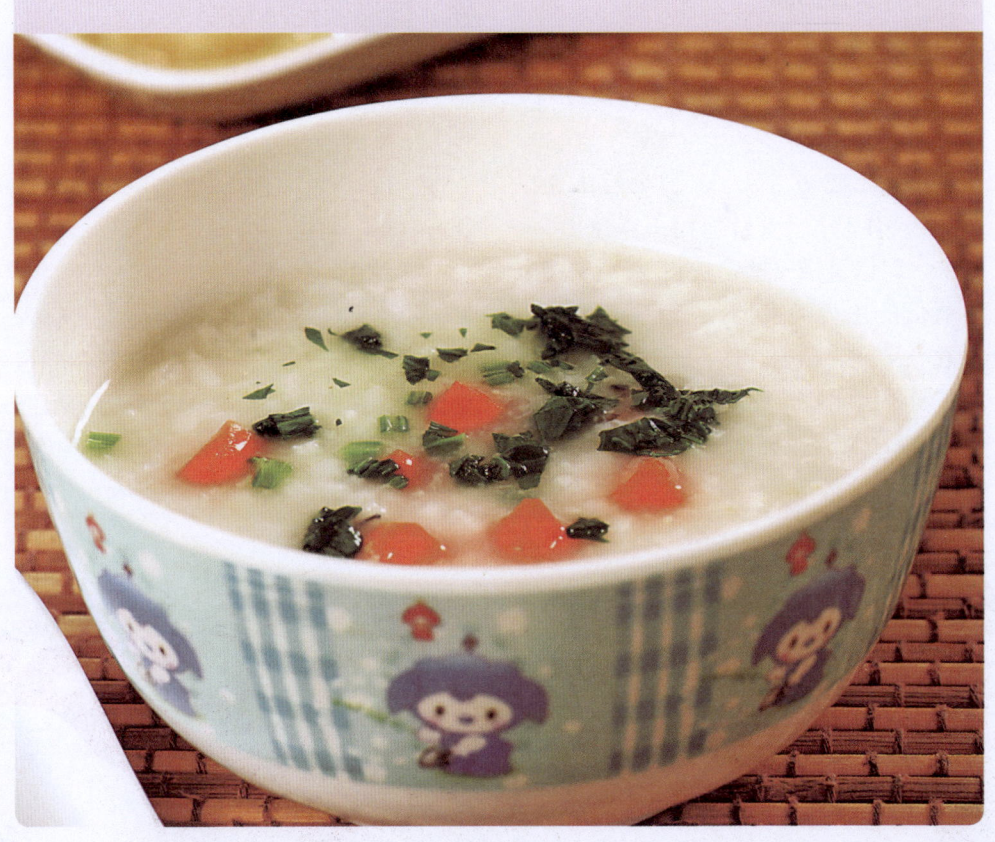

糖尿病并发肾病

糖尿病引起的肾病是造成糖尿病患者残疾以及死亡的重要因素之一，与糖尿病性视网膜病变、神经病变合称为糖尿病的"三联病变"。早期出现蛋白尿、渐进性肾功能损害、高血压等，逐渐会发展为肾衰竭。患者在选择饮食上，要根据自身的肾功能状况等特点，选择减轻肾脏负担及缓解或减轻临床症状的食物。

饮食原则宜忌

✓ 控制总热量

糖尿病并发肾病的患者热量供给必须充足，以维持正常的生理需要。消瘦患者每千克体重35千卡，正常体重者每千克体重30千卡，肥胖者每千克体重25千卡。可以选择一些含热量高而蛋白质含量低的主食类食物，如土豆、藕粉、粉丝、芋头、白薯、山药、南瓜、菱角粉、荸荠粉等。

✓ 控制钾元素的摄入量

若每日尿量大于1000毫升和血钾值正常时，不必限制钾的摄入，一般可以随意选食蔬菜和水果。当肾脏对钾的排泄功能降低，出现高血钾时，应适当限制含钾高的食物，每日应低于2000毫克。当出现低血钾时，则应多食含钾高的食物。

✓ 多吃富含B族维生素的食物，促进肾细胞功能恢复

维生素B_1可大大减少白蛋白的排泄，预防因高血糖所致的肾细胞代谢紊乱，从而扭转2型糖尿病患者早期肾脏疾病。维生素B_1食物来源：谷类、豆类、干果、酵母、硬壳果类、蛋类及绿叶菜等。维生素B_6能降低糖尿病性肾病患者的血三酰甘油和血总胆固醇的含量，增加肾小球滤过率，促进肾细胞功能恢复正常，发挥其对糖尿病肾病的防治作用。维生素B_6食物来源：鸡肉、鱼肉、豆类、蛋黄、水果和绿叶蔬菜等。

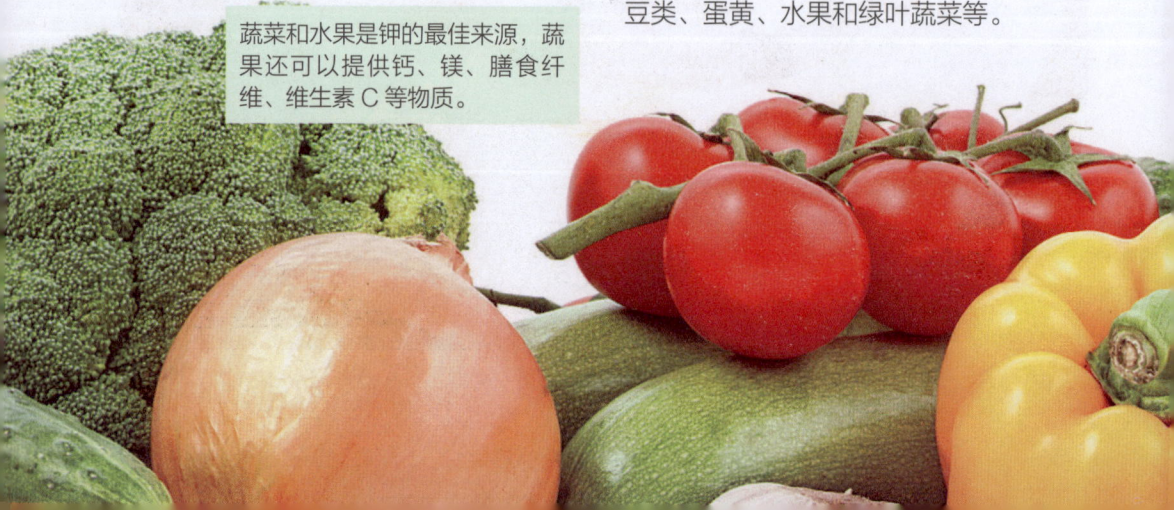

蔬菜和水果是钾的最佳来源，蔬果还可以提供钙、镁、膳食纤维、维生素C等物质。

✅ 限制蛋白质的总量，摄入优质蛋白

长期食用高蛋白膳食，会加重肾功能损害。因此应适量限制膳食中的蛋白质，以减少肾脏损害。每日膳食中的蛋白质，按照每千克标准体重0.6～0.8克给予，还要在限制范围内提高优质蛋白的比例。

处于糖尿病肾病第3、第4期的患者，掌握好每日蛋白质摄入的质和量，出入平衡，就有利于肾脏的恢复。例如：身高170厘米，标准体重为65公斤，尿微量白蛋白达到80毫克每升属于早期糖尿病肾病。因此每日膳食中总蛋白量应为：65×0.6～65×0.8=39～52克，优质蛋白质应占25克以上。

✅ 补充钙，降低磷

肾脏损害时，磷的排泄会减少，导致血磷升高。而且其对维生素D₃的合成能力减退，影响钙的吸收。血中钙的浓度降低，容易出现骨质疏松，因此应提高钙含量，尽量降低磷含量。而低蛋白饮食本身就降低了磷的摄入，有利于治疗。

✅ 控制饮水量

终末期肾病的尿毒症期控制水的摄入量非常重要，太多地摄入水，会加重肾脏负担，导致病情恶化。因此一般每日摄入量为前一日的排尿量加上500毫升，但当患者合并发烧、呕吐、腹泻等症状时，就应再多补充液体。

❌ 高脂肪饮食

终末期肾病常合并脂代谢障碍，仍要坚持低脂肪的摄入。每天每千克体重0.8～1.0克脂肪，相当于100克瘦肉及20克烹调油，少吃油炸等含脂肪高的食物，多吃汆、煮、拌、蒸的菜。橄榄油、花生油中含有较丰富的不饱和脂肪酸，可以作为能量的来源。

❌ 高盐饮食

终末期肾病发展到一定阶段常可出现高血压，表现为水肿或尿量减少，限制食盐可以有效防止并发症的进展。每人每天食盐量应控制在3～4克。但是如果同时伴有呕吐、腹泻时，不应再过分限制钠盐，甚至还需补充。

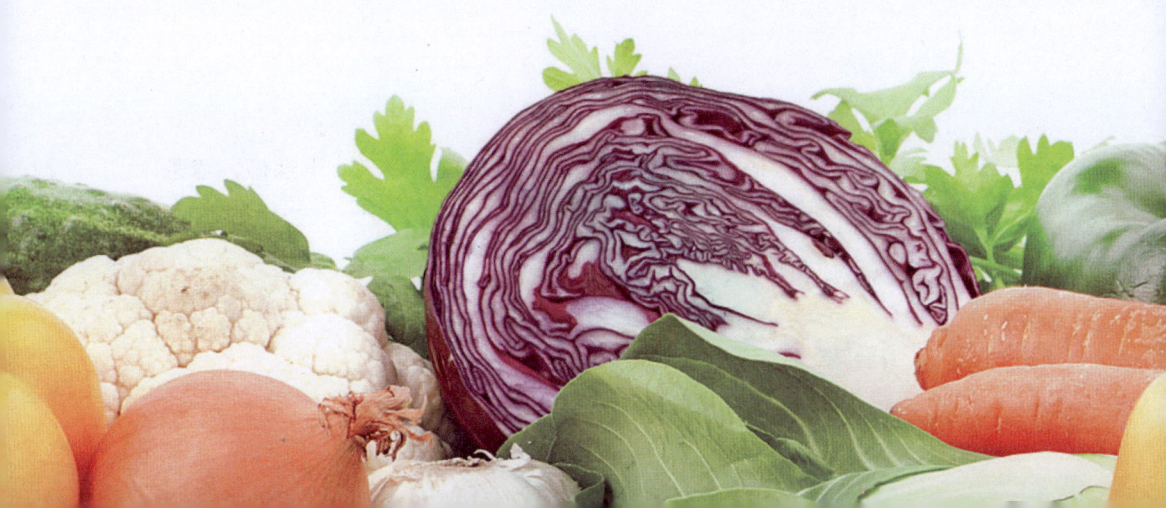

食物宜忌

谷物类
- ✓ 玉米、薏米、小米、荞麦、绿豆
- ✗ 油炸加工过的面食、面包、蛋糕

蔬果类
- ✓ 柚子、橘子、樱桃、无花果、西瓜、南瓜、冬瓜、西葫芦、白萝卜、青椒、荠菜、苋菜、芹菜
- ✗ 大枣、黑枣、香蕉、桃、甜瓜、莲藕、菠菜、香菜、莴笋、菱角、土豆、甘薯、芋头

肉蛋乳类
- ✓ 猪瘦肉、牛瘦肉、猪肾、蛋清、脱脂牛奶
- ✗ 猪肝、羊肝、鹅肝、咸鸭蛋、松花蛋、腊肉

水产菌类
- ✓ 鲫鱼、草鱼、黑鱼、香菇、草菇
- ✗ 虾米、鲍鱼

其他类
- ✓ 玉米油、橄榄油、核桃、大蒜
- ✗ 芥末、干辣椒、浓茶、咖啡、咸菜、果脯

推荐菜谱

青椒炒牛肉

材料 青椒200克,牛肉100克。

调料 葱花、酱油各5克,料酒10克,盐3克,香油2克。

做法

1. 牛肉洗净,切片,沸水汆熟,备用。
2. 青椒去蒂和子,洗净,切成片,放入沸水锅中焯烫后捞出。
3. 炒锅置火上,倒油烧至五成热,放入葱花略炒,加牛肉片、料酒、酱油、盐及少许水,小火烧透入味,再放入青椒炒匀,淋上香油即可。

功效:青椒富含维生素C等多种维生素,能促进机体对牛肉中铁等营养的吸收,从而提升免疫力,维持血糖稳定。

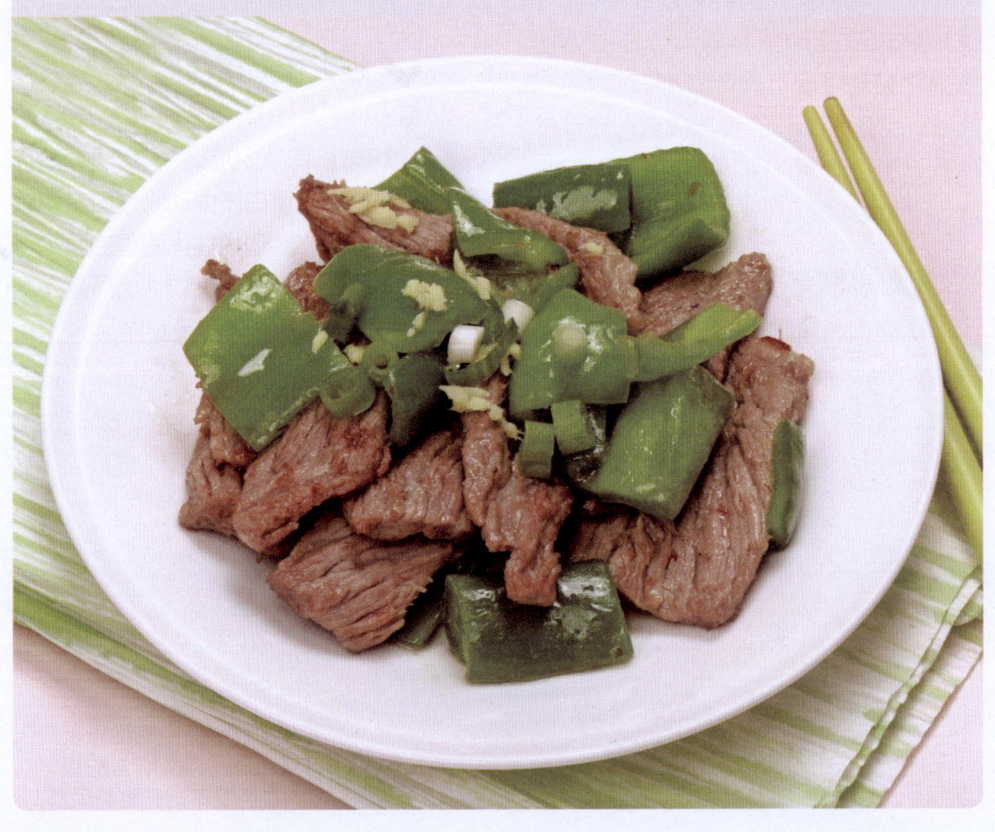

糖尿病并发冠心病

患糖尿病5年以上者，一半左右的人可能并发冠心病，是非糖尿病患者的4倍，且在女性身上较多见，如果得不到重视，严重患者可因心力衰竭而死亡。糖尿病合并冠心病与饮食和营养有很大关系，合理膳食是防治的关键措施之一。

饮食原则宜忌

✅ 合理控制热量

制定每天应摄取的总热量，科学计算，使摄入和消耗的热量达到平衡。合理控制总能是根据病人的标准体重、体型和劳动强度，确定其每日所需的总热量。合理控制总能量应按病人的年龄、性别、身高、标准体重、工种（劳动强度），计算出每天所需能量。

✅ 少食多餐

在控制热量的同时，少食多餐有助于降低血液中的胆固醇含量，而糖尿病人少食多餐则有利于降低血糖。如在早餐和中餐之间、中餐和晚餐之间，可以加一些水果，有助于减少正餐的摄入量。

✅ 控制食盐摄入量

糖尿病合并心脑血管疾病患者每天食盐量最高不应超过3克，咸菜、酱菜、各种腌制的肉类、酱豆腐等含盐量较高，不宜食用，烹饪时可用天然调味料来增加食物的味道，以减少食盐的用量。

✅ 摄入优质蛋白质

每天摄入的蛋白质占总能量的12%～18%，其中50%的蛋白质要是优质蛋白质，优质蛋白质中动物性蛋白和豆类蛋白各占一半。动物性优质蛋白质来自瘦肉、鱼、奶、蛋等，植物性优质蛋白质主要是黄豆、黑豆、青豆及豆制品。

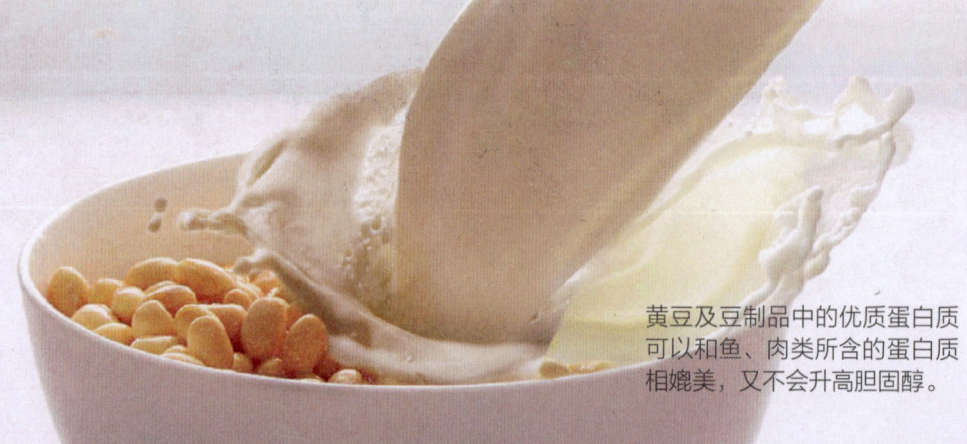

黄豆及豆制品中的优质蛋白质可以和鱼、肉类所含的蛋白质相媲美，又不会升高胆固醇。

✅ 多食富含纤维的食物

食物纤维不被小肠消化吸收，但能带来饱腹感，有助于减食，并能延缓糖和脂肪的吸收。可溶性食物纤维（谷物、麦片、豆类中含量较多）能吸附肠道内的胆固醇，有助于降低血糖和胆固醇水平。

富含膳食纤维的食物有：大麦、海带、紫菜、豆类、胡萝卜、柑橘、燕麦和荞麦等。

❌ 高胆固醇饮食

应忌吃或少吃含胆固醇的食物，如动物内脏、蛋黄、肥肉、蚌、田螺、鲍鱼、墨鱼等。对于一些胆固醇含量并不高的食物，如猪瘦肉、牛肉、鸡肉等，可适量吃一些，以补充营养。

❌ 隐形盐

除了食盐的摄入量，很多食物中也潜藏着盐，糖尿病合并冠心病患者要少吃这些食物，或者吃了这些食物就减少烹调用盐，以免一天的盐分摄入超标。

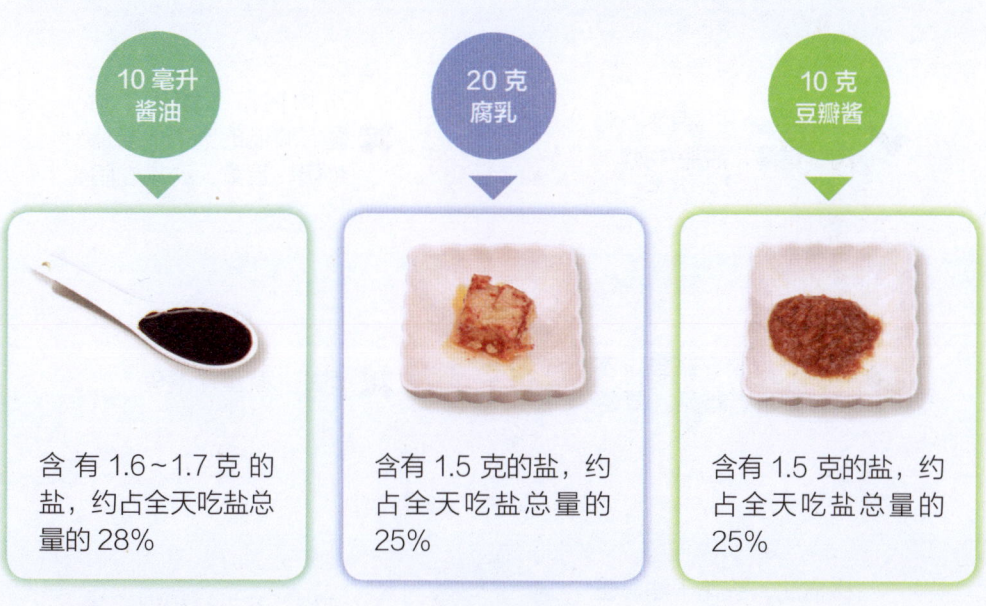

10 毫升酱油	20 克腐乳	10 克豆瓣酱
含有 1.6~1.7 克的盐，约占全天吃盐总量的 28%	含有 1.5 克的盐，约占全天吃盐总量的 25%	含有 1.5 克的盐，约占全天吃盐总量的 25%

❌ 晚餐太晚

如果晚餐吃得太晚，饭后又缺乏适量的活动，那么食物中的热量来不及消耗就会转化成脂肪储存起来。因此，最好把晚饭时间安排在下午 6 : 30~7 : 30，这样就有时间在晚饭后进行适量的运动。

食物宜忌

	宜	忌
谷物类	玉米、燕麦、小米、黑米、荞麦、黄豆、绿豆、黑豆	油炸加工过的食物、糯米、面包、蛋糕
蔬果类	石榴、苹果、猕猴桃、鳄梨、洋葱、青椒、菠菜、空心菜、芹菜、大白菜、卷心菜、生菜、莴笋、芦笋	柿子、荔枝、桂圆、大枣、黑枣、山竹
肉蛋乳类	猪瘦肉、牛瘦肉、鸡肉、蛋清、脱脂牛奶	动物内脏、肥肉、骨髓、腌制的肉类、全脂牛奶、蛋黄、动物油脂
水产菌类	鲫鱼、带鱼、鳕鱼、木耳、银耳、香菇、草菇	河虾、鱿鱼、墨鱼
其他类	橄榄油、茶花子油、玉米油、核桃油、花生油、大蒜	辣椒、芥末、胡椒、黄油

推荐菜谱

猕猴桃杏汁

材料 猕猴桃100克,杏60克。

做法

1. 猕猴桃洗净,去皮,切小丁;杏洗净,去核,切小丁。
2. 猕猴桃丁和杏肉丁一同放入榨汁机中榨汁,倒入杯中饮用即可。

功效:猕猴桃和杏可提供维生素C、有机酸、β-胡萝卜素等多种物质,可以降低冠心病发病率,预防糖尿病眼病。

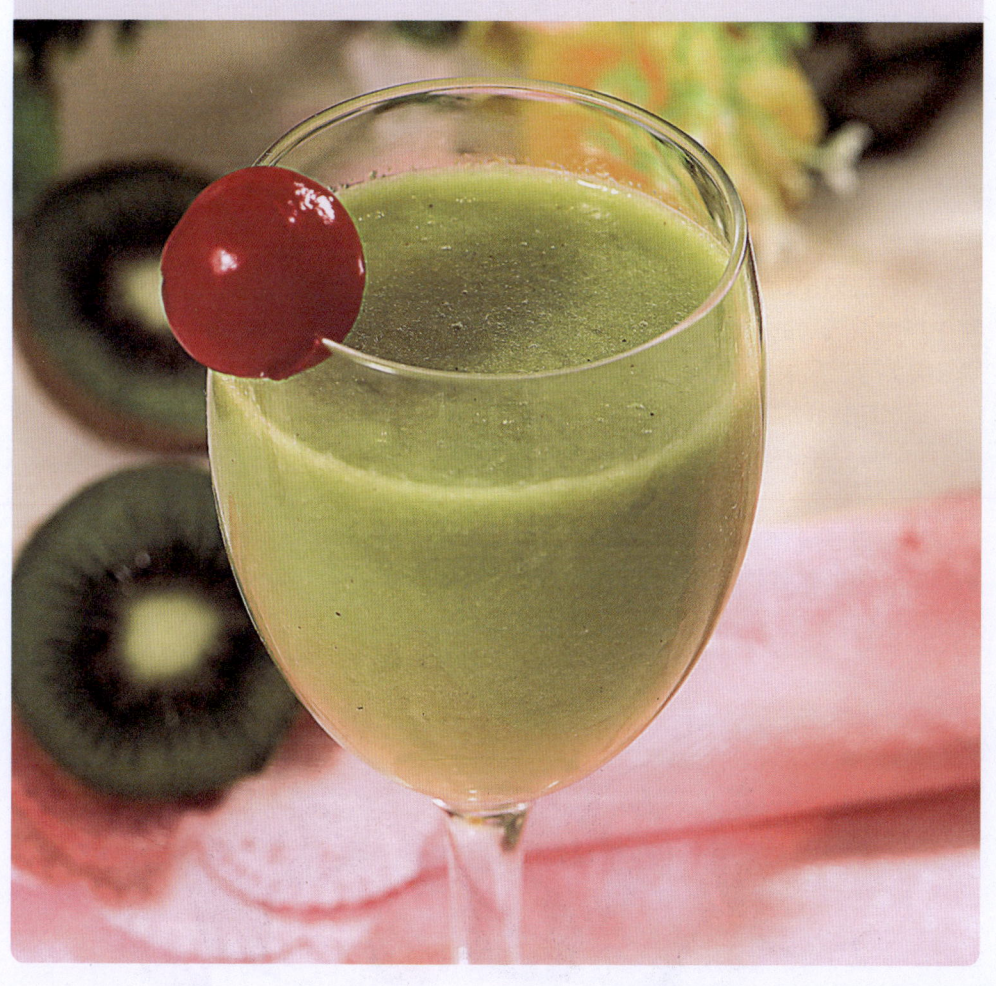

糖尿病并发便秘

糖尿病患者极易出现肠道功能变差的情况，大部分糖尿病患者有中重度的便秘发生。便秘会引起腹痛、腹胀、食欲缺乏，甚至烦躁焦虑，还可能导致痔疮、肛裂，是血糖不稳定的危险因素。

饮食原则宜忌

✔ 平衡膳食

单一食品不能满足人体的多种营养素的需要，所以必须通过多样化的饮食，达到饮食平衡。平衡膳食遵循的原则：粗粮细粮搭配，荤素搭配，不挑食，不偏食。

✔ 增加膳食纤维摄入量

粗纤维对肠肌是一个持续性的刺激因子，可以促进肠蠕动，缩短粪便在大肠内的时间，使大便通畅。少吃精白米和精白面粉，多食用糙米和胚芽精米，以及玉米、小米、大麦、小麦皮（米糠）和麦粉（黑面包的材料）等杂粮。此外，根菜类和海藻类中食物纤维较多，如牛蒡、胡萝卜、四季豆、红小豆、豌豆、薯类和裙带菜等。蔬菜中纤维量较高的有蒜苗、金针菜、茭白、苦瓜、韭菜、冬笋、菠菜、芹菜、丝瓜、藕、莴笋等。瓜果类中纤维素含量较高的有梨、苹果、香蕉等。

增加膳食纤维摄入的方法：

1.吃蔬菜的时候不要只吃叶，菜梗也要一起吃，往往菜梗才是膳食纤维含量最多的部位。

2.水果要彻底洗净，最好连皮一起吃，很多膳食纤维集中在外皮中。

3.将每日要摄取的肉类分量减少，增加大豆的摄入，可获取更多的膳食纤维，还能减少热量。

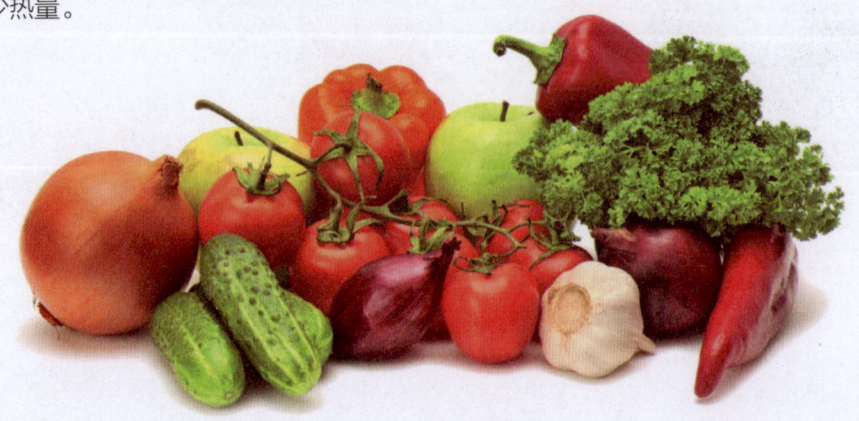

✅ 补充水分，多喝水多吃粥

多喝水，喝对水，是缓解便秘、促进肠道平衡的推手。每天早晨起床后喝一杯温水，以白开水为最佳选择，既能补充人体代谢所需水分，也能降低血液黏稠度，还利于尿液的排出。

每天喝水的总量以 1500～1700 毫升为宜，便秘发生时可增至 2000 毫升，要少量多次地饮用。便秘期间喝水要大口大口喝，吞咽动作快一些，这样，水能够尽快地到达结肠，刺激肠蠕动，促进排便。也可以多补充富含膳食纤维的杂粮粥、杂豆粥，有增加粪便体积、促进肠道蠕动、帮助排便的作用。

✅ 摄入低聚糖类食物

低聚糖又被称为寡糖，是糖类的一种，其聚合度相对较低。研究发现，低聚糖能增加双歧杆菌含量，有助调整肠道环境。富含低聚糖的食物有玉米、香蕉、蜂蜜及各类豆制品等。

✅ 适当增加不饱和脂肪酸的摄入

如果糖尿病并发便秘的患者血脂不高的话，可适量吃些富含油脂的食物，有润肠的功效，能软化肠内粪便，促使粪便顺利从肠内通过，但同时一定不能过量摄取，否则不利于血糖控制。如花生、核桃、松子、杏仁、开心果、葵花子。还可食用花生油、橄榄油、茶花子油、玉米油等富含 ω-3 脂肪酸的植物油。

✅ 增加 B 族维生素供给，提升肠动力

B 族维生素能够促进肠道蠕动，有利于食物的消化，体内一旦缺乏则容易导致胃肠蠕动无力、消化液分泌不良，进而造成消化不良、便秘、口臭等问题。B 族维生素广泛存在于米糠、麸皮、酵母、动物肝脏、肉类、豆类及豆制品中。

❌ 刺激性食物

辣椒、浓茶、酒类等刺激性食物不利于大便的排泄，不宜食用。

生活调理要点

1. 养成每天定时排便的好习惯，即使没有便意也要去排便。排便时不要看书看报，要集中注意力。

2. 避免久坐久蹲，适时调整体位，改善肛门血液循环。

3. 长期便秘的人应多做提肛锻炼，以减少局部静脉瘀血，防止静脉曲张。

4. 适当按摩腹部，如每天清晨顺时针揉腹 50~100 下。

食物宜忌

谷物类
- ✓ 小米、燕麦、莜麦、黄豆、红小豆
- ✗ 糯米

蔬果类
- ✓ 苹果、无花果、菠萝、草莓、茭白、苦瓜、韭菜、冬笋、菠菜、芹菜、丝瓜、莴笋、白萝卜、芥蓝、魔芋
- ✗ 柿子、桂圆、黑枣、榴莲

肉蛋乳类
- ✓ 猪瘦肉、牛瘦肉、无糖酸奶
- ✗ 蛋黄、松花蛋

水产菌类
- ✓ 香菇、蘑菇、口蘑、裙带菜、海带
- ✗ 虾皮、鱿鱼、鱼子、螃蟹

其他类
- ✓ 醋、芝麻、核桃、松子、莲子
- ✗ 辣椒、胡椒、芥末、大蒜

推荐菜谱

南瓜大枣燕麦粥

材料 南瓜400克,燕麦片80克,大枣6个,枸杞子10克。

做法

1. 将南瓜去皮、去瓤后切小块;大枣、枸杞子洗净,大枣去核。
2. 砂锅中放入适量水,倒入切好的南瓜,煮开后再煮20分钟左右。
3. 放入燕麦片、大枣、枸杞子,继续煮10分钟左右即可。

功效:燕麦富含葡聚糖,可以吸水膨胀,软化粪便,促进排便,南瓜富含果胶、大枣富含维生素,能促进肠道蠕动,维持肠道健康。

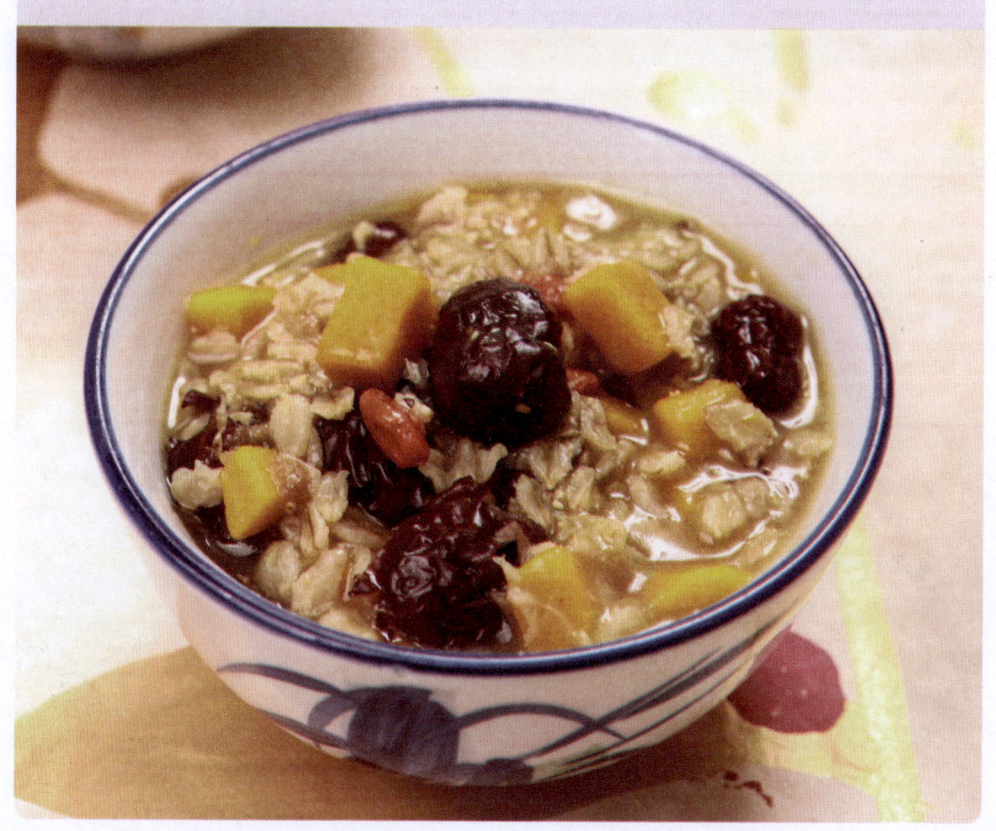

糖尿病并发痛风

糖尿病患者是比较容易患上痛风的人群。痛风很容易发展成为慢性关节炎，甚至可能引起尿酸盐在肾脏沉积，最终发展为肾衰竭。目前医学上仍无法治愈痛风，合并有该病的糖尿病患者只能通过长期坚持正确的饮食和药物治疗来消除或减轻急性期难忍的疼痛。

饮食原则宜忌

✓ 限制嘌呤摄入量

糖尿病合并痛风患者宜选用嘌呤含量很少或基本不含嘌呤的食物，如蔬菜、水果类，将每日膳食中嘌呤含量限制在100~150毫克。避免食用高嘌呤食物，如动物内脏、海产品、发酵食品等。

处在急性期时，每天嘌呤的摄入量应少于150毫克，首选低嘌呤食物。处在缓解期时，可适量食用嘌呤含量中等的食物，每天脂肪的摄入量不能多于50克，肉类食物的总量不能超过100克。急性期和缓解期都应避免食用嘌呤含量较高的食物。

✓ 适当多选用粗粮

因为嘌呤在各种谷物的外皮中含量相对较高，所以一般倾向于推荐有痛风或高尿酸血症的患者多吃细粮，如精白米、精白面等。但新近的观点认为植物来源的嘌呤很少增加体内尿酸水平，基本可以不做限制。这样一来，还是建议大家适当多选用粗粮。粗粮比细粮含有更多的维生素和矿物质、更少的糖类、更多的膳食纤维，这些对于控制高尿酸血症和痛风都是有益的。

✓ 以植物蛋白为主，有选择地摄入动物蛋白

黄豆含丰富的优质蛋白质，但嘌呤含量较高，其制成的豆腐嘌呤含量大大降低，每100克豆腐大概含有55.5毫克嘌呤，痛风缓解期患者可每天食用50克左右，以补充蛋白质。

为了均衡营养，痛风患者也可以适量摄入动物性优质蛋白（鸡蛋、牛奶、禽肉类等）。相对于海鲜及红肉，家禽及蛋类中嘌呤含量有限，对于血尿酸水平的影响较小，因此推荐痛风患者优先选择家禽及蛋类作为动物蛋白的主要来源。

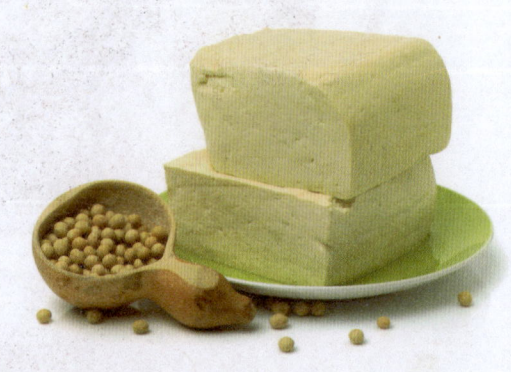

✅ 避开嘌呤含量高的汤类

餐桌上备受人喜爱的汤，如鱼汤、肉汤、海鲜汤等，都含有相当高的核苷酸类物质。外出就餐时，餐馆常常在汤中添加鸡精，其中也含有核苷酸和钠盐。因此算下来，100克浓汤所含的嘌呤要比100克肉的嘌呤含量高很多，所以痛风患者应少喝浓肉汤。

✅ 多喝水

痛风患者应多饮水，以利尿液的稀释，促进尿酸的排泄。心肾功能正常者，每日饮水2000～3000毫升（2000毫升水相当于250毫升的杯子8杯）以上。注意睡前一定要喝水，即使在半夜，最好也起来喝点水，以免晚上尿液浓缩。肾功能不全者，应在严密观察下进行液体补充。

❌ 喝酒

酒里都含有酒精，酒精在肝脏代谢时伴随嘌呤分解代谢增加，最终导致其终产物尿酸增多；同时，酒精能造成体内乳酸堆积，对尿酸排泄有抑制作用。另外，啤酒比其他酒类所含嘌呤要高很多。因此，痛风患者应严格控制酒类，最好戒酒。

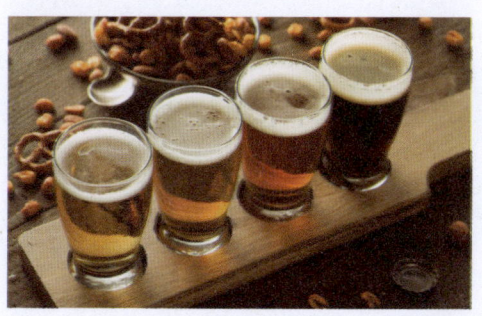

❌ 脂肪摄入过多

每日摄取量控制在总能量的20%～25%，以免导致尿酸排出受阻。

❌ 吃火锅

火锅原料如牛肉、羊肉、动物内脏、海鲜、蘑菇等，嘌呤含量很高。

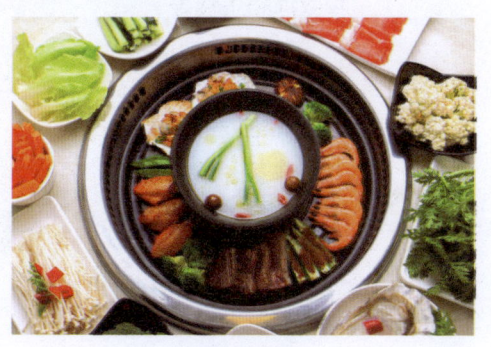

❌ 高胆固醇食物

胆固醇对肥胖、尿酸代谢的影响较大，痛风、高血压、糖尿病、血脂异常以及其他心脑血管病的人，每天的摄入量最好不超过200毫克。一个鸡蛋的胆固醇含量约为300毫克，也就是说，每天一个鸡蛋足矣；200毫克就是2/3个鸡蛋的胆固醇量。常见的食材中，胆固醇含量高的大都是一些动物的内脏，所以选择的时候要小心。

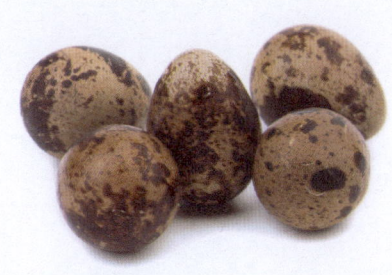

食物宜忌

类别	✓ 宜	✗ 忌
谷物类	大麦、小麦、小米、大米、玉米面、淀粉、面包、面条、饼干、动物胶或琼脂蛋糕等	黄豆、扁豆
蔬果类	菠菜、白萝卜、胡萝卜、洋葱、哈密瓜、柠檬、橙子、橘子、桃、西瓜、石榴等	香菇
肉蛋乳类	鸡蛋、去皮鸡肉、去皮鸭肉等	鹅肉，家畜的脑、心、肾、肝等内脏
水产菌类	草鱼、鲤鱼、螃蟹、紫菜、海带	青鱼、鲅鱼、带鱼、鱼子、干贝、贻贝等
其他类	海藻、海蜇、蜂蜜、核桃、杏仁、榛子	肉末、浓肉汁等

推荐菜谱

蒜蓉蒸丝瓜

材料 丝瓜 250 克，蒜蓉 20 克。
调料 盐、鸡精、香油各适量。
做法
1. 丝瓜去外皮，洗净，切厚片。
2. 锅内倒植物油烧热，炒香蒜蓉，加盐和鸡精拌匀，熄火；将一半蒜蓉倒在丝瓜片上，放入蒸锅中，大火隔水蒸 5 分钟后取出。
3. 锅内倒植物油烧热，爆香剩余的蒜蓉，淋在丝瓜上，滴香油即可。

功效：丝瓜含有皂苷类物质，痛风患者常食丝瓜可活血通络、利尿、排尿酸，减少尿酸盐结晶在软组织的沉积。

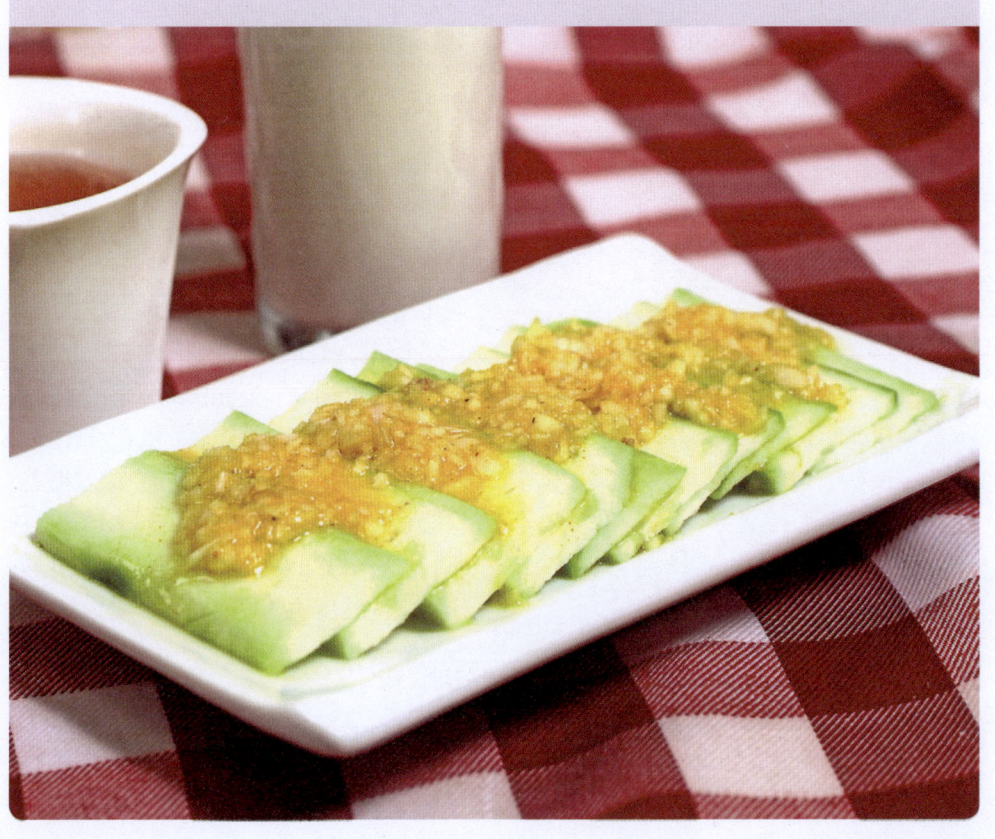

附录 运动疗法

科学地确定运动量

适量的运动，有利于糖尿病患者的康复。但若运动量过小，则达不到降低血糖的效果，过大又不利于血糖的控制，还可能加重病情，甚至出现严重的后果。因此，在进行运动时应掌握适度的运动量。

运动量一般可根据脉搏或心率来决定，以练习即将结束时的脉搏数不超过170减年龄后的数为限度，或以一般青年人心率每分钟130~140次，老年人每分钟不超过120次为宜。

除了用脉搏、心率作为定量指标外，还应在每次运动时留意运动中的自我感觉来判断运动量是否合适。

运动量合适

运动后少量出汗和轻度肌肉酸痛，经过5~10分钟的短暂休息，症状消失，心率恢复到运动前的水平。运动后感觉轻松、愉快，食欲和睡眠良好，次日精力充沛。

运动量过大

结束运动后10~20分钟心率仍未恢复常态，并感觉胸闷、气短、心慌、食欲不佳，睡眠质量不佳，次日周身乏力、酸痛。这样应减少运动量。

运动量不足

运动后无发热感、无汗，脉搏无明显变化，或在两分钟内迅速恢复。应加大运动量。

运动强度需要遵循个体化和循序渐进的原则。要注意做好运动前的准备活动和运动后的恢复整理。在正式运动前先做5~10分钟的准备活动，以免突然运动对肌肉骨骼造成损害。运动后，至少做5~10分钟的整理活动，使心率恢复到比静息时每分钟高10~15次的水平。

适合糖尿病患者的运动方式

散步

散步是最简单、最经济、最有效，最适合人类防治疾病、健身养生的好方法，也是最为人们熟知的运动方式。散步不但可减轻胰岛 β 细胞的过度负担，利于病情的控制，还能预防骨质疏松。

步行时应直视前方，肩膀不晃动，背挺直，收紧小腹，手臂应大幅度摆动，穿轻便的服装和运动鞋，且一定要穿袜子。步行20分钟以上才可起到降血糖的作用，同时步伐尽可能地大一些。

病情较轻的患者每天可以进行快走：20分钟走1600~1800米或30分钟走2400~2700米；病情中等的糖尿病患者每天可选择20分钟走1200~1600米

或30分钟走1800~2400米。

慢跑

慢跑对于保持中老年人良好的心脏功能，防止肺组织弹性衰退，预防肌肉萎缩，有积极作用。而且还可以防治糖尿病并发冠心病、高血压、动脉硬化等疾病。

慢跑时，全身肌肉要放松，呼吸要深长，缓慢而有节奏，可两步一呼、两步一吸，亦可三步一呼、三步一吸，宜用腹部深呼吸，吸气时鼓腹，呼气时收腹。慢跑时步伐要轻快，双臂自然摆动。

慢跑运动可分为原地跑、自由跑和定量跑等。原地跑即原地不动地进行慢跑，开始每次可跑50~100步，循序渐进，逐渐增多，持续4~6个月之后，每次可增加至500~800步。自由跑是根据自己的情况随时改变跑的速度，不限距离和时间。定量跑有时间和距离限制，即在一定时间内跑完一定的距离，从少到多，逐步增加。

慢跑的运动量以每天跑20~30分钟为宜，但必须长期坚持方能奏效。

游泳

游泳对心脑血管系统的改善有相当重要的作用，游泳时水的压力和阻力还对心脏和血液的循环起到特殊的作用，可以使静止状态下舒张压有所上升，收缩压有所下降，因此血压值变得更为有利。

游泳适宜于大多数糖尿病患者，一般认为2型糖尿病肥胖者和血糖在11.1~16.7毫摩尔每升(200~300毫克每分升)以下者，以及1型糖尿病稳定期病人均适宜。年轻力壮的糖尿病患者，每周大运动量（游泳后脉搏频率每分钟120~140次）的游泳锻炼不应超过2次；中年糖尿病患者宜进行中等运动量（游泳后脉搏频率每分钟90~110次）的游泳锻炼；老年糖尿病患者宜进行小运动量（游泳后脉搏频率每分钟70~80次）的游泳锻炼。

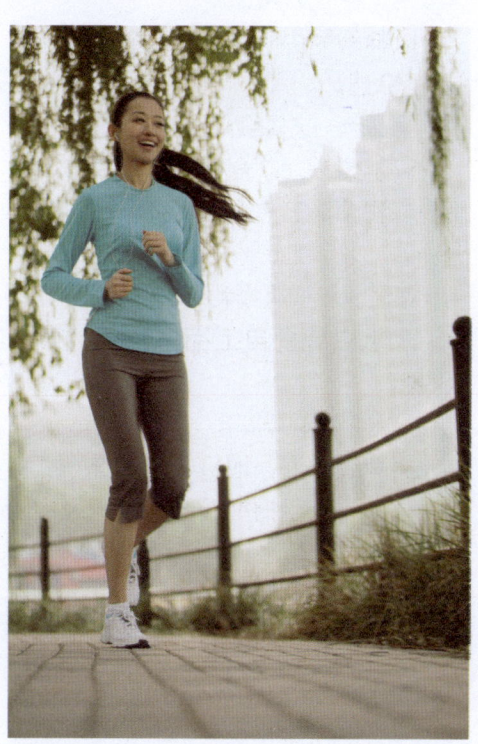

太极拳

太极拳姿势优美，动作柔和，且不受时间、地点和季节的限制。太极拳对神经衰弱、心脏病、高血压、肺结核、气管炎、溃疡病等多种慢性病都有一定的预防和治疗作用。但是病情较严重的患者，要在医务人员指导下进行锻炼。

练习太极拳时心要静而且精神要振作，既不要低眉垂目，萎靡不振，缺少生气，也不要怒目圆瞪，挺胸露齿。只有遵照正确的姿势来认真锻炼，才能使身心得到放松，动作轻灵。

练习太极拳时要"以心领意，以意导气，以气运身"，做到动作均匀和连绵不断，呼吸自然，手足上下一致、内外一致，虚实分清，动静分明，刚柔并济，各部分器官协调，才能达到祛病健身的功效。

糖尿病保健操

经常练习这套保健操，对糖尿病人有较好的辅助治疗作用，可以有效改善糖尿病的并发症，适用于糖尿病患者的治疗和有家族史、糖耐量障碍的糖尿病高危人群的预防。

第一步：固气转睛
拇指内叩掌心，其余四指握拳，扣住拇指，置于两胁，双脚五趾抓地，同时环转眼球，顺时针、逆时针各20遍。

第二步：横推胰区
双手掌由外向内推腹部胰脏体表投影区，一推一拉交替操作20遍。

第三步：揉腹部
以神阙为中心揉腹，顺时针、逆时针各20遍。

第四步：按揉腰背
双手握拳，以食指的掌指关节点揉脾俞、胃俞、三焦俞、肾俞，每穴各半分钟。

第五步：推擦腰骶
双掌由脾俞自上而下推至八髎穴10遍。

第六步：通调脾肾
揉脾经血海、地机、三阴交，揉肾经太溪穴，双手拇指沿胫骨内侧缘由阴陵泉推至太溪5遍。

第七步：拳扣胃经
双手握空拳自上而下叩击小腿外侧胃经循行部位5遍，以酸胀为度。

第八步：擦涌泉穴
用手掌擦涌泉穴，以透热为度。

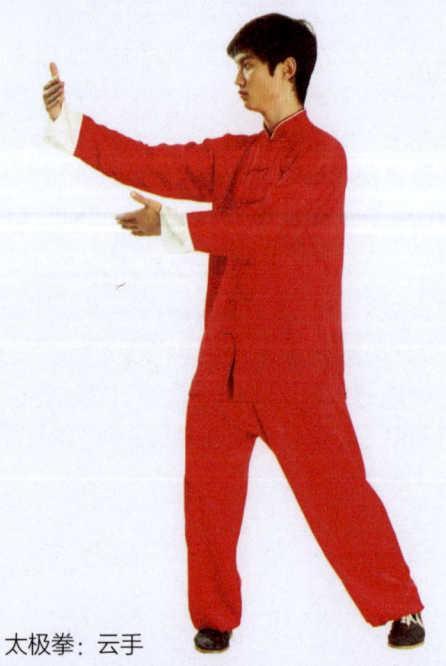

太极拳：云手

病情自我监测

血糖
每天测空腹、三餐后2小时血糖，或者更多次数，例如餐前或睡前的血糖等。当病情稳定后监测频率可以减少，但至少每周1～2次。

血压
合并高血压的糖尿病患者，应坚持每天在家里测量血压，可测定不同时间段的血压，以摸清血压波动规律。血压高且不稳定的患者要及时就医。

自我监测

体重
体重（千克）/身高（米）^{2}大于28者为肥胖。肥胖者应该每天在固定状态下测量体重，如晨起空腹且排便后。减重有助于控制高血糖、高血压、血脂异常等心血管病危险因素。

糖尿病足
每天应有意识地观察双足皮肤的颜色，检查脚趾间是否有溃烂、过于潮湿、生老茧、起水泡等症状，如发现异常，及时到医院就诊。每半年至一年，做一次糖尿病足筛查。

借助仪器监测

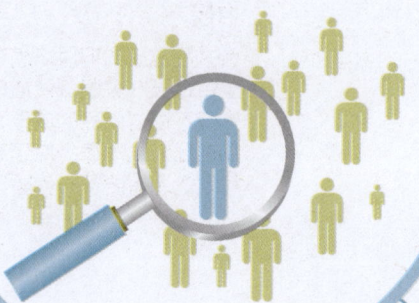

糖化血红蛋白
糖化血红蛋白是反映血糖控制好坏的重要指标，建议每三个月查一次。

血脂
血脂正常者，一般每年监测 1~2 次即可。血脂异常患者，在治疗期间应 1~3 个月复查一次血脂。当血脂降到正常后，可三个月至半年复查一次。

表浅动脉 B 超
至少一年做一次。如果颈动脉、下肢动脉出现动脉粥样硬化，往往影射心脏、脑血管出现了问题。

眼底检查
糖尿病人应半年至一年检查一次眼底，糖尿病主要损害视网膜的微小血管。早期表现为毛细血管内皮细胞受损，所以眼底检查就可以看出微血管的变化。

尿常规
对于女性糖尿病患者尤为重要，可以帮助了解是否有尿路感染，是否有糖尿病酮症酸中毒。建议 1~3 个月检查一次。

尿微量白蛋白
反映早期糖尿病肾病的重要指标，建议 3~6 个月检查一次。

心电图
许多糖尿病患者有心血管并发症而无症状，因此，定期检查心电图显得特别重要。一般 1~3 个月查一次，若病情稳定，宜半年查一次。以往有心肌梗死，最近频发心前区不适、疼痛或心律不齐，都需要随时检查心电图，有的患者甚至需要做 24 小时动态心电图监测或超声心动图。

餐后血糖监测不可少

糖尿病患者自我监测血糖，能及时掌握病情的"风向标"，调整用药方案。然而，很多患者往往只重视测空腹血糖，忽视对餐后血糖的监测，结果导致提前出现并发症。因此，餐后血糖监测一定要引起重视。

检测餐后血糖的意义

1. 它反映了胰岛 β 细胞的储备功能，即进餐后对胰岛 β 细胞刺激的能力，若储备良好，周围组织对作用敏感，无抵抗现象，则餐后 2 小时血糖值应下降到接近于空腹水平，一般应小于 7.8 毫摩尔每升。但若储备功能虽好，甚至一些糖尿病患者分泌水平高于正常人，却对周围组织抵抗，或抵抗虽不明显，但胰岛 β 细胞功能已较差，则餐后 2 小时血糖可明显上升。

2. 餐后 2 小时血糖如果大于 11.1 毫摩尔每升，则易发生糖尿病眼、肾等慢性并发症，对于老年糖尿病患者或并发症较重者尚可，但对中年以下及病情不重者，由于轻度高血糖对血压、心脑血管有不利影响，要尽可能把餐后血糖控制在 7.8 毫摩尔每升以下，这也有利于减轻胰岛 β 细胞负荷，保护胰岛 β 细胞功能。

3. 监测餐后 2 小时血糖可发现可能存在的餐后高血糖。很多 1 型糖尿病患者空腹血糖不高，而餐后血糖却很高，只查空腹血糖，糖尿病患者往往会自以为血糖控制良好而贻误病情。

4. 餐后 2 小时血糖能较好地反映进食及使用降糖药是否合适，这也是空腹血糖不能反映的。

餐后血糖监测须注意

1. 测定餐后 2 小时血糖前必须和平时一样吃药或打针，吃饭的质与量也要和平时一样，否则就不能了解平时血糖控制的具体情况。

2. 餐后 2 小时血糖应该从进第一口餐开始计算，因为吃上一口，胃肠道的消化吸收功能就已经开始。有人从进餐中开始计算时间，也有人从吃完饭开始计算时间，这些计时方法都是不正确的，有可能影响测定结果。

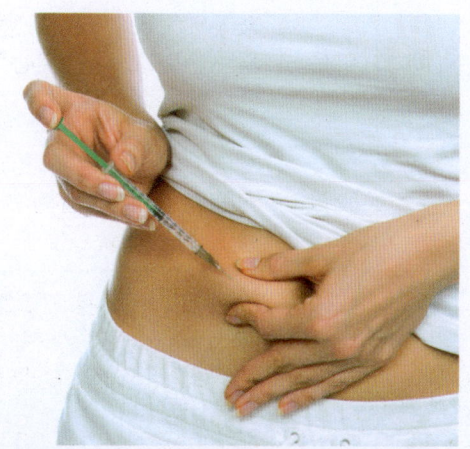

胰岛素控制血糖的能力最强，1 型糖尿病和妊娠糖尿病患者只有使用胰岛素才能控制血糖，2 型糖尿病患者在口服药物控糖不佳的情况下也应采用胰岛素治疗。

不同能量的食谱

1200～1300 千卡推荐周带量食谱

		一周食谱
周一	早餐	馒头100克（熟重），煮鸡蛋1个，小米粥（小米25克），炝甘蓝（甘蓝200克、水发虾干和豆腐干各10克、植物油2克）
	午餐	米饭200克（熟重），草鱼炖豆腐（草鱼块150克、豆腐100克、冬笋片和雪菜共10克、大蒜少许、植物油2克），香菇油菜（香菇50克、油菜150克、植物油2克）。下午加餐：小番茄100克
	晚餐	美味面片（面片100克、虾30克、甜面酱1小匙、花椒粉少许、植物油2克），拌菠菜（嫩菠菜200克、水发虾米20克、香油2克）。睡前加餐：苹果199克
周二	早餐	麻酱卷（面粉50克、麻酱5克），蒸鸡蛋羹（鸡蛋1个、植物油2克），番茄100克
	午餐	米饭（大米75克），豆豉鲮鱼（鲮鱼块100克、淡豆豉5克、植物油2克），蒜香空心菜（空心菜250克、植物油2克）。下午加餐：苹果100克
	晚餐	发糕（面粉50克、玉米面25克），白菜鸡片（大白菜50克、鸡胸脯肉50克、植物油2克），烩扁豆丝（扁豆150克、植物油2克）。睡前加餐：橙子100克
周三	早餐	豆浆200克，拌肉丁馒头（面粉50克、瘦肉25克、胡萝卜25克、洋葱10克、甜面酱3克、香油1克），拌杂菜（卷心菜100克、茼蒿25克、胡萝卜25克、香油2克）
	午餐	红小豆米饭（大米60克、红小豆15克），排骨炖冬瓜（排骨100克、冬瓜150克、植物油2克）。下午加餐：小蛋糕35克
	晚餐	莜麦面条（莜麦挂面75克），葱爆肉（大葱50克、猪瘦肉50克、植物油2克），拌莴笋丝（莴笋150克、香油2克）。睡前加餐：黄瓜150克

续表

		一周食谱
周四	早餐	发糕3块（面粉200克），菠菜粥（菠菜50克、大米30克），凉拌芹菜（芹菜200克、香油3克）
	午餐	蒸甘薯250克，牛肉面（面条100克、牛肉50克、茴香200克），豆腐干拌扁豆丝（豆腐干25克、扁豆丝150克、胡萝卜50克、花椒油2克）。下午加餐：葡萄60克
	晚餐	红小豆米饭（大米100克、红小豆25克），拌绿豆芽（绿豆芽100克、香油1克）。睡前加餐：西瓜100克
周五	早餐	牛奶煮燕麦片（牛奶250克、燕麦片25克），无糖面包35克（熟重），拌菜花（菜花100克、香油3克）
	午餐	二米饭（大米60克、小米15克），青椒肉丝（猪瘦肉25克、青椒150克、植物油3克），虾仁西葫芦（鲜虾仁50克、西葫芦100克、植物油3克）。下午加餐：橘子100克
	晚餐	馒头（面粉75克），肉片焖茄子（猪瘦肉50克、茄子150克、植物油3克），三丝小炒（水发海带50克、洋葱50克、胡萝卜50克、植物油3克）。睡前加餐：杏100克
周六	早餐	牛奶150克，小包子（面粉50克、羊肉25克、萝卜100克、植物油3克）
	午餐	荞麦饭（大米60克、荞麦米15克），清蒸丸子（牛瘦肉75克、鲜蘑菇25克、胡萝卜256克、虾米5克、植物油2克），素炒韭菜（韭菜200克、植物油3克）。下午加餐：苹果100克
	晚餐	馒头（面粉75克），肉炒香芹豆腐干（猪瘦肉25克、香芹100克、豆腐干25克、植物油3克）。睡前加餐：柚子100克
周日	早餐	油条75克，豆浆250克
	午餐	贴饼子3个（玉米面100克、黄豆面10克），小白菜汆丸子（猪肉100克、小白菜150克、植物油2克）。下午加餐：黄瓜100克
	晚餐	馅饼2个（面粉100克、韭菜100克、植物油2克），银耳鸭汤（银耳10克、鸭肉25克、植物油2克）。睡前加餐：猕猴桃80克

1400～1500千卡推荐周带量食谱

		一周食谱
周一	早餐	花卷70克，豆浆200克，鸭蛋1个，番茄100克
	午餐	米饭200克，肉炒卷心菜（卷心菜100克、瘦肉25克、植物油5克），小白菜汤（小白菜150克、植物油5克）。下午加餐：豆腐干50克
	晚餐	丝糕115克，鸡丝炒青椒（青椒150克、鸡胸肉80克、植物油5克），素炒菠菜（菠菜100克、植物油5克）。睡前加餐：梨100克
周二	早餐	烙饼50克，豆浆300克，煮鸡蛋1个，拌白菜心（大白菜心100克、香油2克）
	午餐	花卷75克，葱烧鱿鱼（葱30克、鲜鱿鱼300克、植物油5克），菠菜汤（菠菜150克、植物油3克）。下午加餐：苏打饼干两片
	晚餐	米饭50克，玉米面粥25克，清蒸鱼（草鱼肉80克、植物油3克），清炒茼蒿（茼蒿250克、植物油3克）。睡前加餐：苹果100克
周三	早餐	馒头75克，豆腐脑200克，茶鸡蛋1个
	午餐	米饭130克，芹菜烧胡萝卜（芹菜50克、胡萝卜20克、火腿20克、植物油3克），番茄汤（番茄100克、香油2克），炒鲜蘑（鲜蘑菇100克、植物油3克）。下午加餐：梨100克
	晚餐	馄饨（面粉50克、肉末25克），玉米面窝头35克，炒生菜（生菜200克、植物油3克），炒三丁（莴笋100克、豆腐干50克、胡萝卜20克、植物油4克）。睡前加餐：黄瓜100克
周四	早餐	馒头（面粉75克），豆浆250克，茶鸡蛋1个
	午餐	米饭（大米75克），炒芥蓝（芥蓝200克、植物油4克），卤鸡翅（鸡翅50克、植物油4克）。下午加餐：木瓜100克
	晚餐	玉米粥（大米30、玉米45克），烧双笋（春笋50克、莴笋50克、植物油4克），兔肉烧土豆（土豆150克、兔肉100克、植物油4克）。睡前加餐：橘子100克

续表

一周食谱		
周五	早餐	花卷（面粉75克），豆浆220克，炒杂菜（胡萝卜50克、水发木耳50克、洋葱50克、植物油2克）
	午餐	米饭（大米75克），清蒸鱼（鲤鱼50克、香油1克），炒西蓝花（西蓝花150克、植物油2克），咸鸭蛋1个（带壳70克）。下午加餐：杨桃100克
	晚餐	过水面（挂面5克），醋烹豆芽（绿豆芽200克、植物油2克），豆腐干炒鸡丁（鸡肉50克、豆腐干25克、花生米20克、植物油2克）。睡前加餐：杏100克
周六	早餐	米饭（大米75克），清炒木耳菜（木耳菜200克、植物油2克），紫菜火腿汤（火腿20克、紫菜10克、香油2克）。
	午餐	米饭（大米75克），肉炒圆白菜（圆白菜100克、瘦肉25克、植物油5克），鲫鱼冬瓜汤（鲫鱼200克、冬瓜80克、植物油5克）。下午加餐：番石榴100克
	晚餐	米饭（大米75克），炒南瓜丝（南瓜150克、植物油2克），鸭肉煲（鸭肉60克、笋干20克、芋头50克、植物油2克）。睡前加餐：西瓜100克
周日	早餐	馒头（面粉50克），大米粥（大米25克），牛奶220克，火腿拌黄瓜（黄瓜100克、火腿20克、香油3克）
	午餐	米饭（大米75克），韭菜炒春笋（韭菜50克、春笋150克、植物油3克），紫菜虾皮汤（紫菜5克、虾皮10克、香油3克）。下午加餐：葡萄60克
	晚餐	米饭（大米75克），炒芹菜（芹菜150克、白萝卜50克、植物油3克），蘑菇豆腐汤（鲜蘑菇50克、南豆腐100克、植物油3克）。睡前加餐：苹果100克

1600～1700 千卡推荐周带量食谱

一周食谱		
周一	早餐	牛奶 150 克，苏打饼干 50 克
	午餐	猪肉馄饨（猪肉 20 克、馄饨皮 100 克、植物油 6 克），豆腐干拌胡萝卜（豆腐干 50 克、胡萝卜 200 克、香油 5 克）。下午加餐：柚子 100 克
	晚餐	米饭 50 克（熟重），海虾炒蒜苗（海虾 200 克、蒜苗 150 克、植物油 6 克）。睡前加餐：梨 100 克
周二	早餐	鸡丝面（面条 75 克、鸡肉 50 克、香油 3 克）
	午餐	米饭 100 克（熟重），炒莴笋丝（莴笋 250 克、植物油 4 克），清蒸鱼块（鲤鱼块 150 克、植物油 3 克）。下午加餐：李子 100 克
	晚餐	米饭 100 克（熟重），蒜蓉苋菜（苋菜 250 克、植物油 4 克），青椒炒肉（青椒 100 克、瘦肉 75 克、植物油 4 克）。睡前加餐：小蛋糕 35 克
周三	早餐	无糖面包 100 克（熟重）、无糖酸奶 125 克、煮鸡蛋 1 个、番茄 150 克
	午餐	米饭（大米 100 克），木耳炒白菜（木耳 10 克、白菜 150 克、瘦肉 25 克、植物油 4 克），肉末豇豆（瘦肉末 50 克、豇豆 150 克、植物油 4 克）。下午加餐：豆腐干 50 克
	晚餐	玉米面发糕（玉米面 25 克、面粉 50 克），香菇油菜（鲜香菇 50 克、油菜 100 克、瘦肉 25 克、植物油 4 克），黄瓜拌海蜇（黄瓜 150 克、海蜇皮 100 克、香油 4 克）。睡前加餐：草莓 100 克
周四	早餐	烙饼 100 克（熟重），豆腐脑 250 克，蒸甘薯 150 克
	午餐	拌黄瓜丝凉面（面条、黄瓜各 100 克，香油 3 克），午餐肉 50 克，韭菜炒鸡蛋（韭菜 150 克、鸡蛋 1 个、植物油 3 克），葱花胡萝卜汤（葱 15 克、胡萝卜 75 克、植物油 3 克），凉拌空心菜（空心菜 250 克、香油 3 克）。下午加餐：梨 100 克
	晚餐	红小豆粽子 2 个（糯米 200 克、红小豆 50 克），蒜蓉茄子（茄子 250 克、香油 3 克），菠菜虾仁粥（菠菜 100 克、虾仁 5 克、大米 25 克、发芽豆 20 克、植物油 3 克）。睡前加餐：木瓜 100 克

续表

		一周食谱
周五	早餐	牛奶250克、无糖面包100克(熟重)、香肠拌菜(香肠25克、生菜50克、黄瓜50克、番茄50克、香油3克)
	午餐	米饭(大米100克),麻酱拌西芹(芝麻酱3克、西芹150克、腐乳汁3克、香油3克)、小白菜排骨汤(小白菜150克、排骨100克、植物油5克)。下午加餐:黄瓜100克
	晚餐	馒头(面粉50克),煮鲜玉米(带棒玉米200克),炝绿豆芽(绿豆芽200克、香油3克),苦瓜炒鸡蛋(苦瓜50克、鸡蛋1个、植物油4克)。睡前加餐:杨桃100克
周六	早餐	花卷(面粉75克),牛奶250克,鹌鹑蛋3个,茄汁西葫芦(番茄50克、西葫芦150克、虾皮3克、植物油4克)
	午餐	绿豆米饭(绿豆25克、大米75克),炝菜花(菜花250克、植物油4克),红烧鸡块(鸡腿块100克、胡萝卜50克、植物油4克)。下午加餐:猕猴桃100克
	晚餐	馒头(面粉75克)、腐竹拌黄瓜(腐竹10克、黄瓜200克、香油3克),洋葱炒木耳(洋葱100克、干木耳10克、瘦肉25克、植物油3克)。睡前加餐:杏100克
周日	早餐	馒头(面粉25克),馄饨(面粉50克、鸡蛋1个、瘦肉25克、紫菜3克、香油2克),海带丝拌土豆丝(水发海带150克、土豆10克、香油1克)
	午餐	莲子饭(大米75克、干莲子25克),清炒茴香(茴香300克、植物油2克),酱鸭肉(鸭肉75克、植物油2克)。下午加餐:柚子100克
	晚餐	鱼肉水饺(面粉100克、鱼肉50克、韭菜25克、植物油2克),胡萝卜丝炝拌大白菜丝(胡萝卜100克、大白菜200克、香油2克)。睡前加餐:小番茄100克

1800～1900千卡推荐周带量食谱

一周食谱		
周一	早餐	豆浆200克，麻酱花卷（面粉75克、麻酱5克），茶鸡蛋1个，生黄瓜150克
	午餐	米饭（大米100克），烧黄鱼（大黄鱼100克、植物油5克），蒜香茼蒿（茼蒿300克、植物油5克）。下午加餐：无糖酸奶125克
	晚餐	窝头（面粉75克、玉米面25克），鸡片熘菠菜（菠菜100克、鸡胸肉50克、植物油5克），炝扁豆丝（扁豆200克、香油5克）。睡前加餐：卤豆腐干25克
周二	早餐	牛奶250克，包子（面粉75克、瘦肉50克、香油4克）
	午餐	葱花卷（面粉100克），蛋丝拌芹菜（芹菜200克、鸡蛋1个、香油3克），冬瓜汤（冬瓜100克、香油3克）。下午加餐：杏100克
	晚餐	米饭（大米75克），肉末羹（瘦肉50克、内酯豆腐200克、香油3克），脆炒南瓜丝（南瓜200克、植物油5克）。睡前加餐：猕猴桃100克
周三	早餐	豆腐脑200克，馒头（面粉75克），煮鸡蛋1个，苦瓜拌洋葱（苦瓜50克、洋葱50克、香油4克）
	午餐	燕麦饭（大米75克、燕麦片25克），烧草鱼（草鱼100克、植物油4克），炒韭菜（韭菜300克、植物油4克）。下午加餐：橙子150克
	晚餐	花卷（面粉100克），鸡片炒菜花（菜花150克、鸡胸肉75克、植物油4克），鱼香冬瓜（冬瓜150克、植物油4克）。睡前加餐：小番茄100克

续表

		一周食谱
周四	早餐	牛奶250克，烧饼（面粉75克），卤鸡蛋1个
	午餐	馒头（面粉100克），白菜肉片（大白菜帮200克、瘦肉50克、油豆腐50克、植物油4克）。下午加餐：梨100克
	晚餐	米饭（大米75克），烧鱼块（鲤鱼100克、植物油4克），笋干烧西葫芦（西葫芦200克、笋干20克、植物油4克）。睡前加餐：黄瓜100克
周五	早餐	鸡蛋面（挂面75克、鸡蛋1个、菠菜100克、香油4克）
	午餐	米饭（大米100克），炒空心菜（空心菜200克、植物油4克），葱烧河虾（河虾100克、小葱25克、植物油4克），冬瓜肉丝汤（冬瓜100克、瘦肉20克、植物油4克）。下午加餐：苹果100克
	晚餐	花卷（面粉75克），炝芹菜花生米（芹菜200克、花生米10克、香油4克），炖豆腐（内酯豆腐100克、火腿10克、黑木耳10克、植物油4克）。睡前加餐：桃子100克
周六	早餐	豆浆200克，馒头片（面粉75克），煮鸡蛋1个，生黄瓜150克
	午餐	荞麦饭（大米75克、荞麦25克），兔肉炒卷心菜（兔肉50克、卷心菜150克、植物油5克），口蘑烧油菜（口蘑50克、油菜150克、植物油5克）。下午加餐：西瓜100克
	晚餐	发糕（面粉75克、玉米面25克），肉炒洋葱（瘦肉25克、木耳10克、洋葱150克、植物油5克），炝腐竹青椒（水发腐竹30克、青椒150克、香油5克）。睡前加餐：猕猴桃100克
周日	早餐	牛奶250克，鹌鹑蛋3个，蒸甘薯胡萝卜（甘薯、胡萝卜各100克）
	午餐	米饭（大米100克），焖甲鱼（甲鱼100克、植物油5克），炒小白菜（小白菜300克、植物油5克）。下午加餐：苏打饼干25克
	晚餐	发面饼（面粉100克），萝卜蘑菇汤（瘦肉50克、白萝卜100克、鲜蘑菇50克、植物油5克），豆腐丝炒韭菜（韭菜150克、豆腐丝25克、植物油5克）。睡前加餐：葡萄60克

2000～2100 千卡推荐周带量食谱

一周食谱		
周一	早餐	烙韭菜盒（面粉 100 克、鸡蛋 1 个、韭菜 150 克、植物油 4 克），豆浆 400 克
	午餐	米饭（大米 125 克），虾仁苦瓜（鲜虾仁 50 克、苦瓜 200 克、植物油 3 克），香菇肉丝（鲜香菇 100 克、瘦肉 50 克、植物油 4 克）。下午加餐：杏 100 克
	晚餐	黑米面馒头（黑米面 25 克、面粉 100 克），洋葱拌腐竹（洋葱 150 克、腐竹 20 克、香油 3 克），青椒肉丸（青椒 150 克、牛瘦肉 25 克、植物油 4 克）。睡前加餐：橘子 100 克
周二	早餐	无糖面包 140 克（熟重），牛奶 250 克，熟火腿 50 克，黄瓜 100 克
	午餐	绿豆饭（绿豆 25 克、大米 100 克），蒜蓉茼蒿（茼蒿 300 克、植物油 4 克），浇汁比目鱼（比目鱼 150 克、植物油 4 克）。下午加餐：小番茄 100 克
	晚餐	花卷（面粉 100 克），椒油扁豆丝（扁豆 150 克、香油 3 克），牛肉时蔬汤（牛肉 75 克、土豆 100 克、洋葱 50 克、番茄 50 克、植物油 4 克）。睡前加餐：梨 100 克
周三	早餐	茴香肉包（面粉 100 克、茴香 150 克、瘦肉 50 克、植物油 4 克），豆浆 400 克
	午餐	二米饭（小米 25 克、大米 100 克），黄瓜拌金针菇（黄瓜 100 克、金针菇 25 克、香油 3 克），卷心菜排骨汤（卷心菜 150 克、排骨 150 克、植物油 4 克）。下午加餐：桃 80 克
	晚餐	馒头（面粉 125 克），蒜薹炒肉（蒜薹 150 克、瘦肉 25 克、植物油 4 克），番茄鸡蛋汤（番茄 150 克、鸡蛋 1 个、香油 4 克）。睡前加餐：苹果 100 克
周四	早餐	馒头（面粉 50 克）、疙瘩汤（面粉 50 克、瘦肉 25 克、鸡蛋 1 个、紫菜 3 克、香油 2 克），拌空心菜（空心菜 150 克、香油 2 克）
	午餐	葱花饼（面粉 100 克），韭菜炒豆腐丝（韭菜 50 克、豆腐皮 20 克、植物油 3 克），卤鸭肉（鸭肉 100 克、植物油 3 克），炝双丝（土豆 100 克、胡萝卜 25 克、香油 2 克）。下午加餐：李子 100 克

续表

		一周食谱
周四	晚餐	花卷（面粉125克），肉丝蒜苗（瘦肉25克、蒜苗150克、植物油3克），萝卜海带汤（胡萝卜100克、水发海带50克、干粉条50克、植物油2克）。睡前加餐：猕猴桃100克
周五	早餐	无糖面包140克（熟重），牛奶250克，茶鸡蛋1个，黄瓜150克
	午餐	二米饭（小米25克、大米100克），肉末豇豆（瘦肉50克、豇豆150克、植物油3克），肉烧木耳胡萝卜（瘦肉50克、木耳10克、胡萝卜120克、植物油3克）。下午加餐：小蛋糕35克
	晚餐	春饼（面粉125克），鲜蘑瓜片（鲜蘑菇150克、苦瓜50克、瘦肉25克、植物油3克），虾仁炒豆苗（鲜虾仁50克、豌豆苗150克、植物油3克）。睡前加餐：黄瓜100克
周六	早餐	烤饼（面粉100克），豆浆400克，芹菜拌花生米（芹菜150克、花生米15克、香油3克）
	午餐	米饭（大米125克），南瓜烧虾皮（南瓜210克、虾皮3克、植物油4克），豆豉鲮鱼（豆豉5克、鲮鱼150克、植物油4克）。下午加餐：草莓100克
	晚餐	馒头（面粉125克），小白菜豆腐汤（小白菜150克、豆腐50克、瘦肉25克、植物油3克），蒜薹炒香肠（蒜薹150克、香肠10克、植物油3克）。睡前加餐：梨100克
周日	早餐	花卷（面粉75克），牛奶煮燕麦片（牛奶250克、无糖燕麦片25克），茶鸡蛋1个，海带丝拌豆芽（水发海带150克、绿豆芽50克、香油3克）
	午餐	红小豆粥（红小豆25克、大米100克），醋熘白菜（白菜200克、植物油3克），鸡片炒韭菜（鸡脯肉100克、韭菜100克、植物油3克）。下午加餐：苏打饼干2片
	晚餐	米饭200克（熟重），蚝油生菜（生菜200克、植物油5克），瓜片肉丁（黄瓜100克、猪瘦肉25克、植物油5克），肉丝萝卜汤（瘦肉25克、白萝卜50克、植物油3克）。睡前加餐：桃100克

食物生糖表

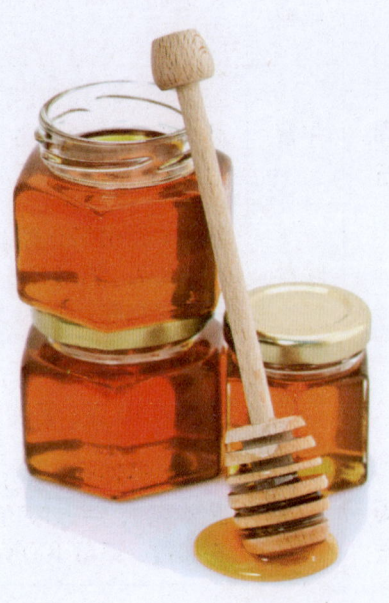

糖类

食物名称	生糖指数
葡萄糖	100.0
绵白糖	83.8
蔗糖	65.0
果糖	23.0
乳糖	46.0
麦芽糖	105.0
蜂蜜	73.0
胶质软糖	90.0
巧克力	49.0

薯类、淀粉制品

食物名称	生糖指数	食物名称	生糖指数
土豆	62.0	土豆泥	73.0
土豆（煮）	66.4	土豆粉条	13.6
土豆（烤）	60.0	甘薯（煮）	76.7
土豆（蒸）	65.0	藕粉	32.6
土豆（用微波炉烤）	82.0	苕粉	34.5
土豆（烧烤，无油脂）	85.0	粉丝汤（豌豆）	31.6

豆类

食物名称	生糖指数	食物名称	生糖指数
黄豆（浸泡，煮）	18.0	利马豆（加5克蔗糖）	30.0
黄豆（罐头）	14.0	利马豆（加10克蔗糖）	31.0
黄豆挂面	66.6	利马豆（嫩，冷冻）	32.0
豆腐（炖）	31.9	利马豆（棉豆）	31.0
豆腐（冻）	22.3	鹰嘴豆	33.0
豆腐干	23.7	鹰嘴豆（罐头）	42.0
绿豆	27.2	咖喱鹰嘴豆（罐头）	41.0
绿豆挂面	33.4	青刀豆	39.0
蚕豆（五香）	16.9	青刀豆（罐头）	45.0
扁豆	38.0	黑豆汤	64.0
扁豆（红，小）	26.0	四季豆	27.0
扁豆（绿，小）	30.0	四季豆（高压处理）	34.0
扁豆（绿，小，罐头）	52.0	四季豆（罐头）	52.0
小扁豆汤（罐头）	44.0		

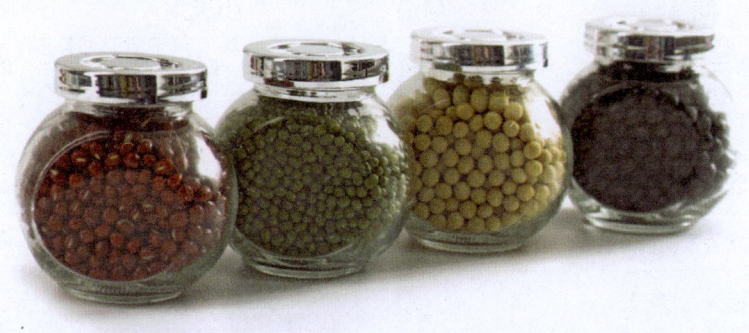

谷类及其制品

食物名称	生糖指数	食物名称	生糖指数
小麦（整粒，煮）	41.0	稻麸	19.0
粗麦粉（蒸）	65.0	糯米饭	87.0
面条（小麦粉）	81.6	大米糯米饭	65.3
面条（强化蛋白粉，细，煮）	27.0	黑米粥	42.3
面条（全麦粉，细）	37.0	大麦子（整粒，煮）	25.0
面条（白，细，煮）	41.0	大麦粉	66.0
面条（硬质小麦粉，细，煮）	55.0	黑麦（整粒，煮）	34.0
线面条（实心，细）	35.0	玉米（甜，煮）	55.0
通心面（管状，粗）	45.0	玉米面（粗粉，煮）	68.0
面条（小麦粉，硬，扁，粗）	46.0	玉米面粥	50.9
面条（硬质小麦粉，如鸡蛋，粗）	49.0	玉米粥	51.8
面条（硬质小麦粉，细）	55.0	玉米片（高纤维）	74.0
馒头（富强粉）	88.1	玉米片	78.5
烙饼	79.6	小米（煮）	71.0
油条	74.9	小米粥	61.5
大米粥	69.4	米饼	82.0
大米饭	83.2	荞麦（黄）	54.0
黏米饭（含支链淀粉高，煮）	50.0	荞麦面条	59.3
黏米饭（含支链淀粉低，煮）	88.0	荞麦面馒头	66.7
糙米（煮）	87.0	燕麦麸	55.0

水果类及其制品

食物名称	生糖指数	食物名称	生糖指数
菠萝	66.0	李子	24.0
苹果	36.0	樱桃	22.0
梨	36.0	葡萄	43.0
桃	28.0	葡萄干	64.0
桃（罐头，含果汁）	30.0	葡萄（淡黄色，小，无核）	56.0
桃（罐头，含糖浓度低）	52.0	橘子	43.0
桃（罐头，含糖浓度高）	58.0	柚子	25.0
杏干	31.0	巴婆果	58.0
杏（罐头，含淡味果汁）	64.0	猕猴桃	52.0
芒果	55.0	香蕉	52.0
西瓜	72.0	香蕉（生）	30.0

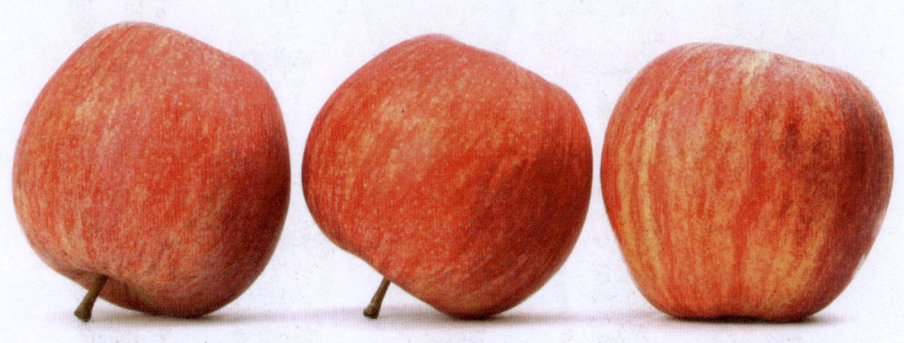

蔬菜类

食物名称	生糖指数	食物名称	生糖指数
甜菜	64.0	胡萝卜	71.0
南瓜	75.0	麝香瓜	65.0
山药	51.0	雪魔芋	17.0
芋头（蒸）	47.0		

饮料类

食物名称	生糖指数	食物名称	生糖指数
苹果汁	41.0	柚子果汁（不加糖）	48.0
水蜜桃汁	32.7	橘子汁	57.0
巴梨汁（罐头）	44.0	可乐饮料	40.3
菠萝汁（不加糖）	46.0	软饮料	68.0
冰激凌	61.0	冰激凌（低脂）	50.0

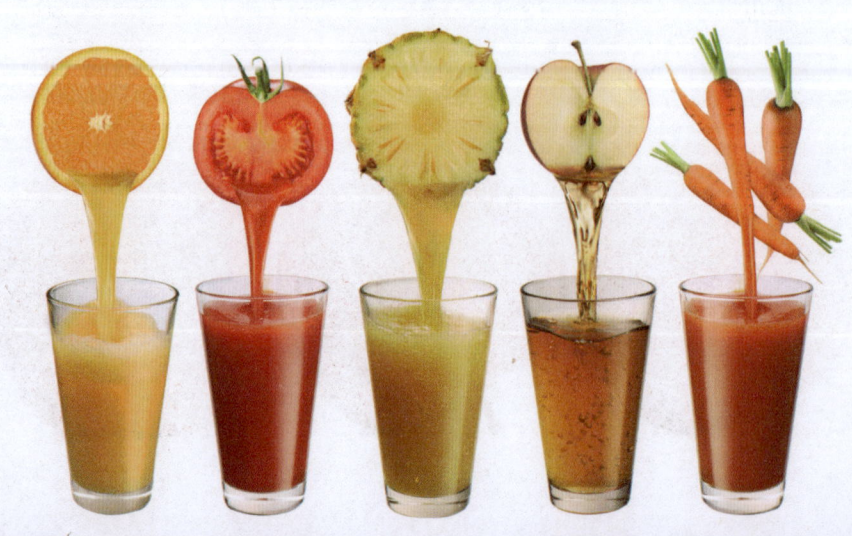

乳类及乳制品

食物名称	生糖指数	食物名称	生糖指数
牛奶	27.6	降糖奶粉	26.0
牛奶（加糖和巧克力）	34.0	老年奶粉	40.8
牛奶（加人工甜味剂和巧克力）	24.0	酸奶（加糖）	48.0
全脂牛奶	27.0	酸乳酪（普通）	36.0
脱脂牛奶	32.0	酸乳酪（低脂）	33.0
低脂牛奶	11.9	酸乳酪（低脂，加人工甜味剂）	14.0

牛奶和奶制品是钙的最好来源，糖尿病患者可以选择低脂或脱脂奶。

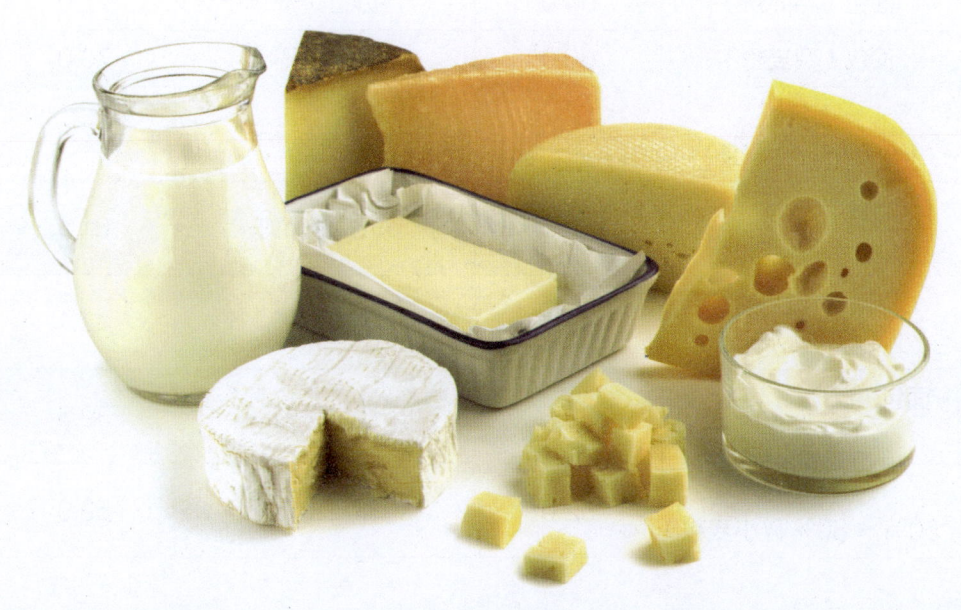

速食食品

食物名称	生糖指数	食物名称	生糖指数
大米（即食，煮1分钟）	46.0	面包（黑麦粒）	50.0
大米（即食，煮6分钟）	87.0	面包（45%~50%燕麦麸）	47.0
小麦片	69.0	面包（80%燕麦粒）	65.0
燕麦片	83.0	面包（混合谷物）	45.0
荞麦方便面	53.0	新月形面包	67.0
即食羹	69.4	棍子面包	90.0
营养饼	65.7	燕麦粗粉饼干	55.0
比萨饼（含乳酪）	60.0	油酥脆饼干	64.0
汉堡包	61.0	高纤维黑麦薄脆饼干	65.0
白面包	87.9	竹芋粉饼干	66.0
面包（全麦粉）	69.0	小麦饼干	70.0
面包（粗面粉）	64.0	苏打饼干	72.0
面包（黑麦粉）	65.0	华夫饼干	76.0
面包（小麦粉，高纤维）	68.0	香草华夫饼干	77.0
面包（小麦粉，去面筋）	70.0	膨化薄脆饼干	81.0
面包（小麦粉，含水果干）	47.0	闲趣饼干	47.1
面包（80%~100%大麦粉）	66.0	牛奶香脆	39.3
面包（50%~80%碎小麦粒）	52.0	酥皮糕点	59.0

续表

食物名称	生糖指数	食物名称	生糖指数
面包（75%～80%大麦粒）	34.0	土豆片（油炸）	60.3
面包（50%大麦粒）	46.0	爆玉米花	55.0

混合膳食及其他

食物名称	生糖指数	食物名称	生糖指数
馒头＋芹菜炒鸡蛋	48.6	米饭＋蒜薹	57.9
馒头＋酱牛肉	49.4	米饭＋蒜薹＋鸡蛋	68.0
馒头＋黄油	68.0	米饭＋猪肉	73.3
饼＋鸡蛋炒木耳	48.4	玉米粉加人造黄油（煮）	69.0
饺子（三鲜）	28.0	猪肉炖粉条	16.7
包子（芹菜猪肉）	39.1	番茄汤	38.0
硬质小麦粉肉馅馄饨	39.0	二合面窝头（玉米面＋面粉）	64.9
牛肉面	88.6	牛奶蛋糊（牛奶＋淀粉＋糖）	43.0
米饭＋鱼	37.0	黑五类粉	57.9
米饭＋芹菜＋猪肉	57.1	面包（50%～80%碎小麦粒）	52.0